新编中医临床学科丛书

总主编　秦国政

中医疮疡病学

主　编　杨恩品　张耀圣

科学出版社

北　京

内 容 简 介

　　《中医疮疡病学》是"新编中医临床学科丛书"的分册之一，本书旨在让读者对中医疮疡病防治规律有系统的认识和掌握。全书分为上、下两篇。上篇总论主要介绍中医疮疡病的学术源流、疮疡病的病因病机特点、辨证概要、治法概要、预防与调护；下篇各论以中医病名为主分章列节，按中医传统疾病分类方法分别介绍疖、疔、痈、疽、发、丹毒、流痰、瘰疬、褥疮等的病因病机、诊断及内外治疗、特色疗法。本书密切结合临床实际，客观反映目前疮疡病临床研究的新进展、新疗法；在突出中医诊疗特色基础上，对全国知名中医外科专家的临床诊治经验进行了较为系统全面的整理。

　　本书适合基层中医及中西医结合外科、皮肤科临床医师，以及在读硕士、本科生及其他中医药教学、临床、科研工作者阅读使用。

图书在版编目 (CIP) 数据

中医疮疡病学 / 杨恩品，张耀圣主编 .—北京；科学出版社，2017.6

（新编中医临床学科丛书 / 秦国政主编）

ISBN 978-7-03-052990-9

Ⅰ . 中⋯ Ⅱ .①杨⋯ ②张⋯ Ⅲ .①疮疡诊法 Ⅳ . R26

中国版本图书馆 CIP 数据核字（2017）第 116312 号

责任编辑：鲍　燕　刘思渺　曹丽英 / 责任校对：刘亚琦
责任印制：赵　博 / 封面设计：北京图阅盛世文化传媒有限公司

科 学 出 版 社 出版

北京东黄城根北街 16 号
邮政编码：100717
http://www.sciencep.com

文林印务有限公司　印刷

科学出版社发行　各地新华书店经销

*

2017 年 6 月第　一　版　　开本：720×1000 1/16
2017 年 6 月第一次印刷　　印张：12 1/4
字数：247 000

定价：45.00 元

（如有印装质量问题，我社负责调换）

新编中医临床学科丛书
总 编 委 会

中医疮疡病学
编委会

总前言

随着疾病谱的不断变化和医学知识及实践经验的不断积累与增加，医学分科越来越细，专科研究越来越精深。当人类对各类疾病发病学的认知和诊断治疗掌握了一定的规律时，便逐步地将其分门别类来加以研究。人类对疾病的知识掌握得越多，分科也就越细。这不仅是医疗实践和临床医学专科建设的需要，也是医学分科发展之必然。就中医学的发展而言，早期对疾病的治疗是不分科的。从我国周代将中医学分为食医、疾医、疡医等科后，中医学的分科代有发展，目前已经形成科别较全的中医临床体系，如内、外、妇、儿、眼、耳、口、鼻、正骨、皮肤等科，为不同疾病的患者提供了专科诊治方案，诸多学者也对各科疾病进行专门研究，传世之著甚丰。

为顺应中医学分科发展形势的需要和民众对中医诊疗的不同需求，国家中医药管理局于 2009 年组织专家委员会认真研究后公布了中医药学科建设规划指导目录，该目录将中医药学分为中医基础医学、中医临床医学、针灸推拿学、中药学、民族医学、中西医结合共 6 个一级学科，其中的中医临床医学共设有中医内科学、中医外科学、中医骨伤科学、中医妇科学、中医男科学、中医儿科学、中医眼科学、中医耳鼻咽喉科学、中医急诊学、中医养生学、中医康复学、中医老年医学、中医护理学、中医全科医学共 14 个二级学科，同时在以上学科外还设有中医络病学、中医药信息学、中医药工程学、中医心理学、中医传染病学、中医预防医学、中医文化学等 7 个二级培育学科。在以上二级学科中，又将中医内科学分为中医心病学、中医肝胆病学、中医脾胃病学、中医肺病学、中医肾病学、中医脑病学、中医痹病学、中医内分泌病学、中医肿瘤病学、中医血液病学 10 个三级学科，在中医外科学下又设有中医皮肤病学、中医肛肠病学、中医疮疡病学 3 个三级学科。一级学科针灸推拿学分为针灸学、推拿学 2 个二级学科。自该学科目录公布后，国家组织在全国范围内开展了重点学科建设工作并取得了良好成效，但至今尚未见有以该目录为基础编著的系列丛书。

　　为系统总结各类疾病的研究成果和诊疗经验，加强中医专科建设，提高中医专科学术水平和临床诊疗能力，以云南省中医医院暨云南中医学院第一附属医院专家为主，并邀请北京中医药大学东直门医院和北京中医药大学第三附属医院、北京市中医医院、江苏省中医医院等医院的专家参与，共同编写了这套《新编中医临床学科丛书》。丛书以国家中医药管理局公布的"中医药学科建设规划指导目录"为基础，以中医临床医学二级、三级学科名称为体系，稍做调整后确定编写分册的目录。虽然针灸学、推拿学和中医传染病学在学科目录中分别分属于针灸推拿学一级学科和二级培育学科，但这三个专科均是目前中医医疗机构常设的临床专科，因此也列入该丛书编写目录一并编写。该丛书计有中医心病学、中医肝胆病学、中医脾胃病学、中医肺病学、中医肾病学、中医脑病学、中医风湿病学、中医内分泌代谢病学、中医肿瘤病学、中医血液病学、中医皮肤病学、中医肛肠病学、中医疮疡病学、中医骨伤科学、中医妇科学、中医男科学、中医儿科学、中医眼科学、中医耳鼻咽喉科学、中医急诊学、中医养生学、中医康复学、中医老年病学、中医临床护理学、中医全科医学、中医传染病学、针灸学、推拿学共 28 个分册。

　　丛书各分册分总论和各论进行编写。原则上总论部分包括学科概念与研究范畴、学科学术发展源流、现代研究进展、对脏腑生理的认识、病因病机、诊法与检查、辨病与辨证、治则与治法、药物与方剂、保健与护理等内容；各论部分包括各科常见证候和疾病论治的内容，常见疾病论治从概念、病因病机、辨病、类病辨别、中医论治、西医治疗、预防调护、疗效判定标准等方面加以介绍。中医养生学、中医康复学、中医全科医学、中医传染病学、针灸学、推拿学等分册，则按专科特点与规律进行编写。丛书的编写，强调学术性和临床适用性并举、突出中医特色的同时兼顾西医内容，以期更好地适用于初、中级中医临床、教学工作者和在校中医类各专业本科生、研究生。

　　由于该丛书的编写与出版是首次尝试，为保证质量，编委会成员作了很大努力，有的书稿从编写初稿到分册主编、学术秘书、总主编审稿等环节，反复修改达 15 次。尽管如此，不足之处在所难免，诚望读者提出宝贵修改建议，以便再版时予以修正和提高。

　　该丛书从策划选题到编写、出版，得到了科学出版社中医药分社社长曹丽英博士和分社各位责任编辑的指导，得到各位编委的大力支持，在此一并表示衷心的感谢！

秦国政

2017 年 3 月于昆明

前言

　　疮疡是中医外科最早诊治的一类疾病，远在《周礼·天官》就有"疡医"的记载，其关于疾医、疡医、食医、兽医的划分也是我国医学史上最早的医事分科。近年来，随着中医临床学科的建设和发展，学科划分越来越细。国家中医药管理局中医药重点学科建设专家委员会颁布的"中医药学科建设规划指导目录（暂行）"已将中医外科学二级学科再划分为中医皮肤病学、中医肛肠病学、中医疮疡病学等三级学科。我们编写新编中医临床学科丛书《中医疮疡病学》分册，就是基于这一学科建设的思路，突出临床学科特点，反映中医疮疡类疾病当代研究的新成就、新进展。

　　中医疮疡病学是以中医药理论为指导，研究疮疡类疾病的发生发展、证治规律及预防保健的一门临床学科，是中医外科学的重要内容。2000多年来逐渐形成的疮疡理论，奠定了中医外科学的理论基础。中医疮疡病学运用"有诸内，必行诸外"、"治外必本诸内"的人体内、外统一思想去认识疾病的发生发展和演变规律，应用全身治疗和局部治疗相结合的方法来防治疮疡类疾病。

　　本书分为上、下两篇。上篇为总论部分，其内容包括：中医疮疡病的学术源流、疮疡病的病因病机特点、疮疡病的辨证概要、疮疡病的治法概要、疮疡病的预防与调护共五章。下篇为各论部分，以中医病名为主分章列节，按中医传统疾病分类方法分为：疖、疔、痈、疽、发、丹毒、流痰、瘰疬、褥疮共九章。重点介绍疾病的发病机理、诊断及内外治疗、特色治疗等方法。编写过程中尽量处理好继承和发扬的关系，以"传承创新、与时俱进、突出特色、讲求实用"为指导思想，密切结合临床实际，在保持中医疮疡病传统理论基础上，客观反映目前临床研究的新进展、新疗法。本书对基层中医及中西医结合外科临床医师，以及在读硕士生、本科生等均有很好的参考实用价值。

中医疮疡病学编委会

2017 年 4 月

目录

上篇·总论

第一章

中医疮疡病的学术源流

疮疡是中医外科最常见的疾病，广义疮疡泛指发于体表的外科疾病的总称，狭义疮疡主要指以体表化脓性感染为主的一类疾病。在两千余年的发展过程中，疮疡的学科内容奠定了中医外科学学术发展的基础。

第一节　历代医家对疮疡病的认识

从某种意义上说，疮疡是人类最早认识和处理的一类疾病，因为人类每天在自然界中活动，史前时期生存条件恶劣，创伤很多，创伤后引起局部红肿疼痛等体表感染，最后化脓。形成脓肿后古人便以砭石、石针来刺开排脓。如《山海经·东山经》记载："高氏之山……其下多箴石。"郭璞注说："砭针，治痈肿者。"砭针就是当时切开排脓的工具，也是最早的外科手术器械。

周代出现了我国历史上最早的医事分科，也有了"疡"的记载。《周礼·天官篇》把医生分为"疾医、疡医、食医、兽医"四大类，其中疡医即是外科医生，主治肿疡、溃疡、金创和折疡，也就是治疗和处理外伤及感染类疾病。如说："疡医下士八人，掌肿疡、溃疡之祝药，刮杀之齐。"祝药即是外敷药，刮是刮去脓血，杀是用腐蚀剂去恶肉或剪去恶肉，齐是疮面平复。用药方面，有"凡疗疡，以五毒攻之，以五气养之，以五药疗之，以五味节之"等记载。以上说明，早在周代对疮疡类疾病就使用了包括内外用药及手术清创术在内的多种治疗手段。

我国现存最早的医学文献《五十二病方》记载了痈、疽、创伤、冻疮、痔漏等多种疮疡类疾病。在"疽病"条下有"骨疽倍白薇，肉疽倍黄芪，肾疽倍芍药"之说，针对不同的疽病调整药物，初具辨证施治雏形。该书还记载了割治疗法治痔疮，用"铤"作为检查治疗漏管的工具，强调治疗疡科疾病要先清洗患处，对有脓血或坏死组织的要先清理然后敷药等。

《黄帝内经》奠定了疮疡类疾病的理论基础。在病因、病机方面，《素问·至真要大论》记载"诸痛痒疮，皆属于心""膏粱之变，足生大丁""营气不从，逆于肉理，乃生痈肿"等。《灵枢·痈疽》则设专篇论述了痈疽疮疡，对疮疡类疾病的形成及演变过程有精辟论述。如"寒邪客于经络之中则血泣，血泣则不通，不通则卫气归之，不得复反，故痈肿。寒气化为热，热胜则腐肉，肉腐则为脓"。论述了外邪入侵，导致经络阻塞，气血凝滞，从而形成局部肿块（炎症）的病理过程；病情进一步发展则热胜肉腐为脓。这一论述直到现在都是中医外科对疮疡类病因病机认识的基础。《灵枢·痈疽》还鉴别了痈疽两大类疾病，如"然不能陷，骨髓不为焦枯，五脏不为伤，故命曰痈"；"热气淳盛，下陷肌肤，筋髓枯，内连五脏，血气竭，当其痈下，筋骨良肉皆无余，故命曰疽"。另外还记载了许多疮疡的病名，如猛疽、夭疽、马刀挟瘿、锐疽等，凡乎囊括了身体各部位的急、慢性感染。在治疗方面，《内经》有针砭、按摩、猪膏外敷等多种外治法，提出"其已成脓血者，其唯砭石铍锋之所取也"；"发于足趾，名曰脱痈。其状赤黑，死不治。不赤黑，不死。不衰，急斩之，不则死矣"。最早记载了用截趾方法治疗脱疽（脱痈）。由此可见，《内经》时期在理论与实践方面，对疮疡类疾病认识都有了较大发展。

两汉、三国时期，张仲景《伤寒杂病论》奠定了中医辨证论治的理论基础，大黄牡丹汤治疗肠痈沿用到现在。华佗首创"麻沸散"，"令人无所觉"进行全身麻醉，然后施行剖腹、肠切除、肠吻合术等，是我国医学史上腹部外科手术的最早记载。

晋代，皇甫谧《针灸甲乙经》提出"治痈肿者，刺痈上，视痈大小深浅刺之"。葛洪在《抱朴子》内篇里，总结了炼丹术的经验，促进了制药化学的发展。后世外科所用的"红升丹"、"白降丹"即在炼丹术的基础上演化而来。南北朝时期，由龚庆宣整理出版的我国现存第一部外科专著《刘涓子鬼遗方》，继承发展了《灵枢·痈疽》的学术思想，总结了魏晋、南北朝以前的中医外科学术成就，对痈、疽、金疮、疮疖、皮肤病等疾病的诊断和治疗有较详细的论述，载内、外治方剂一百四十余首。首次提出了以局部有无"波动感"为特征的辨脓方法，提出对脓肿切开应"逆上破之"等方法。

隋代《诸病源候论》是我国现存最早的病因病理学专著，辟有痈疽专篇。提出对创伤要进行清洗，并取出异物，否则"疮永不合"或"纵合常令疼痛"，符合今天的外科处理原则；认识到"消渴病"能"久病变成痈疽"，是对糖尿病并发症的最早记载。唐代孙思邈《备急千金要方》对疮肿、痈疽、发背、丹毒、瘰疬等设立了专篇。认识到疮疡与内脏疾病的关系，如"消渴之人……常愆思虑有大痈"；在判断胸背疮疡是否透膜，即是否有气胸时，记录有纸贴疮口捻膜法。本书还首次转录了《崔氏方》中的黑膏药，由此开创了中医外科的黑膏药疗法。

宋代，外科医家重视整体与局部的关系，重视外科疾病的辨证论治。《太平圣惠方》首次系统提出了消法与托法治疗疮疡的基本原则；认识到痈"由六腑不合所生"，疽"由五脏不调所生"。《圣济总录》首次提出用"五善七恶"来判断疮疡转归、预后。东轩居士撰《卫济宝书》除论治痈疽外，还记载了多种手术器械，如炼刀、竹刀、小钩等。李迅《集验背疽方》，对背疽病源、病状及用药、禁忌作了全面论述。

陈自明《外科精要》以痈疽为纲,指出"夫痈疽之源,因于气,或因于热,……亦有因于膏粱房劳、金石等药";对痈疽发病机理则认为是"五脏不和,则九窍不通;六气不和,则流结为痈。皆经络涩滞,气血不流畅,风者乘之,而致然也"。在诊断上认为"疖者节也,痈者壅也,疽者沮也。一寸至二寸为疖,三寸至五寸为痈,五寸至一尺为疽,一尺至二尺为竟体疽"。在治疗上认为应"把定脏腑,外施针灸,以泄毒气";还应"详察定名,是痈是疽,是虚是实,是冷是热";在药物的选择上,主张"痈疽未溃,脏腑蓄毒,一毫热药断不可用;痈疽已溃,脏腑既亏,一毫冷药亦不可用"。大大丰富了疡科内容。

金元时期,刘河间提出"治疮大要"的托里、疏通、和营卫三法,是后来消、托、补法则的雏形。齐德之的《外科精义》在继承宋代学术思想基础上,进一步强调整体观,反对局部论,认为"治其外而不治其内,治其末而不治其本"是不够全面的,主张内外结合,从而为外科整体观念的建立作出了贡献。

明代外科专著大量涌现,外科学术异常活跃,对疮疡的认识及临床实践也达到巅峰水平。如汪机撰《外科理例》,提出循内科之理以治外疡,首创玉真散治疗破伤风。陈实功《外科正宗》则把李东垣的脾胃思想引入疮疡病治疗中,强调内治、外治、手术并重,完善了疮疡治疗"消、托、补"三法。在内治法上重视脾胃,如"盖疮全赖脾土,调理必要端详"、"盖脾胃盛者,则多食而易饥,其人多肥,气血亦壮,脾胃弱者,则食少而难化,其人多瘦,气血亦衰。所以命赖以活,病赖以安,况外科尤关紧要"。疮疡成脓时,主张尽早切开引流,反对单纯采用保守疗法。对后世影响最大,被评价为"列证最详,论治最精"。清朝的《外科大成》《医宗金鉴·外科心法要诀》等继承发展了《外科正宗》的学术思想,形成了"正宗派"。

清代,王洪绪《外科证治全生集》把复杂的疮疡疾病归纳为阴阳两大类,并以此作为辨证论治的主要法则。主张疮疡"以消为贵,以托为畏",反对滥用刀针,禁用腐蚀药物。提出应"先论阴虚阳实,认定红白二色,是痈是疽,治即全(痊)愈"。对阴证疮疡的诊治是其特色,认为"诸疽白陷者,乃气血虚寒凝滞所致,其初起毒陷阴分,非阳和通腠,何能解其寒凝……""殊不知毒即是寒,解寒而毒自化,清火而毒愈凝"。并自创阳和汤、醒消丸、犀黄丸、小金丹等名方,今天仍为外科临床的有效方药。后世许克昌《外科证治全书》等继承了其学术观点,形成了"全生派"。高秉钧《疡科心得集》,重视疮疡的鉴别诊断。倡"外疡实从内出论",认为:"夫外疡之发也,不外乎阴阳、寒热、表里、虚实、气血、标本,与内证异流而同源者也。"高氏还将温病的三焦辨证引伸应用于外科临床,提出:"疡科之证,在上部者,俱属风温风热,风性上行故也;在下部者,俱属湿火湿热,水性下趋故也;在中部者,多属气郁、火郁,以气火之俱发于中也。"有很强的临床指导意义。另外,高氏提出了脑疽、发背的"三陷逆证",并把温病热入心包的犀角地黄汤、安宫牛黄丸、紫雪丹等,用于治疗疔疮走黄,开拓了疮疡重症治疗思路,提高了临床疗效。后世沙书玉《疡科补苴》等继承了其学术观点,形成了"心得派"。

近代，张山雷著《疡科纲要》，内容精炼，对疮疡的立论、辨治均具特色，简明实用，有较好的参考价值。

第二节　中医疮疡病的研究现状

新中国成立 60 余年来，伴随中医外科学的发展，疮疡病临床研究进入了新的历史时期。

20 世纪 50 年代，使用四妙勇安汤治疗血栓闭塞性脉管炎取得显著疗效。随后广泛开展了对血栓闭塞性脉管炎、动脉硬化性闭塞症的临床和实验研究，成功研制了通塞脉片及脉络宁注射液等，对外周血管病治疗取得了明显效果。国外文献报道血栓闭塞性脉管炎的截肢率约为 28% ～ 33%，国内开展中医为主、中西医结合治疗后，截肢率明显下降，约为 1.2% ～ 13.8%。1986 年 5 月在天津成立了中西医结合疮疡研究所，至 1988 年 4 月获部级以上的疡科科研成果达 21 项。

在疮疡理论研究方面，开展了"消、托、补"法研究，重视"以消为贵"。对某些清热解毒方剂和药物的研究证实，这些方药具有抗菌消炎和提高机体免疫力等作用，在治疗外科感染性疾病和预防手术后感染方面有显著效果；对某些活血化瘀方剂和药物的研究，证明其能改善血液循环、降低血液黏稠度、防止血栓形成，软化结缔组织增生，减轻炎症反应，促进炎性肿块消散，调整机体免疫功能等。樊建开等从血液流变学角度探讨疮疡的发病机制，发现疮疡患者在血液流变学上表现为"高黏"、"高凝"、"高聚"状态；认为血浆黏度增高幅度的差异可能为阴证、阳证临床表现不同的病理基础之一，清热解毒配合活血化瘀在阳证疮疡的治疗中具有较好的协同作用。

中西医结合治疗对疽毒内陷、疔疮走黄等外科感染形成的毒血症、脓血症、败血症（现统称脓毒症）等，可提高临床疗效，降低死亡率。病情危重期过后，应用中药辨证治疗，可避免抗生素长时间应用引起的毒性反应、二重感染、耐药性等副作用，并可提高机体免疫力、促进伤口愈合。对慢性化脓性骨髓炎，尤其已形成死骨、骨腔积脓、瘢痕窦道形成者，通过以升丹为主的药捻蚀管祛腐，排除小型死骨，中西药液灌注、冲洗、药条填塞，以及病灶、病骨清除术，配合内服清热解毒、祛瘀通络、补髓养血药物，可将化脓性骨髓炎总有效率提高到 95% 以上。

20 世纪 80 年代，陆德铭等应用中医切开法治疗浆细胞性乳腺炎，通过清除炎性病灶、切开瘘管，然后用提脓祛腐中药外敷治疗，获得疗效高、复发率低、乳房变形小的良好效果。徐荣祥教授根据中医学理论和现代烧伤病理、生理学理论提出湿润烧伤疗法（湿润烧伤膏），治疗烧伤不仅具有抗感染、减少渗出、消炎止痛的作用，而且由于外敷药形成屏障，可防止创面再感染、促进创面愈合、促进上皮再生，减少瘢痕形成。湿润暴露疗法也打破了西医学传统的保持创面干燥成痂的理论，解决了烧伤治疗中的创面疼痛、感染、瘀滞带组织进行性坏死和深Ⅱ度创面疤痕愈合四大技术难题。

现代社会,随着抗生素的广泛使用以及人民生活水平的不断提高,传统的"疔疮走黄"、"疽毒内陷"等感染重症已不多见,而以糖尿病坏疽、复杂手术后窦瘘等为代表的难愈性溃疡日益成为临床诊治重点。

慢性难愈性溃疡是临床棘手问题。其严重性和发病率的增加引起了国内外学者的高度重视。现代医学研究表明:影响创面愈合的局部因素主要是感染和血液循环障碍,感染对组织的再生妨碍最大,细菌及毒素能引起组织坏死;局部血液循环障碍导致局部缺血、缺氧和代谢障碍,使组织营养状态差,抵抗力低下,在此基础上反复感染形成恶性循环,故创面经久不愈。中医理论认为:"护场"是决定溃疡发展、变化的焦点和关键,"护场"的病理机制主要是气滞血瘀,而行气活血法是治疗难愈性溃疡的大法。阙华发等探讨了补益气血类方药对慢性疮疡的作用。发现补益气血方剂如四君子汤、四物汤和八珍汤等均能上调血管内皮因子表达水平,诱导血管新生,在一定程度上改善局部组织的缺血状态,促进创面修复愈合。王振宜等用生肌化瘀方对 SD 大鼠背部全层皮肤缺损创面 $TGF-\beta 1$、$TGF-\beta 3$ 水平进行动态影响研究,结果发现生肌化瘀方有调节创面 $TGF-\beta 1$、$TGF-\beta 3$ 分泌的作用,有益于加速创面愈合、减少瘢痕形成。

以中医学祛腐生肌理论为指导,从 20 世纪 70 年代李竞教授到 90 年代唐汉钧教授等众多学者对慢性皮肤溃疡进行了大量的理论及实验研究,在"祛腐"基础上进一步提出"祛瘀、补虚"疗法,发展了疮疡理论,提高了临床疗效。

"提脓祛腐"学说:根据中医"腐不去则新不生"的观点,对腐肉不脱或脱而缓慢影响新肉生长的情况,提出"提脓祛腐"治法。所谓"提脓祛腐"就是采用具有祛腐排脓的方药,使疮疡内蓄之脓毒得以早日排出,腐肉迅速脱落。具体方法是:在疮疡的溃疡期,根据疮面阴阳属性、脓液稠稀、脓腐多少、肉芽色泽以及疮周红肿等情况,选择外用含丹不一的药物(如九一丹、八二丹、五五丹等)或不含丹类药物(如黑虎丹),经疮面对药物的吸收,促进局部坏死组织液化成脓排出,加速腐肉脱落,以缩短疮面愈合过程。现代研究表明,升丹的化学成分主要为汞化合物,如氧化汞、硝酸汞等,红升丹中还有氧化铅。汞化合物有毒,有杀菌作用。药理研究证实,汞离子能与病菌呼吸酶中的硫氢基结合,使之固定而失去原有活力,使病原菌不能呼吸而趋死亡;硝酸汞属可溶性盐类,加水分解而成酸性溶液,对人体组织有缓和的腐蚀作用,可使与药物接触的病变组织蛋白质凝固坏死,逐渐与健康组织分离而脱落,从而具有"祛腐"作用。"提脓祛腐"与近年来西医学的"酶学清创"理论相似,起到殊途同归效果。

"煨脓长肉"学说:是指在疮疡腐去肌生及肌平皮长阶段,外用中草药膏(散),通过药物经皮肤和疮面吸收,促进局部气血通畅,增强抗病防御能力,使疮口脓液渗出增多,并保持疮面湿润,从而达到促进疮面生长愈合、减少瘢痕的作用。"煨脓长肉"外用中药多选择三七、琥珀、乳香、没药、血竭、地榆、白芷、大黄等活血散瘀、润肤生肌、消肿定痛之品，及冰片、猪皮、珍珠粉、龙骨、炉甘石、血余炭等生肌长皮、敛疮收口之品。中药药理学研究表明，这类外用中药有酸化、营养及保护疮面、保持疮面湿润、调节免疫、促进血液循环、杀菌抑菌、止痛等作用，从而促进疮面愈合，防止瘢痕形成。

卓燊等综述中医药治疗慢性疮疡实验研究近况后分析认为：中医药促进创面愈合的主要作用机制可能是通过调控生长因子的合成和分泌，促进细胞分裂增殖，刺激创面新生血管形成，改善创面的血液循环，调控胶原的合成及代谢，调控创面修复过程中 TGFβ1 信号传导分子修复基因 Smad3 的表达，调节创面修复基质形成，营养创面等多靶点、多环节、多层次的综合调控作用。

第三节　中医疮疡病学的研究方法与展望

中医疮疡病学在近现代虽然取得了一些成绩，但总体而言临床治疗及科研明显滞后，远远跟不上时代的进步。要继承和发扬疮疡病的中医药优势，需与时俱进，创新发展。

首先，需大力加强人才队伍建设。目前由于疮疡人才培养途径单一、临床诊治范围日渐狭窄等原因，造成了人才奇缺，全国中医院设有疮疡专科诊室的已寥寥无几。基地及人才的丧失，必然带来学科的萎缩，所以人才培养及基地建设应是中医疮疡病学研究及学科发展的前提和基础。

其次，要正视疾病谱的改变。随着抗生素的不断更新换代，传统的阳证疮疡患者比例已明显减少或容易治疗。而随着西医外科手术的难度及复杂程度增加，术后复杂性窦道、阴证疮疡、耐药性创面感染等则逐渐增多。所以，疮疡病的研究要及时调整思路，根据临床病谱的变化，发挥中医药特色，选择优势项目开展诊疗研究。

再次，重视传统外治法及外用剂型研究。数千年来，疡科的外治法有简、便、廉、验等优势，临床效果明显。但随着目前药品监督的规范及医疗环境改变，一些疮疡外用药（如升丹等）因无批号或毒性大等原因而限制了其临床使用，使中医特长难以发挥。所以，要按照新药标准大力开展传统外治法及新剂型研究，使疡科外用药能广泛使用，以发挥疡科外治特色和优势。

最后，要大力促进疮疡领域的基础和临床应用研究。坚持医疗与科研紧密结合的原则，以医疗为中心，以科研为重点，通过科研促进专业特色和技术优势的形成。要加强临床实验室建设，加强基础研究，结合现代分子生物学研究，探讨中医药作用机理，进而创造新理论、新方法，运用新理论和新方法去解决疮疡治疗中的关键性问题，开创学科建设的新局面。

（杨恩品）

第二章

中医疮疡病的病因病机

　　疮疡是各种致病因素侵袭人体后引起的体表化脓性疾患，是中医外科学最基础、最常见的疾病。临床可分急性和慢性两大类，包括所有的肿疡和溃疡。其特点是，在肿疡阶段一般以红、肿、热、痛为主，在溃疡阶段则见溃腐流脓及机体组织损伤。《医宗金鉴·外科心法要诀·痈疽总论歌》认为"善治伤寒杂证易，能疗痈疽肿毒精"，说明其对外科疮疡诊治的重视。

第一节　发病因素及特点

　　疮疡的发病因素，有外感（六淫邪毒、感受特殊之毒、外来伤害等）和内伤（情志内伤、饮食不节、房室损伤等）两大类。《医宗金鉴·外科心法要诀·痈疽总论歌》说："痈疽原是火毒生……外因六淫八风感，内因六欲共七情，饮食起居不内外，负挑跌仆损身形，膏粱之变营卫过，藜藿之亏气血穷。"对疮疡的病因病机作了最基本的概括。

　　外邪引起的疮疡，以"热毒"、"火毒"较为常见。风、寒、燥、湿等邪引起的疮疡，在初起阶段大多不具有热毒、火毒的红热现象，但随病情发展，到中期也会逐渐显现红肿热痛之象，即金元四大家之一的刘河间所说"五气过极，均能化热生火"。

　　内伤引起的疮疡，大多起病较缓。喜、怒、忧、思、悲、恐、惊等情志失调，可郁而化火，外发疮疡；饮食不节，过食肥甘厚味、醇酒及荤腥发物，损伤脾胃，湿热火毒内生，亦可发生疮疡；房劳过度，肾络空虚，则易为风寒痰浊侵袭，发为流痰；肺肾阴虚，虚火上炎，灼津炼液成痰而成瘰病等。

　　无论哪一种病因引起的疮疡，疾病发展到后期，都会产生溃腐流脓的现象。而脓的产生，系由火热熏蒸，以致肉腐成脓，即《内经》所言"热胜则腐"。因此可以说，疮疡疾病最终有一个化火的过程。

　　临床上外感所致者病情相对较轻，而伴有内伤，脏腑蕴毒而发者病情相对较重。中医认为"正气存内，邪不可干"，"邪之所凑，其气必虚"。正气虚损与疮疡病的发生也有密切关系。脾胃虚弱、肝肾不足、气血失调、阴精亏耗等常构成某些疮疡发病的内在因素，在临床上表现为虚实夹杂的征象，给辨证和治疗常带来一些困难，在临床诊疗中应加以重视。如消渴病患者多有阴盛内热之内在因素，容易感染邪毒而并发痈和有头疽，这种痈和有头疽的治疗较一般的痈和有头疽难度更大。

一、六淫侵袭

1. 风

风为春季主气，但四季皆有风，感受风邪以春季为主。风为阳邪，其性开泄，易袭阳位，且善行而数变。风邪伤人无孔不入，体表受之，由皮毛而入肌腠，留于骨骼肢节；口鼻受之，则入于胃肠留于六腑。风邪外袭，多因机体腠理不密，卫外不固，邪乘隙而入，内不得通，外不得泄，致使营卫不和，气血运行失常，经络阻隔。风邪致病每多伤于头面、上肢；风为百病之长，常为外邪致病的先导，多兼夹寒、湿、燥、热等邪。风邪所致疮疡的特点主要表现为：其病位在表，好发头面，其肿宣浮，痛无定处，患部皮色或红或不变，常伴恶风、头痛等全身症状。

风邪往往和其他病邪合而致病。

（1）风温、风热、风火：温、热、火三者程度不同，温为热之轻，火为热之甚。风温、风热、风火引起的疮疡，多发在头面、耳旁、颌下、腮侧，属阳证，春季多见；症状多为局部宣肿、红、热、疼痛，如头面部疖、面部丹毒、颈痈等。

（2）风痰：风痰互结所致的外科疾病多发于腮部、颌下、颈项两旁，初起结核如豆，皮色不变，渐大如枣核、桃核等，如瘰疬。

2. 寒

寒为冬季主气，感受寒邪，每于冲冒霜雪、久坐湿地、气温下降急骤、汗出雨淋涉水等。寒为阴邪，易伤阳气，外不得宣通透泄，阻滞气血发为疮疡。如《灵枢·痈疽》篇云："寒邪客于经络之中，则血泣，血泣则不通，不通则卫气归之，不得复反，故痈肿。"寒邪多袭阳虚之体，且阳气愈虚其邪愈深，其病也重。寒邪凝滞，多深入于内，久着缓发，使正气渐虚而成重症。如流痰、脱疽等。

寒邪致病多袭于筋骨关节之间，发病缓慢，其肿散漫，其痛固定，皮色紫黯，不红不热，得暖则轻，化脓迟缓；常伴恶寒、四肢不温、脘腹冷痛、小便清长、大便溏薄等。若寒邪郁闭日久，"寒从热化"则成脓。

3. 暑

暑为盛夏主气，乃火热所化。《素问·五运行大论》云："其在天为热，在地为火……其性为暑。"暑邪具有明显的季节性。暑性炎热，伤于暑者，起病急骤，多伤于头面、肌腠。发病多为热证、阳证，局部见之，则红热肿胀，痛痒相兼；全身见之，则发热、心烦、面赤、脉洪大。暑性升散，易耗气伤津，故暑邪为病往往有汗出、口渴、尿少、乏力、舌红少津等症。暑多挟湿，如暑湿蕴蒸肌肤，易生痱子，搔抓后破伤染毒，发生暑疖，或暑湿流注。临床多伴有胸闷、肢困等湿阻症状。《疡科心得集·申明外疡实从内出论》指出"夏令暑蒸炎热、肌体易疏，……客于肌表者，则为痦、为瘰、为暑热疮、为串毒、为丹毒游火；客于肉里者，则为痈、为疡；客于经脉者，为流注、为腿痈"。

4.湿

湿为长夏主气。久居湿地、淋雨涉水、梅雨绵绵之时易感湿邪。北方以寒湿多见，南方则湿热为甚。湿性重浊，外侵肌表则水液停滞而成疱疹、糜烂，漫肿如裹；入于肌肉，阻滞营血，损伤阳气，湿瘀互结而成阴疽。

湿性趋下，湿邪为患多犯下肢，缠绵难愈。且多兼寒、热、痰、瘀为病，见肢体沉重、肿胀光亮，或坏死流津、溃烂不收口。如湿热郁阻肌表脉络，发为下肢流火；湿热阻于肌肉之间，化腐成脓，则成臁疮；湿邪犯于阴囊，化热郁阻，发为囊痈；湿热流窜，随气血而行，阻于肌肉，则发为流注。

5.燥

燥为秋季主气，初秋多燥热相合，深秋每寒燥袭人。久晴无雨则燥生，地高风劲则燥烈。《素问玄机原病式》云："诸涩枯涸，干劲皴揭，皆属于燥。"《素问·阴阳应象大论》说："燥胜则干。"燥邪外袭，首伤津液，肌肤失润，则皴裂干枯，口鼻失泽，久则化热成疮；若津液不足，皮肤失养，则皮肤脱屑、瘙痒；温燥袭人，化腐成疮，疮面干枯不泽；凉燥外袭，四肢不温，手足皴裂难忍。故燥邪致病多犯于手足、皮肤、黏膜窍道，伴有干燥、枯槁、皴裂、脱屑、瘙痒等。

6.火

火为热之极。火性炎上，其性暴烈，感而致病，发病迅速，燔灼升腾，变化亦快。《医宗金鉴·外科心法要诀》云："痈疽原是火毒生。"六气皆可化火，火热外犯肌表，阻滞气血，局部焮红肿痛，继而化腐成脓，如疔疖；火热蕴于肌肤之间，营气不和，逆于肉里，而成痈疽，热盛肉腐，成脓外泄而成溃疡；火热犯于头面则有颜面疔疮，若火毒失控还可成走黄之势；火毒结于手足，化腐成脓，伤筋损骨则成手足疔疮；火热之毒流于肌肉经脉之间，随处化脓而成流注。

火为阳邪，多致阳证，多见患部焮红灼热，高肿，皮薄光泽，疼痛剧烈；火入营血则瘀斑外现，或流血不止。全身常伴发热口渴、喜冷饮而恶热、大便秘结、小便短赤等症。

二、感受特殊毒邪

特殊毒邪是指除六淫以外的外来致病因素，如疫疠毒、虫蛇毒、疯犬毒、漆毒、药毒、食物毒等。感受疫疠之毒，虽与六淫邪气同属外感，但其致病之源、症状表现、预后有所区别。《温疫论》说："疫者，感天地之疠气……此气之来，无论老少强弱，触之者即病。"疫疠之毒多由天行时气、大风苛毒、疫死畜毒等感染所致。"夫温疫之为病，非风、非寒、非暑、非湿，乃天地间别有一种异气所感。"疫疠毒其性暴烈，传染性强，自肌肤或口鼻入侵，轻则损害皮肤腠理，重则内犯脏腑。正如《素问·刺法论》所云："五疫之至，皆相染易，无问大小，病状相似。"

天行时气，指由自然气候反常所致的暴戾之气，如久旱久雨，秽浊之气熏蒸，随风传布，虚邪贼风，乘虚而入，流行传染，此种四时不正之气较六淫之邪更为剧烈，且有传染性，大多受之于口鼻，如时行瘟疫引起的痄腮、大头瘟等。正如喻嘉言所云："疮疡之起莫不有因。外因者天时不正之气也，起居传染之秽毒也。"大风苛毒，乃生活不洁，卫生不良，酿成恶疠之邪，侵袭人体而致病。或由腠理不固，邪从表入；或恶习秽浊，毒从下受，精化而染。死畜疫毒，如染疫疠之毒而死的牛马牲畜、飞禽走兽，也是其致病之源，如临床所见之疫疔。一旦罹患，症状急剧发展，迅速高热神昏，故有"早发夕死"之说，其重危可知。

特殊邪毒的种类诸多，其致病的特点多发病急骤，变化快，有的具有传染性，局部红肿灼热，或发疹，疼痛剧烈，或麻木不仁，有的很快侵及全身，常伴有明显的全身中毒症状，轻则发热、口渴、便秘、溲赤，重则高热、昏迷、惊厥等。

三、外来损伤

凡跌打损伤、水火烫伤、寒冷冻伤、虫兽咬伤及金刃竹木等所致疮疡疾病，均属外来伤害。可引起局部气血凝滞，或日久化热、热胜肉腐。因起病突然，人所不测，损害轻则皮肉筋骨，重则脏腑受损，气血损伤，甚至危及生命。

外来损伤的因素不同，所引起的病理变化和临床表现亦不完全相同。跌仆伤者，主要表现为血瘀，有伤气、伤血、伤筋、伤骨，伤脏腑的区分，正如《素问·缪刺论》云："人有所堕坠，恶血留内。"水火烫伤者，主要为灼皮伤津的变化，以蕴热、瘀滞、津伤为主要表现。外来损伤有其共同的特点：有"伤"必瘀，引起局部的气血凝滞而成瘀肿；或复染毒邪，发生疖、痈、疔等；还可继发破伤风，瘀血流注，或青蛇毒、脱疽等。损伤轻的可没有明显全身变化，损伤重的可有脏腑、气血、阴阳方面的明显改变，如发热、口渴、体倦、乏力、食少等，甚至可出现厥、脱、闭等症。

四、饮食不节

饮食不节，饥饱失常、偏嗜或不洁，均会导致脾胃受损，聚湿生痰化热，导致脏腑功能失调，引发多种外科疾患。如暴饮暴食，阻滞气机，蕴生湿热；或醇酒炙煿，致湿热内生，发于肌腠，可生疔疮疖肿，如《素问·生气通天论》说："膏粱之变，足生大丁。"湿热火毒结聚，壅滞脏腑，则为肠痈、肛痈等。饮食伤脾日久，脾虚气血化生乏源，或气机不畅，气滞痰凝，则易患瘰疬。

五、房室劳伤

房室劳伤包括房室和劳倦所致，房劳伤肾，劳倦伤脾。房室损伤主要指性生活过度，早婚、早育、多育导致肾精亏损，从而引发各种疾病。肾藏一身之元阴元阳，肾虚则阴阳俱亏，正气必虚，外邪易袭致病。肾主骨生髓，肾气充足，则髓实而骨强，肾虚则髓空而骨弱，一旦外邪入侵，易致附骨流痰。如《灵枢·五邪》篇云："邪在肾，则病骨痛阴痹。"临床以虚寒证多见，如患部肿胀不显，不红不热，隐隐酸痛，化脓迟缓；常伴腰酸、遗精、神疲、眩晕、月经不调等。

劳倦损伤主要指劳累过度，如劳神、劳力等而致病。劳则伤气，元气虚弱，百病丛生。如中气下陷，气机不行，血行不畅，滞留经脉而患臁疮。

六、情志内伤

喜、怒、忧、思、悲、恐、惊（七情）是人体精神状态的表现，是对外界各种不同刺激的反应。正常情况下，七情不会致病。只有突然、强烈或持久的情志刺激，超过了人体本身正常的生理活动范围，使人体气机紊乱，脏腑阴阳气血失调，才会导致疾病的发生。如《素问·举痛论》说："怒则气上，喜则气缓，悲则气消，恐则气下……惊则气乱……思则气结。"七情致病主要因"气机郁滞"，正如高锦庭所言："发于脏者为内因，不问虚实寒热，皆由气郁而成。"《三因极一病证方论·三因篇》亦云："七情，人之常性，动之则先自脏腑郁发，外形于肢体。"情志郁结，肝气不舒，脾失健运，气滞则血瘀，脾虚则生痰湿，瘀血痰湿阻于经络则生瘰疬、阴疽等。

情志内伤的致病特点是：起病缓慢、病程长，伴有精神抑郁、急躁易怒等症状；且病变多见于肝胆二经循行的部位，如乳房、胸胁、颈部等。

七、痰浊瘀血

痰浊、瘀血均是脏腑功能失调的病理产物，在一定的条件下，又能直接或间接作用于某些脏腑，引发新的病证，故痰、瘀又属致病因素之一。临床上痰与瘀常相兼致病，互为因果。痰饮和瘀血在古代文献中并没有列入病因学说中。近几十年来的研究探讨认为，痰饮和瘀血是临床中常见的特殊而重要的致病因素。

引起疮疡疾病之痰主要指凝聚于皮里膜外、肌肉、经络、骨节之间，有征可凭的有形之痰，局部肿起，呈结节状硬块或囊性肿块，有的溢流痰浊样脓液，不痛或微痛，起病缓慢，病程较长，早期症状多不明显。其具体表现，因痰凝部位和所致病证的不同而各异。如痰阻阳明、少阳之经，可致瘰疬；痰留骨节，可发为流痰；痰湿结于肾子发为子痰等。

瘀血是指体内停滞之血，或离经之血。由血行不畅，阻滞于经脉及脏腑之间而成。瘀血的成因或由七情内伤，气机郁滞；或饮食劳倦，气虚失运，因虚致瘀；或内外伤害，致气虚不摄及血热妄行等。瘀血形成后，失去了正常血液的濡养作用，产生各种病证。其致病特点是：范围广，病种多，症状复杂，涉及人体内外、上下、脏腑、经络、皮肉筋脉。如瘀阻经脉，血行闭塞，可发生脱疽；瘀血阻于肠胃，血热相结，可发为肠痈、肠结。此外，男子前阴病之子痈、囊痈等，与瘀血也常有关。瘀血所致临床表现特点是：肿胀结块，痛如针刺，固定不移，出血紫暗或夹有血块，面唇青紫，肌肤甲错，舌质紫暗或有瘀斑、瘀点，脉涩或迟或弦。

第二节　病变机理

一、疮疡的发生及变化

中医学认为，人体的健康表现为脏腑、经络、气血的生理功能正常，阴阳处于相互协调平衡的状态，即"阴平阳秘"。当人体在致病因素作用下，引起脏腑功能紊乱，气血阴阳平衡遭到破坏，"阴阳失调"就导致了疾病。阴阳失调的原因：一是机体自身的虚损或失衡；二是外来致病因素引起了人体生理功能紊乱。人体的功能活动（如脏腑、经络、气血等功能）及其抗御外邪、修复损伤的能力，中医称之为"正"或"正气"；而六淫邪毒、七情内伤、饮食不节、外来伤害等各种致病因素，中医统称之为"邪"或"邪气"。"阴阳失调"就是正邪相争的结果。

（一）正气不足是疮疡发生的内在因素

中医发病学非常重视人体的正气，若人体脏腑功能正常，气血充盈，正气不虚，卫外固密，病邪便难以入侵，即使外感六淫、内伤七情，也不一定发病。《素问·刺法论》云："正气存内，邪不可干。"《外科秘录》云："天地之六气，无岁不有，人身之七情，何时不发，乃有病、有不病者何也？盖气血旺而外邪不能感，气血衰而内正不能拒。"只有在人体正气相对虚弱，卫外不固，抗邪能力低下的情况下，邪气方能乘虚而入，使人体阴阳失调，脏腑经络功能紊乱，导致疾病。《素问·评热病论》说："邪之所凑，其气必虚。"《灵枢·百病始生》篇说："风雨寒热，不得虚，邪不能独伤人。卒然逢疾风暴雨而不病者，盖无虚，故邪不能独伤人。此必因虚邪贼风，与其身形，两虚相得，乃客其形。"所以说，正气不足是疮疡发生的内在因素。

（二）外邪侵袭是疮疡发生的重要条件

外邪入侵是疮疡发生的主要原因，在一定条件下起主导作用。比如邪气异常强盛、凶猛（外来伤害、毒蛇咬伤、疫疠之邪等），即使正气不虚，也难免发病。正如《素问·刺法论》指出："五疫所至，皆相染易，无问大小，病状相似。"充分说明邪气是发病的重要条件，故《黄帝内经》提出"避其毒气"，以防止疾病。外邪入侵，导致局部经络阻塞、气血凝滞，发为痈疽疮疡。

引起疮疡的各种致病因素，可以单独致病，但更多是几种因素合而致病，而且内伤与外感常常互相影响。正如华佗所说："夫痈疽疮肿之作者，皆五脏六腑蓄毒不流……非独因荣卫壅塞而发者也。"临床上对疮疡的诊治，要注重对外因和内因的分析，审因论治。

（三）邪正相争决定病情的发展变化

《灵枢·五变》云："一时遇风，同时得病，其病各异。"说明由于人体抗病力不同，虽同时受邪而疾病有轻重之分、缓急之别。如暑湿之邪外感，郁于肌肤，则发为暑疖；窜于肌肉，则成暑湿流注；体质虚弱，风寒湿邪深入肌肉筋骨，蕴结日久则发为骨与关节的阴疽等。

疮疡发生后，正气不虚者，病情多从热化。表现为易起发、酿脓、破溃、收口；若正气亏虚，病情则多从寒化，表现为发病迟缓、漫肿、久不成脓，或破溃之后脓液清稀，淋漓不尽，久不收口。正盛邪衰则疮疡易消散，或自深达浅而向愈；邪盛正虚则病情加重，毒势深沉或引起走黄、内陷。

二、疮疡的主要病机

疮疡发生的主要机理，与气血、脏腑、经络关系尤为密切。

（一）气血凝滞

气血循行全身，周流不息，如环无端，是温煦肢体、濡养脏腑的主要物质基础。"气为血帅，血为气母"，"运血者即是气，守气者即是血"。临床上各种内外因素导致局部气血运行失调，出现气血凝滞，便发生疮疡。如《素问·生气通天论》云："营气不从，逆于肉理，乃生痈肿。"《灵枢·痈疽》篇云："夫血脉营卫，周流不休，上应星宿，下应经数。寒邪客于经络之中则血泣，血泣则不通，不通则卫气归之，不得复反，故痈肿。"

气血凝滞，毒邪结聚，火热毒邪所致者，毒腾于外则局部红肿热痛；热毒壅于脏腑，则生内痈。寒湿之邪所引起者，则局部色白漫肿；阻于经络则痹痛而活动不利；深结于里，蕴结于筋骨之间，则局部酸楚作痛，如阴疽、流痰等症；寒湿入络，经络气血痹阻不行，肌肤失养，可见肢冷麻木，如脱疽等。

营卫稽留不行，日久热盛则肉腐成脓。《灵枢·痈疽》云："寒气化为热，热胜则肉腐，肉腐则为脓，脓不泻则烂筋，筋烂则伤骨，骨伤则髓消，不当骨空，不得泄泻。"《外科证治全生集·痈疽总论》云："脓之来必由气血，气血之化，必由温也。"阳实之证，发病急，热邪炽甚，气血壅滞，多为浅部疾患，成脓快；阴虚之证，寒邪蕴结，气血凝滞，日久方寒化为热，多为深部疾患，成脓多迟缓。

疮疡溃后脓毒外泄，气血旺者则脓稠厚，气血衰者则脓清稀。溃后仍瘀滞不解，余毒未消者则慢性迁延；若气血日损，以至不能托毒外出，可发生邪毒内陷。

（二）经络阻塞

经络是气血运行的通道，经络气血周流于脏腑、皮肉筋骨，共同维护人体生理功能。外感六淫等邪毒入侵，导致局部经络阻塞，气血凝滞，产生各种外疡；内伤七情、饮食不节等引起脏腑功能失调，内脏病变由经络传导，发于体表亦可形成各种外疡，正如《外科秘录》云："五脏六腑各有经络，脏腑之气血不行，则脏腑之经络既闭塞不通，而外之皮肉即生疮疡矣。"经络虚损也可致外邪入侵，"最虚之处，便是客邪之地"。如风寒湿邪入侵经络，引起筋脉闭阻，活动不利，便形成附骨疽；如果邪毒炽盛，循经传于脏腑，则病情加重，引起走黄、内陷等。一般认为外邪入侵，必先舍于皮毛，致局部经络壅塞、气血凝滞，留而不去则入于孙络、脉络，直至脏腑，层层入深；内伤于脏腑者，气机阻滞，生痰生湿，经络阻塞，气血凝滞形诸于外而成外疡。

（三）脏腑失调

脏腑是人体重要组成部分，是气血津液化生之所。《素问·五脏别论》云："所谓五脏者，藏精气而不泻，故满而不能实。六腑者，传化物而不藏，故实而不能满。"脏主封藏，腑主通达，一动一静，动静结合，相互制约，维持着人体的正常生理活动。脏腑失调，或精气不生，封藏失职；或纳谷不运，邪浊内生；或动静失官，气机失调，从而导致各种病理变化，引起疮疡发生。《外科正宗·痈疽原委论》云："盖痈疽，必出于脏腑乖变，关窍不得宣通而发也。"《疡科心得集》云："发于脏者，其色白，其形平塌，脓水清稀，或致臭败，神色痿惫，阴也；发于腑者，其色红而形高肿，脓水稠黏，神清气朗，阳也。"

历代文献就疮疡的发生与脏腑失调的关系多有详论。如《素问·至真要大论》云："诸痛痒疮，皆属于心。"心主血属火，心火内炽，迫血妄行，逆于肉里则生痈肿；心火上炎，舌失滋养，则成舌疮。若邪热火毒，迫入营血，内攻于心，则神昏谵妄。

脾虚运化不足，痰湿内生，随气而行，结于皮里膜外，则成流痰、瘰疬；肝经火热夹湿，下注前阴而成囊痈等。

脏腑失调不仅可以引起各种外疡,而且对外科疾病的发展转归亦有极大的影响。如疮疡溃后,肌肉不生,或收敛迟缓,多与脾虚、气血生化不足有关。脾主肌肉,脾胃为生化之源,脾胃虚弱,则气血无以化生,溃疡难敛。故《疡医大全》说:"脾胃之气无所伤,而后能滋元气。"脾胃旺盛,则元气充盈,有利于疮疡恢复。《外科正宗》也说:"疮全赖脾土。"

(四)病机转化

1. 表里相传

《素问·缪刺论》说:"夫邪之客于形也,必先舍于皮毛,留而不去,入舍于孙络;留而不去,入舍于络脉;留而不去,入舍于经脉,内连五脏,散于肠胃,阴阳俱感,五脏乃伤。"外部疮疡,若毒邪不祛,由表传里可引起脏腑乖变;邪生于内,循经外传,可引起体表疾患,如肠痈热毒壅盛,可致腹皮紧急,阑尾点有压痛;消渴病则易引起体表疮疡。

2. 寒热转化

疮疡发展变化过程中,寒证与热证可相互转化。如流痰本为寒证,后期因肺肾阴虚或复感热毒,而有阴虚火炽或热毒之候;脱疽为阴寒之证,感受邪毒亦可化热出现热毒之证。寒热转化可发生于疾病之始、之中或后期,转化的条件决定于体质的强弱、邪气的性质和治疗护理等因素。

3. 虚实转化

《素问·通评虚实论》说:"邪气盛则实,精气夺则虚。"可见疾病的虚实转变,与邪正的消长密切相关。如疮疡溃后,气血耗伤,多为虚证;疖为外科轻症,多属实,若反复发作,缠绵不愈,也可变为虚证;疮疡重者,若不能及时治疗,顾护正气,可伤及五脏,耗损精血,疾病由实转虚。由虚转实者,如溃疡疮面灰白,光亮如镜,是为气血亏虚,经过治疗,正气来复,疮面酿脓,稠厚光泽,为转实之佳象。

三、疮疡的转归

疮疡的转归与患者体质强弱、受邪轻重、发病部位、治疗时机、处理方法正确与否、调摄等均有密切联系。

(一)正不胜邪

正不胜邪多由邪毒太盛,或病久正气衰败,或治疗不当,犯虚虚实实之戒所致。邪毒太盛主要见于急性化脓性疾病或特殊邪毒所致者,如疔疮、有头疽等,由于邪毒炽盛,正气不能聚邪敛毒,一旦毒入营血、内攻脏腑,则病情迅速逆转,多有败症;慢性疾患,如瘰疬、阴疽等,其病始于正气不足,邪毒久居,日渐耗损,或损阴或伤阳,导致正气衰败,无力攻邪。无论何种原因,正不胜邪都属危候,预后不良。临证中应全力救助，使正渐复而邪渐去，转危为安。

（二）邪去正复

疮疡治疗得当，调摄适宜，则邪去正复。疾病初期，处置准确，外邪祛除，气血流通，疾病康复；溃后毒随脓泄，气血渐复，肌肉生长，也可痊愈。若邪毒较盛，有扩散变坏之势，即时控制邪毒，祛毒外出，顾护正气，使正长而邪消，亦可转危为安。

（三）正虚邪恋

正虚邪恋主要出现在体质较差者，正气虚弱，邪气留恋，导致缠绵难愈。如消渴病患者并发有头疽，溃后体虚，气血耗伤，导致疮面迁延难愈；瘰疬病久形成的慢性窦道亦是如此。此时宜扶正托毒，一方面要扶正培本，另一方面要祛除余毒，从而使疾病向愈。

（张春和）

第三章

中医疮疡病的辨证概要

第一节 辨阴证阳证

一、疮疡阴证阳证的概念及源流

《素问·阴阳应象大论》说："善诊者，察色按脉，先别阴阳。"说明阴阳辨证在中医辨证论治中占有重要地位。《灵枢·痈疽》对痈疽的描述有一定的阴阳含义，如说"营卫稽留于经脉之中，则血泣而不行，不行则卫气从之而不通，壅遏而不得行，故热。大热不止，热胜则肉腐，肉腐则为脓。然不能陷，骨髓不为焦枯，五脏不为伤，故命曰痈"；"热气淳盛，下陷肌肤，筋髓枯，内连五脏，血气竭，当其痈下，筋骨良肉皆无余，故命曰疽"。又说"疽者，上之皮夭以坚，上如牛领之皮。痈者，其皮上薄以泽。此其候也"。这些论述为后世疮疡类疾病的阴阳分类开了先河。

明代，张景岳非常重视疮疡的阴阳分类，在《灵枢》基础上进一步明确了痈疽的阴阳含义及临床特点。《景岳全书》云："凡查疮疡者，当识痈疽之辨。痈者热壅于外，阳毒之气也，其肿高，其色赤，其痛甚，其皮薄而泽，其脓易化，其口易敛，其来速者其愈亦速，此与脏腑无涉，故易治而易愈也；疽者结陷于内，阴毒之气也，其肿不高，其痛不甚，其色沉黑，或如牛领之皮，其来不骤，其愈最难，或全不知痛痒，其有疮毒未形而精神先困，七恶叠见者，此其毒将发而内先败，大危之候也。知此阴阳内外，则痈疡之概可类见矣。"陈实功《外科正宗》对痈疽的阴阳属性描述更为精辟："痈者壅也，为阳，属六腑毒腾于外，其发暴而所患浮浅，因病原禀于阳分中。盖阳气轻清浮而高起，故易肿、易脓、易腐、易敛，诚为不伤筋骨易治之症也。疽者沮也，为阴，属五脏毒攻于内，其发缓而所患深沉，因病原禀于阴分中。盖阴血重浊性质多沉，故为伤筋蚀骨难治之症也。"

到了清代，王洪绪《外科证治全生集》创立了外科疾病以阴阳为核心的辨证论治法则，将常见的外科疾病根据临床表现分为阴阳两大类。并说："凭经并治，久遍天下；分别阴阳两治，惟余一家。"张山雷在《疡科纲要·论阴证阳证》中也说："疡科辨证，首重阴阳。"说明了阴阳在疮疡类疾病辨证中的重要地位。

二、疮疡阴证、阳证的辨证要点

疮疡阴阳辨证，应从全身表现及局部症状来进行。

（一）全身症状

一般从精神状态、声音、寒热、二便、舌脉等进行分析。阳证表现为兴奋、躁动、亢进等有余征象，如初起恶寒发热，酿脓期壮热，口渴，便秘，溲赤，溃后身热渐退，舌红、苔黄，脉数等；阴证表现为抑郁、沉静、晦暗、不足征象，如发病初期无明显症状，或伴虚寒症状，酿脓时才有潮热、盗汗，溃后全身虚弱，面色苍白无华，神疲乏力，舌淡、苔少，脉细或细数等。

另外，疮疡在疾病的严重阶段，由于元阴元阳受到严重的损害，还会出现亡阴、亡阳表现：亡阴者，身热，手足温，汗出黏腻，口渴喜冷饮，气促舌红而干，脉微细而弱；亡阳者，身寒，手足冷，汗冷如珠，口不渴喜热饮，气息微弱，舌淡而润，脉微欲绝。亡阴亡阳多见于疽毒内陷、大面积烧伤、创伤大出血等疾病。

（二）局部表现

（1）发病缓急：一般而论，急性发作的属阳，如疔、痈、发；慢性发作的属阴，如瘰疬、流痰。

（2）病位深浅：病变部位浅表，发于皮肉的属阳，如疖、痈、丹毒；病变部位深，发于筋骨、血脉的属阴，如脱疽。

（3）皮肤颜色：红活焮赤者属阳；紫暗、苍白或皮色不变者属阴。也有的疮疡由于病变部位较深，虽初起皮色不变，但却是典型的阳证，如颈痈。

（4）皮肤温度：灼热、温热或微热的属阳；不热或发凉的属阴。

（5）肿胀形势：高肿凸起者属阳；平塌下陷者属阴。

（6）肿胀范围：肿势局限，根盘收束属阳；肿势平塌，根盘散漫属阴。

（7）肿块硬度：软硬适度属阳；坚硬如石或柔软如棉属阴。

（8）疼痛感觉：疼痛剧烈、拒按者属阳；隐痛、酸痛、不痛者属阴。

（9）脓液的形态：脓液稠厚属阳；脓液稀薄属阴。

（10）溃疡形色：肉芽新鲜，表面红润者属阳；肉芽苍白或晦暗者属阴。

（11）病程长短：病程短，恢复快者属阳；病程长，恢复慢者属阴。

需注意的是，阴证与阳证的划分只是一个相对的概念，临床上纯粹的阴证、阳证也只是少数。因为一个病并非只表现为一种症状、一种体征，如单纯的肿或痛等，而且病情又处在不断发展与变化中，一个病也不可能自始至终表现为单纯的阴证或阳证，而可能是阴中有阳，阳中有阴，或半阴半阳等。

辨阴证、阳证还需全身与局部相结合，不能仅以局部症状为依据，而应根据病人体质的强弱，气血的盛衰，发病缓急，病程长短等全面了解，综合分析，从整体出发，才能辨证准确。正如张山雷《疡科纲要》说："要之，见证论证，分别阴阳，务必审察其人之气血虚实及病源浅深，而始有定论。望色辨脉，兼验舌苔，能从大处着想，为阴为阳，属虚属实，辨之甚易。若仅从所患之地位为据，已非通人之论。而顾拘拘于方寸间之形色，亦只见其目光之短浅，究竟于病情病理，两无当也。"

第二节　辨肿与痛

肿胀与疼痛是疮疡最主要的局部表现，是辨证的重要内容。

一、肿痛的成因

肿指局部肿胀，是由各种致病因素引起的经络阻隔、气血凝滞而形成的局部表现；疼痛也由气血凝滞，阻塞不通引起，有"通则不痛，不通则痛"的说法。对疮疡而言，特别是阳证疮疡，肿痛在临床上多同时出现。部分阴证疮疡初起有肿而不痛者，如瘰疬；或痛而不肿者，如脱疽等。

二、辨肿痛的性质

中医辨证一般是从疾病表现出来的症状来分析其产生的原因及病变性质，区分虚实寒热，从而为治疗提供依据。常见肿痛的性质辨别如下：

（1）热邪所致：肿胀色红，肿势急剧，皮薄光泽，焮热疼痛，遇冷则痛减。属阳证，如疖、痈、疔、发、丹毒等。

（2）寒邪所致：肿胀木硬，皮色不泽，苍白或紫暗，皮肤清冷，多为隐痛、酸痛，得暖则舒。属阴证，如冻疮、脱疽等。

（3）风邪所致：起病急，表现为漫肿宣浮，不红微热，疼痛较轻。常见于痄腮、颈痈初起等。

（4）湿邪所致：肿胀深按凹陷，酸胀疼痛，肢体沉重，或局部皮肤暗红、发黑，甚则溃疡。如臁疮。

（5）痰邪所致：一般病程较长，或起病缓慢。肿势或软如棉、或硬如馒，不红不热，皮色不变；疼痛多轻微，或压之酸痛。如瘰疬初期。

（6）瘀血所致：肿胀疼痛，皮色暗褐，或青紫瘀斑。如外伤、脱疽、股肿、臁疮等。

（7）化脓：肿势高突，痛势急剧，皮肤光亮，焮红灼热，或痛无止时，如同鸡啄，按之应指。见于阳证疮疡化脓期。

（8）实肿：肿势高突，根盘收束，常见于正盛邪实之疮疡。

（9）虚肿：肿势平坦，根盘散漫，常见于正虚不能托毒之疮疡。

三、辨肿痛的部位

临床上根据病变部位的深浅，肿痛表现不一。《疡科纲要》云："凡外疡之浅者，肿必高突，而根围收束，不甚平塌者，最是佳象；若散漫不聚，毫无畔岸者，则多棘手。"

（1）表浅部位：多先肿而后痛，或肿痛同时出现，如颈痈。多表现为肿势高突，根盘收束，肌肤焮红，发病较快，并易脓、易溃、易敛。

（2）肌肉深部：如大腿深部，由于肌肉丰厚，肿痛虽甚，但外观不明显。

（3）手部疔疮：因手部组织致密，故局部肿势不甚，但其疼痛剧烈，需及时切开减压。

（4）筋骨、关节部位：多先痛而后肿，如附骨疽。一般发病较缓，并有难脓、难溃、难敛的特点。

第三节　辨脓

中医认为，脓是皮肉之间热胜肉腐蒸酿而成，由气血所化生。《灵枢·痈疽》云："热胜则肉腐，肉腐则为脓。"肿疡早期不能消散，中期则化腐成脓。出脓也是正气载毒外出的现象。及时辨别脓的有无、脓肿的部位深浅，对外科局部病灶处理至关重要。出脓后还应根据脓液的形质、色泽、气味等，来判断疾病的善恶顺逆，以做出正确的抉择。

一、辨脓的有无

《刘涓子鬼遗方》说："痈大坚者，未有脓；半坚薄半有脓，当上薄之都有脓。"《外科理例》说："按之牢硬未有脓，按之半软半硬已成脓，大软方是脓成。"《疡科纲要》说："漫肿不束，按之皆坚，痛势未甚者，脓未成也。若按之已痛，而以指端重按一处，其痛最盛者，其中必已成脓。"上述专著论述了有脓无脓的特点。

有脓：触之灼热，疼痛剧烈，肿块已软，按之凹陷，指起即复（应指）者。

无脓：触之微热，疼痛不剧，肿块尚硬，按之不应指者。

二、辨脓的方法

（1）按触法：两手食指的指腹轻放于患处，相隔适当的距离，然后以一手指稍用力按一下，另一手指即有一种波动的感觉，这种感觉称为应指。多次反复及左右相互交替试验，若应指明显者为有脓。若脓肿范围较小，也可用一手指按触，按之凹陷，指起即复者其脓已成。

（2）透光法：以患指（趾）遮挡住手电筒的光线，然后注意观察患指（趾）部甲下，若见其局部有深黑色的阴影即为有脓。不同部位的脓液积聚，其阴影可在其相应部位显现。此法适用于指、趾部甲下的辨脓。

（3）穿刺法：位于组织深部的脓肿，若脓液不多、用按触法辨脓有困难者，可采用注射器穿刺抽脓法。穿刺抽脓除可用来辨别脓的有无、确定脓肿深度外，还可以采集脓液标本，进行培养和药物敏感实验等。操作时必须严格消毒，注意选择粗细适当的针头、进针角度、深度等。

（4）B超：对深部脓肿，在B超辅助下可比较准确地确定脓肿部位、帮助判断脓肿范围，引导穿刺或切开排脓。

三、辨脓的形质、色泽和气味

（1）脓的形质：脓为气血所化生。脓液稠厚者，为元气充盛；脓液淡薄者，为元气较弱。若先出黄色稠厚脓液，次出黄稠滋水，为将敛佳象；若薄脓转为厚脓，为体虚渐复；厚脓转为薄脓，为体质渐衰，一时难敛。如脓成日久不泄，一旦溃破，脓质虽如水直流，其色不晦，其气不臭者，未为败象；如脓稀似粉浆污水，或夹有败絮状物质，且色晦腥臭者，为气血衰竭，属败象。

（2）脓的色泽：一般而言，黄白质稠，色泽鲜明者，为气血充足，最是佳象；黄浊质稠者，为气火有余；若黄白质稀，色泽洁净，气血虽虚，未为败象；如脓色绿黑稀薄者，为蓄毒日久，有损筋伤骨之可能；如脓液夹有瘀血者，为血络损伤。

（3）脓的气味：脓液略带腥味，质地稠厚者，多为顺证；脓液腥秽恶臭，质薄者，多是逆证表现，往往是穿膜损骨之征。

《疡科纲要》云："故以脓之形质而言，则宜稠不宜清。稠厚者，其人之元气必充；淡薄者，其人之本真必弱……。以脓之色泽言之，宜明净不宜污浊。色白质稠而清华朗润者，正气之充，最是佳境；黄浊稠厚，而色泽鲜明者，气火有余，宜投清理。"

第四节　辨溃疡

一、辨色泽

《外科正宗》云："溃后脓厚稠黄，新肉易生，疮口易敛，饮食渐进者顺。……

溃后脓水清稀，腐肉虽脱，新肉不生，色泽臭秽者死。"疮疡溃后，若疮面色泽红活鲜润，脓液稠厚黄白，则腐肉易脱，新肉易生，疮口易敛，属顺证；若疮面色泽灰暗，脓液清稀，或时流血水者，多腐肉难脱，新肉难生，疮口难敛，属逆证。若疮顶突然陷黑无脓，四周皮肤暗红，肿势扩散者，要注意发生疔疮走黄。若疮面腐肉已尽，而脓水稀少，新肉不生者，要考虑正虚邪陷之可能。

二、辨形态

一般化脓性溃疡，多边沿整齐，周围皮肤微有红肿，口大底小，有脓性分泌物；压迫性溃疡（褥疮），多初期皮肤暗紫，逐渐变黑腐烂，深度可及筋膜、肌肉、骨膜；疮痨性溃疡，多为凹陷或潜行空洞、或漏管，多夹有败絮状分泌物，疮口愈合缓慢。

（杨恩品）

第四章

中医疮疡病的治法概要

第一节　治疗原则

一、概述

中医学认为，疮疡虽发于体表，但与人体的脏腑、气血、经络等关系密切。脏腑功能失调，经脉气血壅滞，病邪可乘虚而入，引起局部病变。体表局部病变则通过经络传导，也会引起脏腑气血的失常而出现全身症状。

历代医家经过长期临床实践，认为内因是人体发病的主要因素，外因是发病的条件。根据人体"内外统一"的理论，从"整体观念"出发，以及"治外必本诸内"的理念，疮疡的治疗也多采用内服和外治相结合的方法来进行。正如《疡科纲要》云："苟能精明内科治理，而出其余绪，以治外疡，虽有大证，亦多应手得效。"

二、内治法总则

疮疡内治法与内科有共同之处，都是运用四诊八纲进行辨证施治。疮疡的局部变化可分初起、成脓、溃后三个阶段，又与内科有别。从病机分析，疮疡初起为邪毒蕴结、经络阻塞、气血凝滞；成脓期则为瘀久化热，腐肉成脓；溃后多脓毒外泄、正气耗损。根据疾病的不同阶段，疮疡内治法首先确定消、托、补三个总的原则，在三个总则基础上再根据患者表里、寒热、虚实等不同表现选用具体治疗方法。

1. 消法

消法是疮疡初起的指导思想和治疗原则，是指运用不同的治疗方法和药物，使初期的肿疡得到消散，不使邪毒结聚成脓。即《内经》所云"坚者消之""结者散之""留者攻之"之意。疮疡初期未成脓者，总以"内消"为第一要义。《外科大成》说："消者，灭也。初起红肿结聚之际，施行气、活血、解毒、消肿之剂，……使气血各得其常，则可内消也。"充分说明了消的内涵。清代，王洪绪著《外科证治全生集》主张"以消为贵"，为后世医家所推崇。这些都说明，消法是疮疡初起的重要治疗原则。

消法的具体方药则根据患者病情选择解表、通里、清热、祛痰、行气、和营、温通等，灵活运用。早期使用消法可及早控制病情发展，使邪毒结聚消散而不致化腐成脓；即使不能内消，也能使邪毒移深居浅、转重为轻。要注意的是：若疮形已成，则不可再用内消之法，以免脓邪走窜，气血受损，故《外科启玄》云："如形症已成，不可此法也。"

2. 托法

托法既是疮疡中期（成脓期）治疗的指导思想，又是一种具体的治疗方法。是指用补益气血和透脓的药物，扶助正气、托毒外出，以免毒邪扩散和内陷。《外科启玄》说："托者，起也，上也。"《外科精义》说："凡为疡医，不可一日无托里之法。"且认为通过托法的使用可以达到"脓未成者使脓早成，脓已溃者使新肉早生；气血虚者托里补之，阴阳不和托里调之。"

一般而言，托法的使用，多用于疮疡中期一时疮口不能溃破；或患者正虚无力托毒外出，表现为局部疮形平塌，根脚散漫，难溃难腐，或有脓毒内陷之势。托法通过扶助正气、托毒外出，既可防止邪毒内陷，又可早日使脓出毒泄，肿消痛减，避免脓毒旁窜深溃。临床上尤其年老体弱，不能托毒外出者，更需使用托法。

3. 补法

补法是疮疡溃后促进愈合的治疗原则。就是指用补养的药物，恢复正气，助养新生，从而使疮口早日愈合。《外科启玄》说："言补者治虚之法也。"《外科正宗》云："凡疮溃脓之后，五脏亏损，气血大虚，外形虽似有益，而内脏真实不足，法当纯补。"疮疡后期多邪去正衰，气血耗损，此时使用补法能补益气血，调理阴阳，促进生肌长肉。尤其对于溃后脓液清稀，收口较慢，兼有全身虚损征象者，更需使用补法。

补法的目的是扶正，若邪毒未去，或有余毒者，不能纯用补法，以免留邪为患。

第二节　常用内治法及方药

一、清热解毒法

清热解毒法是用寒凉清热泻火的药物，使内蕴之热毒得以清解，是治疗阳证疮疡的重要方法。《灵枢·痈疽》云："营卫稽留于经脉之中，则血泣而不行，不行则卫气从之而不通，壅遏不得行，故热。大热不止，热盛则肉腐，肉腐则为脓。"可见阳证疮疡多因热毒壅聚，营卫不通，气血凝滞，聚而成形，故见局部红肿热痛。治当清热解毒，泻其火热。

（一）常用方剂

1. 五味消毒饮

本方出自《医宗金鉴》，方由金银花、野菊花、蒲公英、紫花地丁、天葵子组成。功能：清热解毒。原方主治疗疮初起，发热恶寒，疮形如粟，坚硬根深，如钉丁之状；以及各种疮痈疔肿，局部红肿热痛，舌红苔黄，脉数者。

（1）应用范围：临床常用于治疗外科感染类疾病，阳证患者如疖、疔、痈、发等均可使用；阴证如瘰疬、阴疽、臁疮等出现热毒表现者也可加减使用。

（2）应用指征：疮疡类疾病无论初起、成脓或溃后，只要局部存在红、肿、热、痛及全身有火热证候者均可应用。

（3）应用注意事项：①要区分热之盛衰，火之虚实。凡阴虚火旺者，不宜使用。②清热解毒药多为苦寒之品，易伤脾胃。平素脾虚或体质较弱者使用时需顾护胃气。

2. 黄连解毒汤

本方出自《外台秘要》引崔氏方，方由黄连、黄芩、黄柏、栀子组成。功能：泻火解毒。原方主治三焦热盛，症见大热烦狂，口燥咽干；或热病吐衄发斑，或痈肿疔毒。舌红苔黄，脉数有力者。

（1）应用范围：用于治疗外科疮疡类疾病热毒炽盛者，证属湿热或热毒亢盛，弥漫三焦。如丹毒、发、走黄等。

（2）应用指征：外科疮疡类疾病见高热、烦躁，口渴咽干，小便黄赤，苔黄腻，脉数有力。

（3）应用注意事项：本方为大苦大寒之品，须以三焦热毒炽盛而阴液未伤者为前提。凡热盛伤阴虚，舌质光绛者，不宜使用。

3. 普济消毒饮

本方出自《东垣试效方》，方由黄芩、黄连、陈皮、甘草、玄参、连翘、板蓝根、马勃、牛蒡子、升麻、柴胡、僵蚕、薄荷、桔梗组成。功能：清热解毒、疏风散邪。原方主治感受风热疫毒之邪，壅于上焦，症见恶寒发热，头面红肿焮痛，目不能开，咽喉不利，舌燥口渴，舌红苔白兼黄，脉浮数有力者。

（1）应用范围：用于治疗疮疡类疾病热壅上焦，证属风热毒盛者。如抱头火丹、锁喉痈、痄腮、颈痈等。

（2）应用指征：外科疮疡类疾病见头面红肿、疼痛，并伴有发热口渴，或咽喉疼痛，脉浮数有力。

（3）应用注意事项：本方药物多苦寒辛散，阴虚者当慎用。

4. 清温败毒饮

本方出自《疫疹一得》，方由石膏、生地、犀角、黄连、栀子、桔梗、黄芩、知母、赤芍、玄参、连翘、甘草、牡丹皮、竹叶组成。功能：清热解毒、凉血救阴。原方主治温疫热毒，气血两燔证，症见大热渴饮，头痛如劈，干呕狂躁，谵语神昏，视物错瞀，或发斑疹，或吐血、衄血，四肢抽搐，舌绛唇焦，脉沉数，可沉细而数，或浮大而数。《疫疹一得》："此十二经泄火之药也。斑疹虽出于胃，亦诸经之火有以助之。重用石膏直入胃经，使其敷布于十二经，退其淫热；佐以黄连、犀角、黄芩泄心肺火于上焦，牡丹皮、栀子、赤芍泄肝经之火，连翘、玄参解散浮游之火，生地、知母抑阳扶阴，泄其亢甚之火，而救欲绝之水，桔梗、竹叶载药上行，使以甘草和胃也。此皆大寒解毒之剂，故重用石膏，先平甚者，而诸经之火自无不安矣。"

（1）应用范围：用于治疗疮疡类疾病热毒炽盛，或热入营血者。如抱头火丹、锁喉痈、发等。

（2）应用指征：外科疮疡类疾病见红肿疼痛，并伴有高热烦渴，或咽喉肿痛，目赤发斑，便秘溲赤，脉沉数或浮大而数。

（3）应用注意事项：本方为大寒解毒、气血两清之剂，能损人阳气，故素体阳虚，或脾胃虚弱者忌用。

（二）常用药物

（1）金银花：性寒，味甘，入肺、胃经。功效：清热解毒。主治：温病发热，热毒血痢，痈疡肿毒等。体外试验对金黄色葡萄球菌、链球菌等多种细菌均有抑制作用；对动物试验性炎症有明显消炎作用。外科常用于：①皮肤感染：如脓疱疮；②痈疽疔疖、丹毒；③腮腺炎、化脓性扁桃体炎等病症。

（2）连翘：性凉，味苦，入心、肝、胆经。功效：清热，解毒，散结，消肿。主治：温热，丹毒，斑疹，痈疡肿毒，瘰疬，小便淋闭等。现代研究证实，连翘浓缩煎剂在体外有抗菌作用，可抑制伤寒杆菌、副伤寒杆菌、大肠杆菌、痢疾杆菌、白喉杆菌及霍乱弧菌、葡萄球菌、链球菌等，其抑菌作用与金银花大体相似。外科常用于：①痈疽疔疖、丹毒等消肿排脓；②乳痈；③瘰疬、瘿瘤等病症。

（3）蒲公英：性寒，味苦甘，入肝、胃经。功效：清热解毒，利尿散结。主治：治急性乳腺炎，淋巴结炎，瘰疬，疔毒疮肿，急性结膜炎，感冒发热，急性扁桃体炎，急性支气管炎，胃炎，肝炎，胆囊炎，尿路感染等。蒲公英注射液试管内对金黄色葡萄球菌耐药菌株、溶血性链球菌有较强的杀菌作用；动物试验有利胆作用。外科常用于：①急性乳腺炎；②疔疮肿毒；③瘰疬等病症。

（4）紫花地丁：性寒，味苦，入心、肝经。功效：清热利湿，解毒消肿。主治：疔疮痈肿，疖腮，瘰疬，丹毒，痢疾，黄疸，目赤肿痛，喉痹，毒蛇咬伤等。紫花地丁试管内对结核杆菌有抑制作用；对金黄色葡萄球菌、溶血性链球菌有抑菌作用。外科常用于：①痈疽发背，无名肿毒；②疔疮肿毒；③瘰疬等病症。

（5）黄连：性寒，味苦，入心、肝、胃、大肠经。功效：泻火燥湿，解毒杀虫。主治：时行热毒，伤寒，热盛心烦，痞满呕逆，菌痢，热泻腹痛，痈疽疮毒等。现代研究证实，黄连对金黄色葡萄球菌、溶血性链球菌、白色念珠菌等均有抑菌作用；此外还有镇静、止痛作用。外科常用于：①疮痈肿毒；②痔疮肿痛；③脓疱疮、湿疹等病症。

（6）黄芩：性寒，味苦，入心、肺、胆、大肠经。功效：泻实火，除湿热，止血，安胎。主治：壮热烦渴，肺热咳嗽，湿热泻痢，黄疸，热淋，吐、衄、崩、漏，目赤肿痛，胎动不安，痈肿疔疮等。现代研究证实，本品有较广的抗菌谱，对金黄色葡萄球菌、链球菌、肺炎双球菌、痢疾杆菌、大肠埃希菌等均有抑菌作用；此外还有解热、降压、利胆、抗炎抗变态反应等作用。外科常用于：①疔疮肿毒；②过敏类皮肤病；③胆道感染等病症。

（7）栀子：性寒，味苦，入心、肝、肺、胃经。功效：清热，泻火，凉血。主治：热病虚烦不眠，黄疸，淋病，消渴，目赤，咽痛，吐血，衄血，血痢，尿血，热毒疮疡，扭伤肿痛等。现代研究证实，本品有解热、镇静、利胆、降压、止血、抗菌等作用。外科常用于：①疮疡肿痛、丹毒；②乳腺炎；③胆道感染等病症。

（8）重楼：性寒，味苦，入心、肝经。功效：清热解毒，消肿，解痉。主治：疔疮痈肿，咽喉肿痛，蛇虫咬伤，跌扑伤痛，惊风抽搐。现代研究证实，对痢疾杆菌、大肠埃希菌等均有抑菌作用；此外对流感病毒有抑制作用。外科常用于：①热毒疮疡、恶疮；②蛇虫咬伤等病症。

（9）虎杖：性微寒，味微苦，入肝、胆、肺经。功效：清热利湿、解毒；活血散瘀；祛风通络。主治：关节痹痛，湿热黄疸，经闭，癥瘕，水火烫伤，跌扑损伤，痈肿疮毒。现代研究证实，虎杖煎液（25%）对金黄色葡萄球菌、卡他球菌、甲型或乙型链球菌、大肠杆菌、绿脓杆菌有抑制作用；此外对流感病毒、疱疹病毒、肠道病毒等均有抑制作用。外科常用于：①疮疖痈毒、恶疮；②烧烫伤；③急性阑尾炎等病症。

（10）野菊花：性凉，味苦、辛，入肺、肝经。功效：清热解毒，疏肝明目。主治：风热感冒，肺炎、白喉，高血压，疔，痈，口疮，丹毒，湿疹，天疱疮等。现代研究证实，煎剂对金黄色葡萄球菌、白喉及痢疾杆菌均有抑制作用；也有一定的抗流感病毒作用。外科常用于：①痈肿疔毒；②无名肿毒；③瘰疬等病症。

二、温经通阳法

用温经通阳、散寒化痰的药物，以驱散阴寒凝滞之邪，为治疗疮疡阴寒证的主要治法。即《内经》所说："寒者热之。"

《外科证治全生集》云："诸疽白陷者，乃气血虚寒凝滞所致。其初起毒陷阴分，非阳和通腠，何能解其寒凝？"可见疮疡阴证多因寒凝经脉，营卫不和，气血凝滞引起。临床多见患处隐隐作痛，漫肿不显，不红不热，面色苍白，恶寒怕冷等。治当温阳散寒。

（一）常用方剂

阳和汤：出自《外科证治全生集》，方由麻黄、熟地、白芥子、炮姜炭、生甘草、肉桂、鹿角胶组成。功能：温经散寒、化痰补虚。原方主治疮疡阴凝诸证，见患处平塌色白或暗，身不热，口不渴，舌淡苔白，脉沉细。

（1）应用范围：临床常用于治疗外科疮疡类疾病阴证患者，如鹤膝风、瘰疬、流注、脱疽等均可使用；凡慢性溃疡出现阴寒证者也可加减使用。

（2）应用指征：疮疡类疾病阴寒证，表现为素体阳虚，阴寒内盛，局部不红不热，漫肿酸痛。小便清长，舌质淡，脉细者。

（3）应用注意事项：阳证疮疡不宜使用。

（二）常用药物

（1）附子：大辛，大热。有毒。入心、脾、肾经。功效：回阳救逆，温脾肾，散寒止痛。主治：亡阳汗出、四肢厥冷、脘腹冷痛、畏寒肢冷、风湿寒痹等。现代研究证实，本品有强心、抗炎、镇痛等作用。外科常用于：①风湿痹痛；②脱疽寒凝经脉等病症。

（2）肉桂：性热，味辛，入心、肝、脾、肾经。功效：补元阳，暖脾胃，除积冷，通血脉。主治：命门火衰，肢冷脉微，亡阳虚脱，腹痛泄泻，寒疝奔豚，腰膝冷痛，经闭症瘕，阴疽，流注，及虚阳浮越，上热下寒等。药理研究证实，桂皮醛有扩张血管、促进血循环、镇静解热作用；桂皮油有抑菌作用。外科常用于：①慢性骨髓炎、窦道、溃疡；②风湿痹痛；③寒滞经脉引起的脱疽等病症。

（3）干姜：性热，味辛，入脾、胃、肺经。功效：温中散寒，回阳通脉。主治：脘腹冷痛，吐泻，肢冷脉微，寒饮喘咳，风寒湿痹等。药理研究证实，干姜有兴奋心血管系统作用、刺激胃肠分泌作用。外科常用于：①风湿痹痛；②寒滞经脉引起的脱疽等病症。

（4）鹿角胶：性温，味甘、咸，入肝、肾经。功效：温补肝肾，益精养血。主治：肾气不足，阳痿滑精，腰膝酸冷，虚劳羸瘦，崩漏，带下，阴疽肿痛等。本品含骨胶原、钙。外科常用于：①鹤膝风等阴疽；②虚损劳伤、腰脊疼痛等病症。

（5）细辛：性温，味辛，入心、肺、肾经。功效：祛风，散寒，行水，开窍。主治：风冷头痛，鼻渊，齿痛，痰饮咳逆，风湿痹痛等。药理研究证实，细辛对溶血性链球菌、痢疾杆菌、伤寒杆菌，乃至结核杆菌有抑制作用。外科常用于：①口疮、喉痹；②寒滞经脉引起的冻疮、脱疽等病症。

（6）羌活：性温，味辛、苦，入膀胱、肾经。功效：散表寒，祛风湿，利关节。主治：感冒风寒，头痛无汗，风寒湿痹，项强筋急，骨节酸疼，风水浮肿，痈疽疮毒等。药理研究证实，本品含挥发油，有抗炎、解热、镇痛等作用。外科常用于：①排脓托毒，发溃生肌；②寒滞经脉引起的骨与关节疼痛等病症。

三、托毒透脓法

"托毒透脓法"是以补益气血、扶助正气的药物，使气血充足，托毒、透脓、生肌，达到治疗目的，乃"扶正祛邪"之意。一般用于成脓期。

《外科心法真验指掌》说："疮势已成而不起，或硬而赤，或疼而无脓，或破而不敛。总宜调和营卫，以去毒行滞。"《外科发挥》则说："治初结成脓者，托而散之；已成欲作脓者，托而腐之；脓成未溃者，托而开之；脓已溃者，托而敛之。"

（一）常用方剂

1. 仙方活命饮

本方出自《医宗金鉴》，方由穿山甲、皂角刺、当归尾、甘草、金银花、赤芍、乳香、没药、天花粉、防风、白芷、贝母、陈皮组成。功能：清热解毒，消肿散结，活血止痛。原方主治一切痈疽，不论阴阳疮毒，症见局部红肿热痛，或身热微恶寒，舌苔薄白或微黄，脉数有力者。

（1）应用范围：本方被称为"外科之首方"，《医宗金鉴》说："未成者即消，已成者即溃，化脓生肌，散瘀消肿，乃疮痈之圣药。"

（2）应用指征：疮疡热毒壅结，气血凝滞，局部红肿热痛，身热口渴，苔黄脉数者。

（3）应用注意事项：阴证疮疡不宜使用。

2. 透脓散

本方出自《外科正宗》，方由当归、生黄芪、炒山甲、川芎、皂角刺组成。功能：透脓托毒。为外科托法中的著名方剂。原方主治痈疽诸毒，内已成脓，不易外溃者。

（1）应用范围：《外科正宗》说："治痈疽、诸毒，内脓已成，不穿破者宜。服之即破。"

（2）应用指征：用于疮疡中期，脓成未溃，或溃破后脓出不畅，毒气偏盛而正气不虚者。症见局部肿痛，按之应指（波动感），兼身热，苔黄，脉数者。

（3）应用注意事项：①透脓法不宜用之过早，肿疡初起未成脓时勿用。②透脓法常与清热法同用，火热熄则脓自净。

3. 托里消毒散

本方出自《医宗金鉴》，方由人参、川芎、当归、白芍、白术、金银花、茯苓、白芷、皂角刺、甘草、桔梗、黄芪组成。功能：补益气血、托里透脓。原方主治痈疽已成，内溃迟滞者。"因气血不足，不能助其腐化也"。

（1）应用范围：用于疮疡毒气方盛正气已虚，不能托毒外出者。《医宗金鉴》说"服此药托之，令其速溃，则腐肉易脱，而新肉自生矣"。

（2）应用指征：用于疮疡中期，脓成迟缓，或溃破后脓出不畅。症见疮形平塌，根盘散漫，难溃难腐，或溃后排脓不畅，脓水稀少，坚肿不消，并见精神不振，面色无华，脉数无力者。

（3）应用注意事项：正盛邪实不可施用，否则不但无益，反能滋长毒邪，使病势加剧，而犯"实实之戒"。

4. 神功内托散

本方出自《外科正宗》，方由当归、白术、黄芪、人参、白芍、茯苓、陈皮、附子、木香、甘草、川芎、穿山甲组成。功能：益气养血、托毒排脓。原方主治"痈疽脑项诸发等疮"，当腐溃流脓时不作腐溃，更兼疮不高肿，脉细身凉者。

（1）应用范围：用于疮疡毒气方盛正气已虚，不能托毒外出者。《医宗金鉴》说"服此温补托里之剂，以助气血也"。

（2）应用指征：用于疮疡中期，脓成迟缓，或溃破后脓出不畅。症见疮形漫肿无头，疮色灰暗不泽，化脓迟缓，或局部肿势已退，腐肉已尽而脓水灰薄，或偶带绿色，新肉不生、不知疼痛，伴自汗肢冷，腹痛便泄，精神萎靡，脉沉细，舌质淡胖等。

（3）应用注意事项：正盛邪实不可使用。

（二）常用药物

（1）生黄芪：性微温，味甘，入脾、肺经。功效：益卫固表，利水消肿，托毒，排脓，生肌。主治：表虚自汗，气虚水肿，痈疽难溃，久溃不敛，血虚萎黄等。药理研究证实，黄芪具有增强机体免疫功能、利尿、抗衰老作用，对炭疽杆菌、白喉杆菌等有抑菌作用。外科常用于：①痈肿疮毒已溃，排脓不畅；②慢性溃疡；③血痹诸痛等病症。

（2）穿山甲：性凉，味咸，入肝、胃经。功效：活血散结，通经下乳，消痈溃坚。主治：痈疽疮肿，风湿痹痛，血瘀经闭，乳汁不下等。外科常用于：①痈疽排脓；②通乳；③瘰疬等病症。

（3）皂角刺：性温，味辛，入肝、胃经。功效：消肿托毒，排脓，杀虫。主治：痈肿，疮毒，疠风，癣疮等。外科常用于：①痈疽恶毒，欲破未破；②痔疾；③乳痈，乳汁不泄等病症。

（4）白芷：性温，味辛，入肺、脾、胃经。功效：散风除湿，通窍止痛，消肿排脓。主治：感冒头痛，眉棱骨痛，鼻塞，鼻渊，牙痛，白带，疮疡肿痛等。药理研究证实，白芷对大肠埃希菌、绿脓杆菌等有抑菌作用。外科常用于：①痈肿排脓；②痔疮肿痛等病症。

四、活血化瘀法

活血化瘀法是用具有通利血脉、促进血行、活血消散或攻逐瘀血等作用的药物治疗血行不畅、瘀血阻滞病症的方法。《素问·生气通天论》说："营气不从，逆于肉里，乃生痈肿。"疮疡类疾病通过活血化瘀，可使局部经络疏通，血脉调和顺畅，从而达到肿消痛止的目的。

（一）常用方剂

1. 桃红四物汤

本方出自《医宗金鉴》，方由当归、川芎、赤芍、生地、桃仁、红花组成。功能：活血调经。原方主治妇女月经不调，痛经，经前腹痛或经行不畅而有血块等。

（1）应用范围：外科用于一切气滞血凝，肿块疼痛，脉络不通者。

（2）应用指征：肢体或局部肿痛，舌质暗红，或有瘀点，脉细涩者。

（3）应用注意事项：燥热者不宜使用；孕妇忌用。

2. 大黄䗪虫丸

本方出自《金匮要略》，方由大黄、土鳖虫、水蛭、虻虫、蛴螬、干漆、桃仁、杏仁、黄芩、地黄、白芍、甘草组成。功能：活血破瘀。原方主治虚劳消瘦，腹满不能饮食，干血内停，肌肤甲错，两目暗黑。

（1）应用范围：外科用于一切瘀血肿块，瘰疬，癥瘕积聚。

（2）应用指征：局部包块、肿痛，舌质暗红，或有瘀点，脉涩者。

（3）应用注意事项：孕妇忌用。

（二）常用药物

（1）桃仁：性平，味苦、甘，入心、肝、大肠经。功效：活血祛瘀，润肠通便，止咳平喘。主治：经闭痛经，癥瘕痞块，肺痈肠痈，跌扑损伤，肠燥便秘，咳嗽气喘等。药理研究证实，本品醇提物有抗凝血作用。外科常用于：①肠痈；②跌打损伤；③瘀血肿痛等病症。

（2）红花：性温，味辛，入心、肝经。功效：活血通经，祛瘀止痛。主治：经闭，癥瘕，难产，死胎，产后恶露不行、瘀血作痛，痈肿，跌扑损伤等。药理研究证实，红花水提取物及红花水溶性混合物——红花黄色素，有增加冠脉血流量及心肌营养性血流量的作用、抗凝作用等。外科常用于：①疮痈肿痛；②跌仆伤痛；③麻疹夹斑、透发不畅等病症。

（3）当归：性温，味甘、辛，入心、肝、脾经。功效：补血和血，调经止痛，润燥滑肠。主治：月经不调，经闭腹痛，癥瘕结聚，崩漏；血虚头痛，眩晕，痿痹；肠燥便难，赤痢后重；痈疽疮疡，跌扑损伤。药理研究证实，本品有扩张冠脉，增加冠脉血流量、改善心肌缺血等作用；还有抗炎、镇静、镇痛等作用。外科常用于：①诸疮肿痛，已破或未破；②附骨疽及一切恶疮等病症。

（4）川芎：性温，味辛，入肝、胆经。功效：活血行气，祛风止痛。主治：月经不调，经闭痛经，癥瘕腹痛，胸胁刺痛，跌扑肿痛，头痛，痈疽疮疡等。药理研究证实，本品有强心、增强冠脉流量、降压、抗血栓、改善微循环等作用。外科常用于：①痈疽发背；②肢体肿痛；③瘰疬等病症。

（5）赤芍：性凉，味酸苦，入肝、脾经。功效：清热凉血，散瘀止痛。主治：

温毒发斑，吐血衄血，目赤肿痛，肝郁胁痛，经闭痛经，癥瘕腹痛，跌扑损伤，痈肿疮疡等。药理研究证实，本品有解痉、降压、镇痛、抗炎解热等作用。外科常用于：①痈疽肿痛；②瘀滞诸症；③乳痈等病症。

（6）丹参：性微温，味苦，入心、肝经。功效：活血祛瘀，安神宁心，排脓，止痛。主治：心绞痛，月经不调，痛经，经闭，血崩带下，癥瘕，积聚，瘀血腹痛，骨节疼痛，惊悸不眠，恶疮肿毒。药理研究证实，丹参有改善外周循环，促进组织的再生与修复作用。外科常用于：①乳房肿痛；②血栓闭塞性血管炎等病症。

（7）莪术：性温，味辛、苦，入肝、脾经。功效：行气破血；消积止痛。主治：血瘀腹痛、肝脾肿大、心腹胀痛，积聚，妇女血瘀经闭，跌打损伤作痛，饮食积滞。药理研究证实，本品有抑制癌细胞的生长及扩散，增强机体免疫功能等作用；莪术挥发油试管内能抑制金黄色葡萄球菌生长。外科常用于：①血瘀腹痛；②肝脾肿大等病症。

（杨恩品　廖承成）

第三节　常用外治法及应用

外治法是疮疡重要治疗手段。中医外治起源很早，《礼记》记载"头有疮则沐，身有疡则浴"；《素问·至真要大论》记载"内者内治，外者外治"；《太平圣惠方》记载熏洗疗法："发背……肿赤热而疼痛，或已溃，或未溃，毒气结聚，当用药煮汤淋漉疮上，散其热毒……。"疮疡的外治法是在长期的医疗实践中逐渐形成的，是指运用药物、手术或配合一定的器械，直接作用于病变部位以达到治疗目的，是中医外科学的一大特色。

一、外治法的理论基础

清·吴师机《理瀹骈文》指出："外治之理，即内治之理。外治之药，亦即内治之药，所异者法耳。其医理药性无二，而法则神奇变幻。"对外治法的理论作了精辟论述。就是说外治法也要遵循中医的整体观念和辨证论治原则。外治可直达病所，具有疗效显著、作用迅速的治疗优势。

外治疗法的理论还基于整体观念，中医学认为，人体体表与脏腑是一个不可分割的整体，在生理病理上相互联系。外治药物作用由体表可通达脏腑，与内治比较只是给药的途径不同而已。通过外治还可调节全身气机，发挥整体效应。药物作用的途径包括：

（1）药物由皮毛入脏腑：药物施治于体表，可通过毛孔、汗孔、腠理等微小窍道吸收并内达脏腑，改变脏腑病理状态，从而发挥全身治疗作用。如穴位敷贴疗法，药物贴于局部穴位后通过穴位、血脉运行而布于全身产生作用。

（2）气载药行：药施于表，经皮吸收后通过卫气营血、津液等作用载药而行，内达于脏腑，敷布于全身发挥作用。

（3）穴位刺激作用：药物施于穴位后，除了药物本身作用外，对经络穴位还有物理刺激效应，通过穴位感应、经络放大效应等调节经络气血运行而发挥作用。

二、常用药物疗法

药物外治要根据疮疡初期、中期、后期分别辨证施用。初起为邪毒蕴结、经络阻塞、气血凝滞；中期（成脓期）为瘀久化热，腐肉成脓；溃后则为脓毒外泄、正气耗损。相应的外治基本原则是：初期应箍毒消肿；中期宜透脓托毒；后期宜提脓祛腐，生肌收口。

（一）箍毒消肿法

箍毒消肿法适用于疮疡初期。使用的剂型包括新鲜草药、膏药、油膏、箍围药、掺药等，通过活血行气、清热解毒、消肿定痛等使初起的肿疡得到消散，或使邪毒移深居浅，病情转重为轻，病人免受溃脓、手术之苦，缩短病程，故古人有"以消为贵"的说法。

1. 草药

使用新鲜中草药如：蒲公英、半边莲、紫花地丁、马齿苋、芙蓉花叶、重楼、丝瓜叶等，均有清热解毒消肿之功。用法：取新鲜草药适量，洗净后加食盐少许，捣烂敷患处，1日调换1～2次。找不到新鲜草药也可选用有清热解毒作用的中药饮片3～5种，煎汤后湿敷、外洗。

2. 膏药

膏药是按配方将药物浸于植物油中煎熬，去渣存油，加入黄丹收膏；或药物经捣烂成膏。然后用竹签将药肉摊在纸或布上而成。

（1）太乙膏（《外科正宗》）组成：玄参、白芷、当归身、肉桂、赤芍、大黄、生地、土木鳖、阿魏、轻粉、柳槐枝、血余炭、铅丹、乳香、没药、麻油。功用：消肿清火，解毒生肌。用于治疗毛囊炎、疖、蜂窝织炎、淋巴结炎、急性乳腺炎等。用法：隔火炖烊，随疮口大小敷贴患处。厚型膏药用于肿疡，一般5～7天调换1次。

（2）千捶膏（经验方）组成：嫩松香粉、蓖麻子肉、轻粉、铅丹、银朱、茶油。功用：消肿止痛，提脓祛腐。用于一切阳证疮疡，如痈、有头疽、疖、疔等。用法：隔火炖烊，摊于纸上，盖贴患处。

（3）阳和解凝膏（《外科证治全生集》）组成：鲜牛蒡子根叶梗、鲜白凤仙梗、透骨草、生川乌、桂枝、大黄、当归、生草乌、生附子、地龙、僵蚕、赤芍、白芷、白蔹、白及、川芎、续断、防风、荆芥、五灵脂、木香、香橼、陈皮、肉桂、乳香、没药、苏合油、麝香、菜油。功用：温经和阳，祛风散寒，调气活血，化痰通络。用于一切阴证疮疡，如阴疽、瘰疬。用法：摊贴患处。

3. 油膏

油膏是将药物与油类煎熬或捣匀成膏的制剂，现称软膏。油膏的基质有猪脂、羊脂、松脂、麻油、黄蜡、白蜡以及凡士林等。

（1）金黄膏（《医宗金鉴》）组成：姜黄、大黄、黄柏、苍术、厚朴、陈皮、甘草、生天南星、白芷、天花粉。功用：清热除湿，散瘀化痰，消肿止痛。用于一切阳证疮疡，症见肌肤红、肿、热、痛者。用法：将上药研细（金黄散）。用凡士林8份，金黄散2份调匀成膏。适量外敷。

（2）玉露膏（经验方）组成：芙蓉叶。功用：凉血，清热，退肿。用于一切阳证疮疡。用法：将上药研细（玉露散）。用凡士林8份，玉露散2份调匀成膏。适量外敷。

（3）回阳玉龙膏（《外科正宗》）组成：炒草乌、煨干姜、炒赤芍、白芷、煨天南星、肉桂。功用：温经活血，散寒化痰。用于一切阴证疮疡。用法：将上药研细（回阳玉龙散）。用凡士林8份，回阳玉龙散2份调匀成膏。适量外敷。

4. 箍围药

箍围药古代称敷贴，是将药物打粉后，用时以液体调敷。临床常用的如金黄散、玉露散、冲和散、回阳玉龙散。用时取箍围药粉适量与不同液体如醋、酒等调制，或用菊花汁、丝瓜叶汁、金银花露；或用葱、姜、韭、蒜捣汁调成糊状，外敷患处。常用的有金黄散、玉露散、回阳玉龙散（见上述）、冲和散。

冲和散（《外科正宗》）组成：炒紫荆皮、独活、赤芍、白芷、石菖蒲。功用：疏风活血，定痛消肿，祛冷软坚。用于疮疡半阴半阳证。用法：将上药研细。取适量用葱汁、陈酒调敷。

5. 掺药

掺药是经精良加工而成的粉末，用时掺布于膏药或油膏上或直接掺布于病变部位，又称粉剂。

（1）阳毒内消散（《药蘞启秘》）组成：麝香、冰片、白及、姜黄、南星、炒甲片、樟冰、轻粉、胆矾、铜绿、青黛。功用：活血止痛，消肿，化痰解毒。用于一切阳证肿疡。用法：掺膏药内贴敷。

（2）阴毒内消散（《药蘞启秘》）组成：麝香、轻粉、丁香、牙皂、樟冰、腰黄、良姜、肉桂、川乌、炒甲片、胡椒、制乳香、没药、阿魏（去油）。功用：温经散寒，消坚化痰。用于一切阴证肿疡。用法：掺膏药内贴敷。

（3）红灵丹（经验方）组成：雄黄、乳香、煅月石、青礞石、没药、冰片、火硝、朱砂、麝香。功用：活血止痛，消坚化痰。用于一切痈疽未溃者。用法：掺膏药内贴敷。

（二）透脓祛腐法

疮疡中期，脓肿已成，可用透脓祛腐法促使内蓄之脓毒早日排出，从而毒随脓泄、腐脱新生。透脓祛腐的方法现在主要是通过手术切开排脓。古代除切开排脓外，还用药物腐蚀透脓法。

1. 咬头膏（经验方）

组成：铜绿、松香、乳香、没药、杏仁、生木鳖、蓖麻子、巴豆（不去油）、白矾。

功用：有腐蚀作用。用于疮疡成脓不能自破者。

用法：取绿豆大1粒，放于膏药上，贴于疮疡中心。

2. 升丹

升丹是提脓祛腐的主要药物，其成分是汞化合物。现在主要用的是小升丹，又称为"三仙丹"，配制的原料有水银、火硝和明矾三种，通过升华工艺制备而成。升丹又可依其炼制所得成品的颜色而分为"红升"和"黄升"两种。其物理性质、化学成分、药理作用和临床用法等大同小异。

（1）配制：炼出的纯丹烈性太强，需用熟石膏粉调和后方可使用。熟石膏粉除缓和纯丹烈性外，还有生肌收口作用。配制法：一份升丹配九份熟石膏粉就配成九一丹。以此类推，还可配成八二丹、七三丹、五五丹。脓水已少的阳证疮疡一般使用浓度较低的九一丹、八二丹；阴证疮疡一般使用浓度较高的七三丹、五五丹。

（2）用法：浅表性溃疡，可直接将药粉掺于疮面上，掺药宜均匀，宜少；疮口深者，可将药粉黏附在药线上插入疮口中，作引流之用，而后外用红油膏或太乙膏盖贴。一般脓水多时，每日换药2～3次，脓水少时每日换药1次。

（三）生肌收口法

用于疮疡后期，疮口腐肉已脱，脓水将尽的时候。生肌收口药能促进生肌长皮，从而加速创口愈合。

1. 八宝丹（《疡科大全》）

组成：珍珠、牛黄、琥珀、龙骨、轻粉、冰片、炉甘石。

功用：生肌收口。用于溃疡脓水将尽者。

用法：掺于患处。

2. 生肌散（经验方）

组成：制炉甘石、滴乳石、滑石、血珀、朱砂、冰片。

功用：生肌收口。用于痈疽溃后脓水将尽者。

用法：掺疮口中。

生肌收口药，不论阳证、阴证都可用，一般可直接掺在疮面上，再贴生肌白玉膏，也可以将生肌类药物调成油膏使用。不论用药粉或油膏，均宜薄而均匀，一般每天或数天换1次。

3. 生肌玉红膏（《外科正宗》）

组成：当归、白芷、白蜡、轻粉、甘草、紫草、血竭、麻油。

功用：活血祛腐，解毒镇痛，润肤生肌。治一切疮疡溃烂脓腐不脱，疼痛不止，新肉难生者。

用法：将膏匀涂纱布上，敷贴患处。根据溃疡情况可掺提脓祛腐药同用，效果更佳。

4. 生肌白玉膏（经验方）

组成：尿浸石膏 90%、制炉甘石 10%。上药为细末，以麻油少许调成药膏，再加入黄凡士林（药粉与油类比例：3∶7）。

功用：润肤生肌收敛。治溃疡腐肉已尽，疮口不能敛者。

用法：将膏少许匀涂纱布上，敷贴患处。并可掺其他生肌药粉于药膏上同用，效果更佳。

三、手术疗法

（一）切开法

切开排脓是脓肿形成后最重要的治疗手段。外科排脓之法，最早可见于《内经·长刺节论》记载："治腐肿者，刺腐上，视痈大小，深浅刺。"到了南北朝时期，《刘涓子鬼遗方》对验脓方法、排脓时机及切口选择有了进一步的认识："痈大坚者，未有脓；半坚薄半有脓，当上薄之都有脓，便可破之。所破之法，应在下，逆上破之，令脓得易出。"脓肿切开后，可达到毒随脓泄，肿消痛止，逐渐向愈的目的。

1. 切开时机

当肿疡成脓之后，按压有波动感（应指），或脓肿中央有透脓之点（即脓腔中央最软一点）时就是脓熟阶段，此时是切开最为有利的时机。如脓成未熟，过早切开，则徒泄气血，脓反难成；颜面疔疮过早切开则可致疔毒走散。相反，若脓熟而不予切开，则腐烂加深，疮口难敛。如头皮疖肿，脓熟而不开，可因脓毒攻窜，而成蝼蛄疖。《外科正宗》指出："脓未熟而遽针，则气血泄而脓反难成，脓已熟而不针则腐溃深，而疮必难敛。"

2. 切口位置

切开位置应选择在脓肿稍低的部位，可使脓液引流通畅，不致有袋脓的流弊。《千金方》云："破痈口当令上留三分，近下一分针之。"说明切开必须以低位引流为原则。

3. 切口方向

一般疮疡，宜循经直开，刀头向上，免伤血络；乳房脓肿宜沿乳头方向用放射状切口，免伤乳囊；面部脓肿应沿皮肤的自然纹理切开；手指脓肿，需选择侧切口，不要超过关节。

4. 切口大小、深浅

切口的大小应视疮疡的脓肿范围大小以及病变部位的肌肉厚薄而定。脓腔浅或者疮疡生在皮肉较薄的头、颈、胁肋、腹、指等部位，必须浅开；如脓腔深或生在皮肉较厚的臀、臂等部位，可以稍深，总以脓出通畅为度。

（二）引流法

引流法是在脓肿切开或自行溃破后，运用药线、引流条等使脓液畅流，腐脱新生，防止毒邪扩散，使溃疡早日愈合的一种治法。

1. 药线引流

药线俗称纸捻或药捻，大多采用桑皮纸，也可应用丝棉纸或拷贝纸等制成。按临床实际需要，将纸裁成宽窄长短适度，搓成大小长短不同线形药线备用。

（1）适应证：用于溃疡疮口过小，脓水不易排出者；或已成瘘管、窦道者。

（2）使用方法：①药线分外黏药线及内裹药线两类，目前临床上大多应用外黏药线。它是借着药物及纸捻，插入溃疡疮孔中，使脓水外流；同时利用药线之线形，能使坏死组织附着于药线而使之外出。②可用药线探查脓肿的深浅，以及有否死骨的存在。如药线可触及粗糙骨质者，说明疮疡已损骨。采用药线引流和探查，具有操作方便、痛苦少、患者能自行更换等优点。

（3）注意事项：药线插入疮口中，应留出一小部分在疮口之外，并应将留出的药线末端向疮口侧方或下方折放，再以膏药或油膏盖贴固定。如脓水已尽，流出淡黄色黏稠液体时，即使脓腔尚深，也不可再插药线，否则影响收口的时间。

2. 拖线法

拖线法是指用球头银丝探针引导，用粗丝线或纱条贯穿于瘘管、窦道管腔，再将提脓祛腐药掺于丝线上，通过拖拉引流排净脓腐，达到治疗瘘管、窦道的治疗方法。

（1）适应证：用于各种难愈性瘘管、窦道。

（2）操作方法：①将6～10根医用丝线（7号线）通过球头银丝探针引入管腔内，两端打结成圆环状并保持松弛状态，以能来回自由拖动为度；②换药时将提脓祛腐药掺于丝线上并来回拖拉丝线，每日换药1次；③换药2～3周后，根据肉芽生长情况及脓液性状，分批撤除丝线（2天撤线1次，第1次5股，第2次3股，第3次2股），并配合垫棉法至疮面愈合。

（3）注意事项：每日换药须用生理盐水或呋喃西林液清洁疮口及托线周围的脓腐，防止脓腐干结影响引流通畅；提脓祛腐药要均匀掺布于丝线上，来回拖拉要轻，使药粉均匀分布于管腔。

（三）垫棉法

垫棉法是用棉花或纱布折叠成块以衬垫疮部的一种辅助疗法。它是借着加压的力量，使溃疡的脓液不致下坠而潴留，或使过大的溃疡空腔皮肤与新肉得以黏合而达到愈合的目的。

适应证：用于溃疡脓出不畅，有袋脓现象者，或溃疡新肉已生，而皮肤与肌肉一时不能黏合者。

操作方法：用于袋脓者，可将棉垫或纱布垫衬在创口下方空隙处，并用阔绷带扎紧；用于溃疡空腔的皮肤与新肉一时不能黏合者，可将棉垫按空腔的范围，稍微放大，垫在创口之上，再用阔绷带扎紧。

注意事项：炎症较重，红肿热痛明显者不能使用；使用此法不能取效时，则应采取扩创引流术。

（四）火针

火针是将针具烧红后烫烙病变部位，以达到消散、排脓、止血、去除赘生物等目的一种治疗方法。常用的有平头、尖头、带刃等粗、细不同的多种铁针。用于消散的，多选用尖头铁针，用于引流可选用平头或带刃铁针。

适应证：脓疡、疖、痈等。

用法：疖、痈成脓表浅者，用平头粗针烙后，针具直出或斜出，脓汁自流，亦可轻轻挤出脓汁，不必放入药线。

注意点：注意严格消毒。

（五）砭镰法

砭镰法用三棱针或刀锋在患处皮肤或黏膜上浅刺，放出少量血液，使内蕴热毒随血外泄的一种治疗方法。有疏通经络，活血化瘀，排毒泄热，扶正祛邪的作用。

适应证：适用于急性阳证疮疡。如下肢丹毒、红丝疔、疖疮痈肿初起等。

用法：先进行局部常规消毒，用三棱针或刀锋，直刺患处或特选部位的皮肤、黏膜，令微微出血。刺毕，用消毒棉球按压针孔。红丝疔患者用挑刺手法，于红丝尽头刺之，令微出血，继而沿红丝走向寸寸挑断；下肢丹毒，疖、痈初起，可用围刺手法，用三棱针围绕病灶周围点刺出血。

注意点：注意无菌操作，以防感染。手法宜轻、准、浅、快，出血量不宜过多，应避开神经和大血管，刺后可再敷药包扎。

（六）药筒拔法

药筒拔法是采用一定的药物与竹筒若干个同煎，乘热将药筒扣于疮上，借助药筒吸取脓液毒水，起到宣通气血、拔毒泄热的作用，使脓毒自出、毒尽疮愈。

适应证：适用于有头疽坚硬散漫不收，脓毒不得外出；或脓疡已溃，疮口狭小，脓稠难出，有袋脓者。

操作方法：先用鲜菖蒲、羌活、紫苏、蕲艾、白芷、甘草各15g，连须葱60g，以清水10碗煎数十滚备用；次用鲜嫩竹数段，每段长约10cm，径口约4cm，一头留节，刮去青皮留白，厚约0.3cm，靠节钻一小孔，以杉木条塞紧，放前药水内煮数十滚（药筒浮起用物压住），如疮口小可用拔火罐筒。将药水锅放在病床前，取筒倒去药水，乘热急对疮口合上，按紧，自然吸住，待片刻药筒已凉（约5～10min），拔去杉木塞，其筒自落。

注意点：溃烂严重的不能用，以免引起出血。

（叶建州　林　燕）

第五章

中医疮疡病的预防与调护

中医疮疡病有丰富的治疗内容，但疮疡病人的康复，除了正确的辨证施治外，还需要精心的辨证调护。《灵枢·逆顺》提出了"上工治未病"的理论，强调了未病先防、已病防传、病后防复的重要性。《外科正宗·调理须知》提出："凡人无病时，不善调理而致生百病，况既病之后，若不加调摄，病岂能得愈乎。"进一步强调了护理的重要性。疮疡病人在平时生活中注意预防和调护，不仅可以减少发病或复发，还可以缩短病程、促进康复。中医学在长期实践中，对疮疡病的预防和调护积累了丰富的经验。

一、疮疡病的预防

根据中医疮疡病的发生、发展规律，疮疡病的预防要注意以下几点。

1. 讲究卫生

《礼记》中记载"疾病，内外皆扫，撤亵衣，加新衣"，指出了患者不仅要注意环境卫生，也要注意个人卫生，才能有利于病情康复。

（1）养成勤换衣、勤洗澡、勤理发、勤修剪指（趾）甲的习惯，保持皮肤清洁，尤其是皮肤皱褶处，如腋下、肛门附近、会阴部、趾指间、女性乳房下和婴幼儿的颈部等，可以减少各种疮疡、皮肤病、肛门疾病的发生。

（2）注意口腔卫生，养成按时刷牙的习惯，可以减少口腔部位疮疡的发生。

（3）注意头发的清洁与保健：①不用尼龙梳子和头刷，最理想的是选用木梳或牛角梳，既能去除头屑，增加头发光泽，又能按摩头皮，促进血液循环。②不用脱脂性强或碱性洗发剂，应选用对头皮和头发无刺激性的弱酸性天然洗发剂，或根据自己的发质选用。③尽量减少使用电吹风的次数，烫发次数也不宜过多。④避免长久戴帽，并注意帽子、头盔的清洁。

2. 合理饮食

合理饮食对疮疡病的发生、发展和恢复有着密切的联系，在疾病治疗的过程中，如果能合理饮食，不仅可以增进患者的营养，协助治疗，有利于病情好转及康复，还可以防止病情传变及恶化。古代医家非常注意饮食和疾病的关系，《外科正宗·痈疽治法总论》记载了"饮食何须戒口，冷硬腻物休餐"，强调了饮食宜忌的重要性。

（1）忌辛辣刺激、辛香、腥臭之品，如海鲜、牛羊肉、鸭子、辣椒、姜、蒜等。

（2）忌酒，特别是烫热的白酒，即使是啤酒、葡萄酒，也应尽量避免饮用。

（3）忌煎炸、烤炙、油腻、高糖、高脂之品，忌恣饮暴食。

（4）忌食动物内脏及腌卤制品，如肝脏、腌肉、香肠等。

（5）多吃蔬菜水果和清淡易消化的食物，补充充足的水分，保持大便通畅。

3. 调畅情志

疮疡病的发生、发展和精神情志有密切关系，情志不畅，忧思气结，均会导致气血不畅，气血凝结于一处，日久生湿化热，灼筋腐肉则成疮疡；在疮疡病的治疗过程中，如果患者情志不畅，气血失和，不仅影响治疗及康复，甚或加重病情。《素问·举痛论》云："喜则气和志达，营卫通利。"《灵枢·本神》亦云："忧则气闭塞而不行。"均强调了精神情志因素的重要性。

（1）避免过度紧张及焦虑，保持良好的心理状态，乐观向上，保持情绪稳定。

（2）生活要有规律，适当运动，避免过度劳累，注意休息。

4. 正确洗浴

合理适当的洗浴有利于身体健康及疮疡病的康复，但过度的洗浴及清洁，会破坏皮肤的屏障功能，诱发或加重疮疡。

（1）疮疡破溃未结痂之前，尽量避免洗浴，待创面结痂后再行清洗。

（2）忌热水烫洗和过度搔抓。

（3）用温水洗澡，洗澡时间不宜过长，最多 20 ～ 30min。

（4）避免使用强酸、强碱及刺激性强、脱脂性强的洗浴用品。

（5）洗浴动作轻揉，洗完后用毛巾轻轻拭干皮肤，勿用力搓擦。

（6）洗浴完后立即用润肤品保持皮肤滋润，最好选用无香精或防腐剂的润肤品。

5. 避免过度日晒

适当的日光照晒可以改善皮肤的血液循环，加强组织的新陈代谢，有助于预防皮肤干燥和增强皮肤的防御能力。但是过度的日晒会降低皮肤抗病能力，使光热毒邪侵入机体，诱发或加重一些疮疡病，如暑疖、痱等。外出活动时，应注意防晒，戴帽打伞、穿长袖衣裤及涂抹防晒霜。

6. 起居有节

疮疡患者在发病期间应注意休息，减少活动，过度劳累及房劳过度，容易使病情加重，邪毒内陷等，不利于患者康复。此外，起居不慎，致正气亏损，也容易诱发疮疡病或使疮疡病反复。《外科正宗·杂忌须知》指出"疮愈之后……入房太早，后必损寿，……不避风寒，复生流毒。大疮须忌半年，小疮当禁百日"强调了起居有节在预防疮疡病中的重要性。

7. 健康宣教

对疮疡病的防治知识进行广泛的健康宣教，可以有效减少疮疡病的发生。如在夏秋季节，宜多饮清凉饮料和多食清凉食品，如绿豆汤、三仁粥等，少食辛辣刺激、油腻之品，并保持皮肤清洁、干燥及透气，可以减少疖、痈、流注的发生。在疮疡治疗过程中，宜多食清淡之品，忌食辛辣、腥发之物，保持心情舒畅，避免过度紧张、劳累，有利于病情好转及康复。对于长期卧床的患者，要向家属讲解定时给患者翻身，勿长久保持一个姿势，注意局部透气、清洁，可以预防褥疮。外用药膏不要越涂越厚，以免不透气加重病情；注意保护创面，不要自己挑破痈肿，以防感染扩散；更不要在病变处拔火罐、刮痧，以防邪毒内陷，外用红花油等要防止过敏。

二、疮疡病的调护

《素问·五常政大论》云："其久病者，有气从不康，病去而瘠……养之和之……待其来复。"指出了在疮疡病人的治疗和康复期间，如果重治轻护，则病人常可因情绪的波动，或饮食不节，或起居不慎而加重病情，甚至导致死亡。因此，对疮疡病人的调护，应予以充分重视。

1. 病室清洁

保持病室清洁有利于患者康复，病室清洁包括诊室、病房、治疗室和换药室的清洁卫生。《外科正宗·杂忌须知》中记载："先要洒扫患房洁净，冬必温帏，夏宜凉帐，庶防苍蝇蜈蚣之属侵之……。"《外科精要·饮食居处戒忌》也记载有"卧室宜洁净馨香"，都说明了古人早就很注重病室的清洁和卫生。

（1）诊室在每天诊疗开始前和结束后，坚持扫地和用消毒液拖地，擦拭桌椅，保持桌面整洁，打开窗户，保持空气流通。

（2）治疗室和换药室在每天治疗和换药结束后，清扫地面及清洁桌椅和治疗床、换药床，并用紫外线进行空气消毒。

（3）病房每天开窗通风，用消毒液拖地，外感盛行期还可以用食醋熏病房。

2. 环境养慎

良好的环境可以使患者得到很好的休养，有助于病情的康复。医护工作者应该尽一切努力为患者创造一个整洁、安静、舒适的休养环境。

（1）保持病房整洁，注意开窗通风，注意病房的温度、湿度和光线。夏季注意预防蚊虫叮咬，暑湿较重时，注意除湿；冬季注意室内取暖，在冬季室内使用暖气的情况下，应适当使用加湿器。《外科正宗·痈疽治法总论》就有"冬要温床暖室，夏宜净几明窗"的记载，可见古人也非常重视病室的温度、湿度。

（2）保持病房安静，忌嘈杂喧哗。安静的环境有助于患者休养，一切噪音及人员的嘈杂喧哗对患者是不良的刺激，会妨碍患者休息，容易引起患者情绪波动，导致病情反复或加重。《外科精义·论将护忌慎法》就指出："于患人左右止息烦杂，切忌打触器物，诸恶声音，争辩是非，咒骂斗殴。"因此，医护人员应做到说话轻、动作轻，同时注意病房的隔音，防止外界噪音对患者的影响。同时，还要积极向患者家属及陪护人员宣传，避免在病房嘈杂喧哗，共同保持病房的安静。

3. 注意隔离

外科疮疡病的创面常常存在一些病原微生物，当皮肤或黏膜有破损，直接或间接接触到这些病原微生物时，就会引起感染。对于一些具有传染性的疾病，如烂疔、疫疔，皮肤或黏膜皮损处一旦接触这些疮面，还会引起传染。因此，为了防止交叉感染和传染病的发生及传播，必须严格认真做好隔离工作。

（1）不同病种分室居住，若条件不允许，须同居一室时，必须做好床边隔离，病床上加隔离标志；对于传染性疾病，最好单独隔离居住，以防传染他人。

（2）患者禁止互相接触，以防交叉感染。

（3）医护人员接触患者时，须做好隔离防护，注意戴橡胶手套和穿隔离衣，医护人员的皮肤或黏膜有破损时，尽量避免进行伤口换药、护理等操作。

（4）凡患者接触过的一切污染物品，如床单、衣物等，及被创口分泌物污染的物品、器械、敷料等，必须严格消毒杀菌处理，对于被带芽孢的杆菌污染的敷料，应予焚烧，换药器械必须单独灭菌后再行消毒杀菌处理。

4. 探望须知

《素问·举痛论》提出"喜则气和志达，营卫通利"，室雅人和，心情愉悦有利于气血通利调和，对疾病康复大有好处。亲朋好友探望时对患者的关心和安慰，可以使患者心情愉悦舒畅，增强战胜疾病的信心，有利于患者早日康复。

（1）严格遵守医院探望制度，探望时间不宜过长。不宜选在患者进行治疗和正常休息的时间探望，以免影响治疗或加重患者疲劳。

（2）探望患者时，动作宜轻，语言宜和缓，多表达关心、安慰和鼓励，不宜嗟叹惊怪，也不宜将个人或家中烦恼琐事和患者交流，以免加重患者精神负担。

5. 饮食宜忌

《素问·热论》中记载："病热少愈，食肉则复，多食则遗，此其禁也。"指出在疮疡病的治疗过程中，如果不注意饮食的调护，会使病情反复、加重甚至恶化。

（1）阳证、实证初起者，饮食宜清淡素净，易于消化，忌食辛辣刺激、油腻荤腥之物，如牛羊肉、海鲜、鸭子等，不可恣饮暴食，以免邪毒内陷使病情加重。

（2）疮疡病邪毒内陷脏腑者，以清淡素净的流质及半流质饮食为主，如米汤、藕粉、绿豆汤之类，但不宜过甜，以免滋腻碍胃。

（3）疮疡病阴证、虚证大多因体虚所致，宜食富有营养、清淡易消化之品，如牛奶、鸡蛋、瘦肉、鸡汤等，但也不宜过甜和过于油腻。

（4）疮疡病后期，炎症消退、溃破脓出者，应适当加强营养，扶助正气，促使疮口早日愈合。

6. 服药须知

（1）宜用温白开水服药，除特殊用药，不宜用牛奶、茶水、饮料等服药。

（2）疮疡病用药多为苦寒之品，宜饭后服药，不宜空腹服药，以免引起胃肠不适。

（3）伴有恶心、呕吐等消化道症状者，可少量多次频服药物。

（4）服药期间，忌食辛辣、酸冷、油腻、黏滑不易消化之品。

7. 换药原则

（1）常规在换药室换药，换药之前及之后，换药室要进行清洁和消毒，如需在病房换药，要注意好病室清洁及无菌操作。

（2）换药之前按疮口要求，准备好换药所需药品、敷料及器械。

（3）换药前应戴好工作帽、口罩，洗净双手，戴好手套。

（4）换药时严格遵守无菌操作，各种灭菌棉球、敷料取出后不得再放回原容器内，清洁盘和污物盘严格分开，污染的敷料必须放进污物盘，不得随意乱丢。

（5）换药时动作轻柔，除去外层敷料时用手轻轻揭下，如黏连太紧，应以生理盐水浸湿后再慢慢揭下，勿强行剥离，以免引起疮口出血。

（6）除去内层敷料和药线时，须用消毒镊子或钳子取出，如黏连太紧，应以生理盐水浸湿后再慢慢揭下，勿强行剥离，以免损伤新生肉芽，引起疮口出血。

（7）换药时先用乙醇棉球涂擦创口周围皮肤，无感染伤口用生理盐水棉球清洗，有分泌物者，用碘伏棉球清洗，合并厌氧菌感染者，用过氧化氢清洗后再用生理盐水清洗，切忌用力清洗伤口，已用过的棉球不得再接触创面。

（8）换下的敷料若沾有脓血、腐肉等，避免给患者本人及其他患者看见，以免引起患者精神不适。

（9）给有高度传染性的创面如烂疔、疫疔、破伤风等换药时，必须严格遵守隔离制度，医护人员应穿隔离衣，换药器械在使用后必须单独灭菌后再行消毒处理，敷料必须焚毁。

（10）创口如有高出皮面的胬肉，可用消毒剪刀进行修剪。

（11）病变部位有毛发者，应先将毛发剃净，再行敷药；胶布黏有毛发者，应顺着汗毛的方向轻轻揭去胶布，不可强行揭去胶布，以免造成患者疼痛。

（12）敷料宜紧贴患部，保证敷料牢固、舒适。若疮疡在项部，可用四头带固定，即可防止敷料移位又可减少胶布黏贴引起的皮肤刺激；若疮疡在耳部，可将敷料剪成 V 字形，贴于耳垂前后；若下肢溃疡，不论新起或久病，敷药后都应用绷带缠缚患处，且应从疮口下端向上缠缚，以保证血液通畅，加速疮口愈合。

（欧阳晓勇）

下篇·各论

第六章

疖

　　疖是指发生于皮肤浅表部位、范围较小的急性化脓性疾病。其特点是：局部红肿热痛，根盘小，易脓、易溃、易敛，病程较短，出脓即愈。相当于西医的单个毛囊及其皮脂腺或汗腺的急性化脓性炎症（毛囊炎、疖）。根据疖的临床表现、证候差异，中医典籍又有"有头疖"、"无头疖"、"蝼蛄疖"、"发际疮"、"坐板疮"等病名，根据其临床症状描述，分别相当于西医的毛囊炎、疖、头皮穿掘性化脓性毛囊周围炎、疖病等。

　　"疖"之名最早见于《肘后备急方》。《诸病源候论》首次描述了疖发生的原因，同时指出疖肿出脓即愈的特点及与痈疽的区别。《诸病源候论·疖候》云："肿结长一寸至二寸，名之为疖。亦如痈，热痛，久则脓溃，捻脓血尽便瘥。""疖……亦是风热之气，客于皮肤，血气壅结所成。"《医宗金鉴·外科心法要诀》云："发际疮……生项后发际，形如黍豆，顶白肉赤坚硬。痛如锥刺，痒如火燎，破津脓水……此由内郁湿热，外兼受风相搏而成也……胖人项后发际，肉厚而多折纹，其发反刺疮内，因循日久，不瘥，又兼受风寒凝结，形如卧瓜，破烂津水，时破时敛，俗名谓之龟肉。经年不愈，亦无伤害。""坐板疮……一名风疳，生于臀腿之间，形如黍豆，色红作痒，甚则焮痛，延及谷道，势如火燎，由暑令坐日晒几凳，或久坐阴湿之地，以致暑湿热毒凝滞肌肉而成。"《外科理例·疮名有三》载："疖者，初生突起，浮赤无根脚，肿见于皮肤，止阔一二寸，有少疼痛，数日后微软，薄皮剥起，始出青水，后自破脓出。"说明本病一般症状轻而易治。故有"疖无大小，出脓就好"之说。但也有头皮"蝼蛄疖"，或反复发作、日久不瘥的"多发性疖"，较难治疗。

第一节　暑疖

一、概述

　　发于夏秋季节的疖称暑疖，其他季节发病的又称热疖、软疖，有头者称"石疖"。

好发于头面，小儿易患。

二、病因病机

本病多因夏秋之季，气候炎热或日光下曝晒，感受暑毒所致；或因天气闷热，肌肤汗出不畅，热不能外泄，暑湿热蕴蒸，产生痱子，搔抓破伤染毒而生。体质衰弱者，由于皮毛不固，更易罹患本病。《诸病源候论·疖候》说："亦是风热之气客于皮肤，血气壅结所成。"

三、辨病

1. 临床表现

本病可发生于身体任何部位，但以头、面、颈、背及臀部等处最为多见。初起局部发红，继而肿痛，范围局限，根脚很浅，多在3cm以内。通常有两种表现：一是有头疖，即先有黄白色脓头，随之疼痛加剧，可自行破溃，流出黄白色脓液后，肿痛逐渐减轻；另一种是无头疖，结块无头，红肿疼痛，肿势高突，3～5天化脓，中央有波动，需切开排脓。排脓后肿痛逐渐消退，经2～3天收口而愈。

疖单发者，一般无全身症状；但若发生于血流丰富的部位或多发、泛发者，可伴有周身不适，畏寒，发热，头痛和厌食，淋巴结肿大等。

生于面部的疖，初期挤压或护理不当可转成"疔疮"，有恶寒、发热等症；如合并颅内感染时，面部肿胀严重，可伴寒战，高热，头痛等，属"走黄"。

发于头皮顶部的疖，若脓成失导，不予排泄或切口过小，引流不畅，可致头皮窜空，甚至转变成"蝼蛄疖"。

2. 辅助检查

血常规检查一般无异常，重者可有白细胞总数及中性粒细胞增高。全身症状明显者可做脓液细菌培养加药敏试验，为抗生素的选择使用提供可靠依据。

四、类病辨别

本病应和痈、有头疽、颜面疔疮鉴别。

（1）痈：多为单发，局部光软无头，红肿疼痛，皮肤紧张发亮，肿势范围较大，约为6～9cm，初起即伴发热恶寒、口渴等全身症状。

（2）有头疽：初起即有多个粟粒状脓头，红肿范围大，可至9～12cm以上。溃后状如莲蓬、蜂窝，病程较长。多发于项背部肌肉丰厚之处。

（3）颜面疔疮：初起有粟粒状脓头，根脚较深，肿势散漫，出脓时间较晚且有脓栓。多伴有全身症状。

五、中医论治

（一）论治原则

以清热解毒为主，兼清暑化湿。

（二）分证论治

1. 热毒蕴结证

证候：好发于项后、背部、臀部等。轻者疖肿数目只有一二个；多者可泛发，或此起彼伏。可伴口渴、溲赤、便秘；舌红，苔薄黄，脉数。

治法：清热解毒。

方药：五味消毒饮、黄连解毒汤加减，药用金银花，野菊花、蒲公英、紫花地丁、紫背天葵、黄连、炒黄柏、炒栀子、黄芩等。

2. 暑热浸淫证

证候：好发于暑季。以头、面、腋窝及臀部等处最为多见。初起局部皮肤潮红，继之出现肿痛，范围局限，根脚很浅；可伴发热、口干、便秘、溲赤；舌红，苔薄腻，脉滑数。

治法：清暑化湿解毒。

方药：清暑汤加减，药用连翘、天花粉、赤芍、甘草、滑石、车前子、金银花、泽泻、淡竹叶。发于头面者，酌加野菊花、牛蒡子；发于下部者，加苍术、黄柏；热毒甚者，加黄连、黄柏、栀子；大便秘结者，加枳实、生大黄；湿重者加藿香、佩兰、薏苡仁等。

（三）成药验方

（1）金银花9g，鲜藿香9g，鲜佩兰9g，菊花9g，生甘草3g，煎汤代茶；或鲜野菊花30g，鲜蒲公英30g，鲜马齿苋30g，煎汤代茶；或用鲜车前草洗净捣汁内服。

（2）清解片，成人每次服3～5片，1日3次。儿童减半。

（3）六应丸或六神丸，成人每次10粒，1日3次，吞服。儿童减半。

（四）外治

（1）初期：用千捶膏盖贴；或三黄洗剂外搽；或用金黄散、玉露散，以金银花露或菊花露调成糊状，敷于患处。也可用鲜野菊花叶、马兰头、金丝荷叶取其一种，洗净捣烂敷于患部。

（2）成脓：切开排脓，引流通畅。

（3）溃后：用九一丹掺太乙膏盖贴，每日换药2～3次。

六、西医治疗

治疗原则：抗菌消炎。反复发作者，要增强机体抵抗力，并积极寻找和治疗导致抵抗力降低的疾病。

（1）局部治疗：炎症结节可用热敷或物理疗法（红外线或超短波等），也可外敷抗生素乳膏，如夫西地酸乳膏、莫匹罗星乳膏；已有脓头时，可在其顶部点涂石炭酸；疖肿较大有波动时，应及早切开引流。

（2）全身治疗：有全身症状者，可给予抗生素口服或静脉滴注。

七、预防与调护

（1）注意个人卫生，勤洗澡，勤换衣服，勤理发，勤修指甲，衣服宜宽松透气。

（2）做好防暑降温工作，防止痱子发生，可多喝清凉饮料，如金银花露、绿豆米仁汤等。

（3）少吃辛辣炙煿及肥甘厚腻食物。

（4）患消渴病者，应及时治疗；体质虚弱者，应积极锻炼身体，增强体质。

（5）不要挤压局部皮损。

第二节　疖病

一、概述

疖病是西医病名，又称多发性疖病。是指疖肿数目较多，在一定部位或散在全身各处此起彼愈，反复发作的化脓性疾病。根据其发病部位古籍有不同病名，如生于项后发际的称"发际疮"，生于臀部的称"坐板疮"。本病多见于青少年，或见于消渴病及体质虚弱之人。不同季节都可发生。

二、病因病机

疖病多由内蕴湿热，兼外受风邪或暑湿热毒，内外搏结，蕴阻肌肤，气血凝滞；或因阴虚内热，脾虚失司以致气阴两虚，正虚邪恋而生。

西医病因病理：病原菌主要是金黄色葡萄球菌，其次为白色葡萄球菌。因细菌侵入毛囊或汗腺所致。高温、潮湿、多汗，或皮肤擦伤、糜烂等均有利于细菌侵入及繁殖；皮脂溢出过多及职业因素（与沥青接触）的人，也容易生疖。身体抵抗力低、糖尿病、肾炎、贫血等可成为本病的诱因。

三、辨病

1. 临床表现

好发于项后、背部、臀部等处。通常有两种表现：一是散发于身体各处，一处未愈，他处又起，或间隔数周至数月又发。一是在一定部位，几个或几十个，反复发作，缠绵经年不愈。

2. 辅助检查

血常规检查：一般无异常，偶有白细胞及中性粒细胞增高。全身症状明显者可做脓液或血液细菌培养、药敏等。

四、类病辨别

本病应与囊肿型痤疮鉴别。

囊肿型痤疮：好发于面部，初起为坚实丘疹，结节，继之变软，触之有囊性感。伴黑头粉刺、炎性丘疹、脓疱等多形损害。

五、中医论治

（一）论治原则

以清热解毒，扶正祛邪为主。对伴有消渴病或肾病等慢性病患者，须积极治疗基础疾病。

（二）分证论治

1. 风湿热证

证候：好发于项后、背部、臀部，多发或反复发作；可伴有疲乏倦怠，胃纳欠佳，小便黄赤，大便干结；舌质偏红，苔黄腻，脉弦滑或滑数。

治法：祛风清热利湿。

方药：防风通圣散加减，药用防风、荆芥、连翘、麻黄、薄荷、川芎、当归、白芍、白术、栀子、大黄、芒硝、石膏、黄芩、桔梗、甘草、滑石。大便秘结者，加炒栀子、生首乌；久病体弱者，加生黄芪、苏条参。

2. 体虚毒恋证

证候：疖肿散发全身，常此起彼伏，迁延难愈，易转变成有头疽；或伴有口干唇燥；舌质红，苔薄白，脉细数。

治法：养阴清热解毒。

方药：仙方活命饮合增液汤加减，药用穿山甲、皂角刺、当归尾、甘草、金银花、赤芍、乳香、没药、天花粉、陈皮、防风、贝母、白芷、玄参、莲心、麦冬、生地。脾虚者，加太子参、生黄芪、白术。

（三）特色治疗

1. 专方专药

（1）三黄丸，每次 4.5g 口服，每日 2 次；或清解片，每次 5 片口服，每日 2 次；或六应丸或六神丸，每次 10 粒，每日 3 次。

（2）扶正消毒饮：王亚斐用此方治疗疖病疗效显著，药物组成：黄芪、当归、野菊花、金银花、蒲公英、紫花地丁、连翘。

（3）归芍地甲汤：张怀亮用此方治疗疖病疗效明显。药物组成：当归、赤芍、穿山甲、连翘、丝瓜络、生黄芪、皂角刺。大便燥结者加大黄，小便赤涩者加木通，心烦急躁者加焦栀子，舌红加牡牡丹皮，苔黄口苦者减黄芪加黄连，苔白腻者加薏苡仁。

（4）疖病方：章正兴用其治疗疖病疗效较好，药物组成：荆芥、黄芪、黄芩、栀子、连翘、川芎、薄荷、海藻、昆布、桔梗。

（5）养血活血通络解毒汤：张翠月自拟该方治疗疖病效果明显。药物组成：当归、赤芍、穿山甲、金银花、皂角刺、熟地黄、丝瓜络、生黄芪。大便燥结者加大黄；小便赤涩者加木通；心烦急躁者加焦栀子；舌苔白腻明显者加薏苡仁。

2. 辨证分型

（1）根据寒热虚实分型。周永坤辨证分 4 型：①卫气不固型：治宜调和营卫、补气固表，以玉屏风散加减。②湿热蕴结型：治宜清热利湿、消肿止痛，以防风通圣散加减。③痰浊内盛型：治宜健脾化痰，兼清热活血，以二陈汤加味。④气阴两虚型：治宜益气养阴、清热解毒，以生脉散加味。杨东红分 2 型：①湿热内蕴证：祛风清热，利湿消肿。方药：马齿苋、皂角刺、防风、荆芥、连翘、川芎、白芍、栀子、大黄、石膏、桔梗、甘草、黄芩。②阴虚内热证：治以养阴清热，除湿解毒。方药：石斛、生地黄、玄参、麦冬、白术、防风、荆芥、连翘、大黄、石膏、黄芩、桔梗。

（2）根据疾病不同阶段分型。徐志奔在发作期用疖病甲方：蒲公英、金银花、野菊花、连翘、黄芩、天花粉、玄参、生地黄、木通、生大黄、陈皮、甘草。红肿者加当归尾、赤芍、牡牡丹皮；溃脓加黄芪、皂角刺；溃后加黄芪、全当归；间歇期改服疖病乙方：黄芪、当归、连翘、玄参、生地黄、麦冬、金银花、黄连、陈皮、生大黄、甘草。

（3）根据发病部位分型。王晓媛分为：发于项后发际部者，方药用连翘、防风、荆芥、薄荷、川芎、当归、白芍、栀子、大黄、黄芩、皂角刺；发于背部，方药用连翘、柴胡、防风、白芍、当归、川芎、生地黄、栀子、黄芩、天花粉；发于臀部，方药用连翘、白芍、当归、川芎、栀子、牡丹皮、大黄、泽泻、车前子、牛膝。

3. 名医经验

（1）姜兆俊经验：姜兆俊认为疖病病机以"湿热蕴蒸为标，气阴两虚为本"。气阴两虚是疖病反复发作的内在根源，气虚责之脾肺，阴虚责之肝肾。脾气虚易致湿热内生，肺气虚易于感受外邪；肝肾阴虚，阴津匮乏，阴虚无以制阳，易生内热，与湿邪相合为患。另一方面，由于外感湿热火毒，长期反复发作，日久耗气伤阴，而且患消渴、肾病等慢性消耗性疾病，气阴多有不足。治病求本，治疗应以补气养阴为主，重用生黄芪、党参、山药、麦冬等益气养阴之品，以达扶正祛邪之目的，另外健脾利湿，清热解毒，以参苓白术散、防风通圣散加减。对于经久不愈，反复发作的疖病，姜兆俊在治疗上除补气养阴、清热利湿解毒外，还应用活血化瘀、祛痰散结之药。活血药用当归、赤芍、生地、天花粉、穿山甲等，既可活血化瘀通络，又可防止助热伤津；化痰药用制胆南星、浙贝母、土贝母、夏枯草等以化痰通络散结。

（2）陆德铭经验：陆德铭认为疖病以正虚为本，热毒蕴结为标，气阴两虚是疖病最根本、最关键的病机。治疗原则首推益气养阴，扶正培本。且认为疖病清热解毒只是一时之计，益气养阴才是收功之本。常用生黄芪、太子参、党参、白术、茯苓、山药等益气培本，生地黄、玄参、天冬、麦冬、女贞子、枸杞子、天花粉、何首乌、沙参、黄精、山茱萸等养阴固本。同时，根据疖病的标本缓急，急则治标及审因论治的原则，祛邪治标着重清热解毒，常用黄连、黄芩、蒲公英、紫地丁、野菊花、金银花、连翘、白花蛇舌草等清热泻火解毒，生地黄、赤芍、牡牡丹皮等凉血清热、散瘀消肿。主张整体与局部兼顾，治标与治本结合。对气阴两虚及热毒蕴结的相反病理过程，用扶正清泄的双向性复方调治。病之初，益气养阴与清热解毒并重；病之中，清热解毒之品渐减，益气养阴之品渐增；病之末，予益气养阴之品扶正培本，以防复发。

（3）凌云鹏经验：凌云鹏认为多发性疖在临床上有两种类型，均属热毒结聚窜发于皮腠之间，临床辨证多病同因异，故治疗也多同中有异。在清热解毒的总则下，适当配用散结、祛风、渗湿、固表之品，从清源着手，则可杜绝本症的窜发不止。

（4）朱仁康经验：朱仁康把多发性疖分为两型：续发型和复发型，皆为湿热内蕴，化为火毒而成。凡发于上半身、头部者，火毒为重，治以清热解毒，方用消炎方加减。药用：黄连、黄芩、牡丹皮、赤芍、金银花、重楼、连翘、三棵针、生甘草；发于下半身臀部者，湿热为重，治以理湿清热，方用除湿胃苓汤加减。疖肿日久，肿坚不溃，宜托毒消肿，用消痈汤加减。病久体虚毒胜，经常复发者，宜四妙汤扶正托毒。

（5）段馥亭经验：段老认为反复发作性疖，病因为气血亏损，毒气留恋皮腠所致，治疗时要详审脉证，追求病因，气血亏损者，宜加清补。常用仙方活命饮去防风、白芷、贝母，加黄芪、蒲公英等，外敷消炎膏治疗。

4. 外治

（1）根据疖病不同阶段选择外用药：毛利平在疖肿初期（硬结期）外敷乌蔹梅膏、藤黄膏等以清热消肿；中期（成脓期）用自制提脓拔毒散（石膏、青黛、升丹等）

撒于患处，再用乌蔹梅膏清消围毒，至皮肤破溃，脓液流出。后期（破溃期）用自制生肌散（冰片、青黛、炉甘石等）或珍珠层粉，以拔毒祛腐、扶正生肌。姜兆俊在疖病初期，用芫花洗方外洗（芫花、川花椒、黄柏）；如意金黄散加蜂蜜适量调膏外敷；或用紫金锭外涂。若疖肿顶白红肿热痛，或破溃脓水浸淫者，用马菊洗方（马齿苋、野菊花、生甘草，水煎熏洗），化毒散软膏外敷（乳香粉、没药粉、黄连粉、赤芍粉、天花粉、生大黄粉、生甘草粉、珍珠粉、牛黄粉、冰片粉、雄黄粉、凡士林）。如果疖肿散发，其色黯红，脓水稀少，多伴有低热，口渴，乏力肢软，舌质红，舌苔薄，脉细数。治宜益气解毒排脓。可用蓖麻仁、大枣，将大枣洗净，放锅内煮熟去核，蓖麻仁去皮，然后两药混合放铁臼内捣成糊状，按疖肿大小，摊在病灶上。

（2）自制膏药、酊剂、糊剂、溶液剂等外用药治疗：唐顺英应用疗疖膏治疗疖病，药物组成麻油、制松香、松节油、黄蜡、川白蜡、制没药、铜绿、百草霜、制乳香。制成膏药，外贴患处。沈国伟等应用大黄软膏治疗本病：大黄粉、明矾、加凡士林伴匀，包扎。崔雪艳等用何首乌方治疗，将何首乌、苦参，加水浓煎。用药液将消毒过的纱布浸透，拧至不滴水，展开平置于患处，用以湿敷。杨清梅以藤黄酒治疗多发性疖病，藤黄酒制作：将藤黄 15g 打碎后置入 75% 乙醇 100ml 中浸泡，一周后使用。刘日章等自制仙人膏治疗疖肿，鲜仙人掌（去刺捣碎成泥状），丹参注射液，凡士林，现配现用，用消毒纱布涂以配制好的仙人膏后敷患处。

（3）针灸治疗：①部之平从脾胃失调立论，取手足阳明与太阴经穴为主，用毫针针刺。主穴：合谷、曲池。配穴：足三里、丰隆、阴陵泉。营卫不和型：泻曲池，补足三里，阴陵泉平补平泻。湿热蕴结型：合谷、曲池、丰隆、阴陵泉均用泻法。痰浊外泛型：泻合谷、曲池、丰隆，补阴陵泉。气阴两虚型：合谷、曲池均先泻后补，补大于泻，以泻余邪；补足三里、阴陵泉。针刺每日 1 次，每周 5 次，20 次为 1 疗程。有效率为 87.9%。②施云军用灸法，取手三里穴、尺骨小头后缘（阳谷穴后约 0.5 寸，尺骨茎突后缘外侧处），双侧施灸，用泻法。取艾条 1 根，一端点燃，对准施灸部位，约距 2～3cm，进行熏灸，同时疾吹艾条，促使艾条速燃，使所灸穴位有温热感而无灼痛，以穴位皮肤温热为度，切勿过热，避免灼伤。每次每穴灸 6～8min，每日熏灸 2 次，1 周 1 疗程。③马清平用祖传截根法治疗老年疖病，效果较好。方法为：患者背光而坐，在第 3 颈椎及第 5 腰椎两侧至左右肩胛骨内缘，能看到在毛囊根部有黑褐色者或黑色斑点状改变，针刺皮肤毫无疼痛感者即是，可找到多个疖根。常规消毒，用特制的消毒缝衣针，垂直缓缓刺入，直到有疼痛感时停针，留针片刻，但不可捻转。针刺后带针拔火罐，一般多用闪罐法，即 95% 的乙醇棉球点燃后在火罐内闪动片刻，立即取出，随即扣在疖根处。④詹光宗用火针治疗疖肿，疗效明显。取穴：身柱、合谷、委中、病灶局部。随症加减：多发性疖肿，经久不愈加足三里、中脘、气海。操作：穴处严格消毒，用细火针在烧红至发白亮，直刺 0.5～1 分，速入速出。疖肿初期：局部常规消毒，用中火针在酒精灯上烧红至发白亮，从疖顶直刺一针，深达根部；范围较大者，可在疖体左右或疖顶端两旁向中央斜刺两针，速入疾出，针后令其内含物排出。脓成未溃期：用火针从疖体或顶端速入脓腔，进针深度以脓腔大小为度，立即出针，然后用小火罐拔于针孔上，约5分针左右去罐，勿压针孔，让余脓外流，清创后，再用敷料包扎。愈后多无瘢痕。⑤挑刺疗法：在人体的敏感点、腧穴、或一定区域内，用三棱针挑破皮肤及皮下组织，通过刺激皮肤经络，使脏腑功能受到调理的一种方法。陈诗全针刺关冲穴为主治疗多发性毛囊炎有效。取穴颜面：关冲、印堂。枕部：大椎。选用小型号三棱针，经消毒后，左手紧压需刺的穴位旁，右手持针快速进针，快速出针。⑥拔罐疗法：在疖肿成脓和未成脓期都可应用。王跃新经验：在疖肿病灶部及周围皮肤拔罐，留罐10min左右，隔3日1次，每次可拔5～6处，未成脓者可以消肿，已成脓者可起到排脓作用。

六、西医治疗

参照"暑疖"。

七、预防与调护

（1）忌食辛辣、鱼腥之品，少吃油腻及甜食。

（2）保持局部皮肤清洁，勤洗澡，勤换衣服，勤理发，勤修指甲，衣服宜宽松透气。

（3）保持大便通畅。

（4）有全身性疾病者，应积极治疗原发病。

第三节　蝼蛄疖

一、概述

蝼蛄疖俗称蟮拱头，好发于头皮，未破时如曲蟮拱头，破后形似蝼蛄串穴，由此形状而命名。《医宗金鉴·蝼蛄疖》记载："此证多生于小儿头皮……未破如曲蟮拱头，破后形似蝼蛄串穴。"

二、病因病机

本病多因小儿禀赋羸弱，气血两虚，聚邪托毒无力，加之累患暑疖治疗不当，疮口太小，脓流不畅，导致脓毒潴留所致；或因护理不当，搔抓碰伤，致脓毒旁窜；

同时由于头皮较厚，不易向外透脓而在毛囊根部蔓延，腐蚀肌肉，致头皮窜空而成。

三、辨病

1. 临床表现

根据临床表现有两种类型：一是坚硬型，其疮形肿势小，但根脚坚硬，虽破溃流脓水，仍坚硬不退，疮口愈合后，又会复发，常常见一处未愈，他处又发；一是多发型，疮大如梅李，三、五个相联成片，破溃出脓后，疮口不收，日久头皮窜空。上述两种类型中，局部皮厚且硬者，症状较重，可形成增生性瘢痕；皮薄如空壳者较轻，形成的增生性瘢痕较前者小。若不及时治疗或治疗不当，往往迁延日久，伤及颅骨，直至朽骨脱出，方能收口。

2. 辅助检查

血常规检查可有白细胞及中性粒细胞增高。

四、中医论治

（一）论治原则

以清热解毒，消肿排脓为主；体虚者宜健脾益气。

（二）分证论治

1. 体虚毒恋，阴虚内热证

证候：疖肿此起彼伏，不断发生。或固定一处，或散发头皮，疖肿较大，易转变成有头疽；常伴有口干唇燥，舌质红，苔薄白，脉细数。

治法：养阴清热解毒。

方药：仙方活命饮合增液汤加减，药用穿山甲、皂角刺、当归尾、甘草、金银花、赤芍、乳香、没药、天花粉、陈皮、防风、贝母、白芷、玄参、莲心、麦冬、生地。

2. 体虚毒恋，脾胃虚弱证

证候：疖肿泛发，化脓、脓水稀薄，收口时间较长；伴见面色萎黄，神疲乏力，纳少便溏；舌质淡边有齿痕，苔薄白，脉细数。

治法：健脾益气，清利湿热。

方药：五神汤合参苓白术散加减，茯苓、金银花、牛膝、车前子、紫花地丁、白扁豆、党参、白术、炙甘草、山药、莲子肉、桔梗、薏苡仁、砂仁。

（三）成药验方

体虚者可用两仪膏 15～30g，开水冲服，每日 1～2 次；或用山药粉、大米适量煮粥，配以牛肉汁服。

（四）外治

（1）有溃口者，用太乙膏掺九一丹外贴，每日换药 2～3 次。脓尽后改用生肌散收口。

（2）有死骨者，可用镊子钳出。

（3）垫棉压迫法：数个头拱出者，可各个切开，药线引流，同时在空腔上加棉垫绑压，使脓毒得泄，皮肉相黏而愈合。

五、西医治疗

扩创手术：将互相窜通的空壳作十字形剪开，有出血者，用缚扎法压迫止血。

六、预防与调护

同暑疖。

（黄　虹）

第七章

疔

疔是指发病迅速、易于变化、危险性大的一类急性感染性疾病。其临床特点为：疮形虽小，但根脚坚硬，如钉丁之状，变化迅速，易造成毒邪走散，尤其是发于颜面部的疔疮，若处理不当或延误治疗，易发生"走黄"而危及生命。发生于手足部的疔疮，易损伤筋骨而影响肢体功能。疔的范围较广，名称繁多，根据发病部位和性质的不同，本章分为颜面部疔疮、手足部疔疮、红丝疔及疔疮走黄等进行叙述。相当于西医的疖、痈、瘭疽、急性淋巴管炎、化脓性海绵状静脉窦炎等。

第一节 颜面部疔疮

一、概述

颜面部疔疮是指发生于颜面部的急性感染性疾病。其临床特点为疮形如粟，坚硬根深，如钉丁之状，病情变化迅速，危险性大，常伴有全身热毒症状，易发生"走黄"而危及生命。因发病部位不同，名称各异，如眉心疔、鼻疔、人中疔、口角疔等。相当于西医的颜面部疖、痈。

华佗在《中藏经·论五丁状候第四十》中首次将颜面部疮疡定名为"丁"，并指出了它的危险性。《诸病源候论·丁疮病诸候》记载丁的定义及特点为："初作时突起如丁盖，故谓之丁疮。"窦汉卿《疮科经验全书·疔疮总论》曰："初生时突起如钉，故名疔疮。"首次应用"疔"字，并沿用至今。该书亦提出了"走黄"之名："凡疔疮初生时，红软温和，突然顶陷黑谓之癀走，此症危矣。"疔疮是疮中之王，尤其是发于颜面部者容易发生走黄而危及生命。正如《外科正宗·疔疮论》所说："夫疔疮者，乃外科迅速之病也。有朝发夕死，随发随死……。"

二、病因病机

《医宗金鉴·疗疮》详细记载了疗的特点及发病原因，"盖疗者，如丁钉之状，其形小，其根深，随处可生。由恣食厚味，或中蛇蛊之毒，或中疫死牛、马、猪、羊之毒，或受四时不正疫气，致生是证。"本病病位在颜面肌肤，病性属实火，主要为火热之毒为患，与感受外邪，内生热毒密切相关。

1. 内生热毒

恣食膏粱厚味，或醇酒辛辣炙煿，伤及脾胃，郁而化热，或性情急躁，心火内生，或情志不调，肝郁化火等，导致脏腑蕴热内生，火热之毒内不得疏泄，外不得透达，蕴阻肌肤，致使气血凝滞，火毒结聚，热甚肉腐而成。正如《素问·生气通天论》中所说："膏粱之变，足生大丁。"

2. 外感热毒

外感风热火毒，或外感风寒入里化热，或皮肤破损染毒，致使热毒结聚，壅阻肌肤，气血凝滞，经络阻塞，毒邪壅遏而发。

头面乃诸阳之首，火热之邪其性炎上，易袭阳位，火毒蕴结于此，反应剧烈，变化迅速，危险性大，如不及时治疗或处理不当，毒邪扩散，可引起走黄的危险。

西医学认为，本病是因皮肤不洁、擦伤、环境温度较高、机体抵抗力下降等导致细菌感染所致。病原菌以金黄色葡萄球菌为主，偶可由其他菌种所致。由于金黄色葡萄球菌的毒素含凝固酶，脓栓形成是其感染的一个特征。鼻部、上唇及周围等危险三角区的静脉无静脉瓣，延误治疗、碰伤或不当挤压时，病菌可经内眦静脉、眼静脉进入颅内海绵状静脉窦，引起化脓性海绵状静脉窦炎（走黄）而危及生命。

三、辨病

1. 临床表现

颜面部疗疮多发于额前、颧、颊、鼻、口唇等部位。其临床表现随病情的发展可分为以下三期。

（1）初期（初起）：约第 1 ～ 5 天，颜面部某处皮肤局部忽起小硬结或粟米样脓头，或麻或痒，亦可无明显自觉症状，后逐渐出现红肿，肿势范围在 3 ～ 6cm 左右，局部灼热疼痛，根深坚硬，状如钉丁之状，全身症状一般不明显，重者可伴轻微恶寒发热等。

（2）中期（成脓）：约第 5 ～ 7 天，肿势范围逐渐增大，周围浸润性水肿明显，可伴局部引流区域淋巴结肿大，局部疼痛加剧，结节中央组织坏死，软化，出现黄白色脓栓，脓栓逐渐脱落，破溃流脓；或局部脓点增大、增多，中心破溃出脓。全身症状加重，伴明显发热口渴，便干溲赤，苔薄腻或黄腻，脉弦滑数等。

（3）后期（溃后）：约第 7 ～ 10 天，顶高根软溃脓，脓栓随脓外出，脓液排尽后肿势范围逐渐缩小、局限，疼痛逐渐减轻，恶寒发热等全身症状减退或消失。一般 10 ～ 14 天即可愈合。

（4）走黄：若延误治疗、妄加挤压、不慎碰伤或过早切开等可导致病变继续扩大加重，疔毒走散而成"走黄"之象，局部出现疔疮顶陷色黑无脓，肿势扩散，其间皮肤可因组织坏死而呈紫褐色，伴壮热烦躁，神昏谵语，头痛呕吐，舌红绛，苔黄糙，脉洪数等严重的全身反应。

2. 病情轻重

（1）局部症状：①疮顶高突，四周有红肿，即有"护场"者较轻，"护场"是毒聚未散，人体对局部毒气侵袭的防御反应。疮顶平陷而软者较重，平陷而软是已"失护场"，"失护场"是人体防御机能薄弱，毒气走散的征象。②知痛者易于酿脓，病情较轻；不知痛者难于酿脓，病情较重。③出脓者毒气能随脓液排出，病情较轻；无脓、或流血水、出黄水者毒气不能排出，毒邪势必走散内攻，病情较重。

（2）全身症状：①伴畏寒、发热、恶心、烦躁等全身症状者，疔疮正在发展，病情为重；不伴上述症状者，毒势尚局限，病情较轻。②疔疮不论初期一二天或四五天，凡患者突然神志模糊，乃走黄征兆，疔毒已入心经。神智清楚者，毒未入心。③疔疮患者，行走漂浮者，神明不能自主，为重；步履稳健者，神明尚能自主，为轻。

3. 辅助检查

血常规检查可有白细胞及中性粒细胞增高；全身症状明显者可做脓液及血细菌培养加药敏试验，为抗生素的选择使用提供可靠依据；反复发作或多发性者应注意患者是否伴有糖尿病、低蛋白血症、心脑血管病等全身性疾病。

四、类病辨别

（1）疖：好发于颜面部，但肿势局限，范围多小于 3cm，突起根浅，易脓易溃易敛，一般无发热恶寒等全身症状。

（2）痈：常为单发，局部光软无头，红肿疼痛，表皮紧张发亮，肿势范围多为 6 ～ 9cm，发病迅速，易肿易脓易溃易敛，初起即伴发热恶寒、口渴等明显全身症状。

（3）囊肿型痤疮：好发于面颊及背部，初起为坚实丘疹，可挤出白色或淡黄色豆腐渣样物质，反复挤压或病情较重者形成大小不等的结节，病程较长，无明显全身症状。

五、中医论治

（一）论治原则

本病多因火毒炽盛所致，主要临床表现为红肿热痛，根据"热者寒之"的原则，内治应以清热凉血解毒为主要治法。初起以消为主，使初起的肿疡得到消散，避免邪毒结聚成脓，可使患者免受溃脓及手术之苦，缩短病程；成脓使用托法，促使脓出毒泄，肿消痛减，以免毒邪扩散及内陷而成走黄之证；溃后毒邪已尽采用补法，使创口早日愈合。外治药物应根据初起、成脓、溃后而分别采用箍毒消肿、提脓祛腐、生肌收口药物。必要时可选用切开等手术疗法及引流、针灸等其他疗法。病情严重或有"走黄"之象者，应中西医结合治疗。

（二）分证论治

1. **热毒蕴结证**（初起）

证候：患处小结节或疮形如粟，或痒或麻，红肿热痛，顶高根深坚硬，无明显全身症状或伴轻微恶寒发热；舌红苔黄，脉数。

治法：清热解毒消肿。

方药：五味消毒饮合黄连解毒汤加减，药用金银花、野菊花、蒲公英、紫花地丁、紫背天葵、黄连、炒黄柏、炒栀子、黄芩等。恶寒发热者加柴胡、连翘，或加蟾酥丸3粒口服；毒盛肿甚者加大青叶，重用黄连。

2. **火毒炽盛证**（成脓）

证候：肿势范围逐渐增大，周围浸润性水肿明显，疼痛加剧，结节中央组织坏死、软化，出现黄白色脓栓，脓栓逐渐脱落，破溃流脓；或局部脓点增大、增多，中心破溃出脓。伴发热口渴，便干溲赤等全身症状；苔薄腻或黄腻，脉弦滑数。

治法：清热泻火，凉血解毒透脓。

方药：犀角地黄汤合黄连解毒汤加减，药用水牛角、生地黄、赤芍药、牡牡丹皮、川黄连、炒黄柏、炒栀子、黄芩、穿山甲、皂角刺等。伴发热口渴，便干溲赤加竹叶、生石膏、炒知母、连翘。

3. **余毒未清证**（溃后）

证候：顶高根软溃脓，脓栓随脓外出，脓液流尽后肿势范围逐渐缩小、局限，疼痛逐渐减轻，恶寒发热等全身症状减退，口微渴；舌红苔黄，脉数。

治法：益气扶正，排脓解毒。

方药：五神汤合四妙散加减，药用茯苓、车前子、怀牛膝、金银花、紫花地丁、炒黄柏、薏苡仁等，气虚者加黄芪、白术；血虚者加当归、熟地黄；阴虚者加生地、玄参、麦冬；阳虚者加肉桂、仙茅。

4. **毒入营血证**（走黄）

证候：疔疮顶陷色黑无脓，肿势扩散，甚至头面、耳、项俱肿，局部皮肤可因组织坏死而呈紫褐色，伴高热寒战，烦躁，神昏谵语，头痛呕吐；舌红绛，苔黄糙，脉洪数。

治法：清热凉血，解毒开窍。

方药：犀角地黄汤合安宫牛黄丸加减，药用生地黄、牡牡丹皮、水牛角、赤芍药、黄芩、牛黄、栀子、郁金、黄连、冰片、麝香等。应中西医结合治疗。

（三）特色治疗

1. 专方专药

（1）芩连消毒饮：顾筱岩认为疔疮因机体火毒内蕴，感受毒气而成，辨证多为阳实证。他认为："疮疡大证其形于表，而根于内。"在论治中紧紧抓住"外之病必根于内"，治病求本。遵循疔疮由五脏蕴毒从内而起的观点，在外用提毒拔疔的同时，更重视清脏腑内毒，从内而治。在黄连解毒汤、五味消毒饮、犀角地黄汤的基础上，创制治疗疔疮、走黄的经验方芩连消毒饮，功能泻火解毒，消肿散结，治疗疔疮颇有疗效。药物组成：黄连、黄芩、栀子、野菊花、重楼、金银花、连翘、赤芍、紫花地丁、制川军。恶寒发热者加蟾酥丸3粒口服；毒盛肿甚者加大青叶；壮热口渴者加竹叶、生石膏；火毒攻心者加犀角、生地、牡丹皮。

（2）蒲银合剂：文健堃自拟蒲银合剂，结合外治早期治疗疔疮，取得了满意疗效。药物组成：蒲公英、金银花、野菊花、滑石、花粉、车前子、甘草。发热口渴者加黄芩、玄参、苦参；大便燥结者加生大黄、芒硝、枳实；呕吐者加竹茹、芦根、法半夏；走黄者加重楼、石斛。

（3）七味治疔汤：凌云鹏在五味消毒饮基础上自拟七味治疔汤，治疗颜面部疔疮亦有较好疗效。药物组成：夏枯草、菊花、紫花地丁、金银花、蒲公英、重楼、生甘草。若有走黄之象，加石斛。

（4）七星剑汤：为陈实功《外科正宗》治疗疗疮名方，药物组成：野菊花、紫花地丁、麻黄、苍耳子、豨莶草、半枝莲、重楼、陈酒等，适用于疔疮初起憎寒发热、痛痒非常、烦躁者。若出现"走黄"之象者，去麻黄、陈酒，加薄荷、金银花等辛凉之剂。

（5）追疔夺命汤：载于《疮疡经验全书》，药物组成：金银花、黄连、羌活、独活、重楼、青皮、泽兰、赤芍、防风、细辛、蝉衣、僵蚕、甘草。全方共凑消散，清热，行气活血之功。服至"汗出为度"，使毒邪得以外泄。

2. 名老中医经验

（1）朱仁康分顺证逆证治疗：朱仁康认为，治疗颜面部疔疮应防止其走黄，重用清热解毒药并加强护理，将本病分顺证逆证治疗。①顺证：火毒结聚，尚未扩散。证见红肿热痛，舌红苔黄，脉弦数。治疗宜清热解毒，消肿止痛，方用紫花地丁饮加减治疗，药用紫花地丁、野菊花、金银花、连翘、黑栀子、蒲公英、半枝莲、重楼、生甘草。苔黄腻者加黄芩、黄连；肿坚不化脓者加炙甲片、皂角刺。②逆证（走黄）：毒走营血，内攻脏腑。证见疮顶干枯，色黑无脓，头面俱肿，寒战发热，恶心呕吐，神昏谵语，舌红绛苔黄燥，脉洪数。治宜清营凉血，清热解毒，方用清瘟败毒饮加减，药用广犀角、生地、牡丹皮、赤芍、黄连、黄芩、生石膏、知母、金银花、连翘、玄参、竹叶、生甘草。神昏谵语者加服安宫牛黄丸；抽搐者加服紫雪丹；咳嗽气急者加川贝、竹沥。③外治：初起疮头掺拔疔散，外敷玉露膏；脓头不破外盖千锤膏以拔毒提脓。

（2）赵炳南分期论治：赵炳南认为，本病皆由火毒而生，治疗时宜分期论治。①疔毒初期以清热解毒为主。药用金银花、野菊花、紫花地丁、赤芍、重楼。烦躁不安者加生地、牡丹皮；恶心呕吐者加竹茹、莲子；便干尿赤者加大黄、黄芩；疼痛明显者加乳香、没药；高热烦渴者加生石膏、天花粉、紫雪丹。②溃脓期宜清热解毒，托里排脓。药用金银花、蒲公英、天花粉、川贝、皂角刺、乳香、没药、紫花地丁、陈皮。若溃脓后脓液少而四周硬肿明显者加赤芍、白茅根；疔疮顶部凹陷不化脓者加黄芪、党参。③走黄：正盛邪实阶段宜清营解毒，凉血护心，方用解毒清营汤加减。药用金银花、连翘、蒲公英、生地、牡丹皮、赤芍、川连、白茅根、生玳瑁、绿豆衣、茜草根、生栀子。神昏谵语者加莲子心、安宫牛黄丸；大便闭结、脉数有力者加大黄、黄芩；烦热口渴者加生石膏、知母、黄柏；抽搐者加全蝎、钩藤；咳吐脓血者加沙参、百合；大便溏泄者加白术、茯苓。正虚邪实阶段治宜益气养阴，清热解毒，方用解毒养阴汤加减，药用西洋参、南沙参、北沙参、石斛、玄参、紫丹参、金银花、蒲公英、佛手参、生黄芪、生地、天冬、麦冬、玉竹。④外治：初期用鲜龙葵、蒲公英、紫花地丁、马齿苋、地黄、绿豆芽适量捣烂外敷；溃脓期用芙蓉糕、铁箍散各半调合外用；已溃后用化毒散软膏外贴。

（3）唐汉钧分期论治：唐汉钧认为本病的主要病因病机是"火毒蕴结"，治疗宜清热凉血解毒。①初起宜清热解毒兼疏风清热，方用五味消毒饮合桑菊饮加减。药用金银花、连翘、生地、牡丹皮、赤芍、桑叶、白菊花、野菊花、紫花地丁、半枝莲、重楼。高热烦渴，恶心呕吐者加黄连、生石膏、竹茹；疼痛者加乳香、没药；大便秘结，小便黄赤加生大黄、栀子。②成脓宜清热解毒，托里护心，方用五味消毒饮合黄连解毒汤加减。药用生地、牡丹皮、赤芍、黄连、黄芩、生栀子、紫花地丁、半枝莲、重楼、绿豆衣、皂角刺。壮热口渴者加生石膏、知母；疔根难化者加僵蚕；便干者加生大黄、玄明粉；神昏者加犀角、琥珀蜡矾丸。③溃后宜益气扶正，清热解毒，方用五味消毒饮合生脉饮加减；药用生地、牡丹皮、赤芍、金银花、紫花地丁、南沙参、玄参、麦冬、石斛、茯苓、谷芽、生甘草。

（4）余步卿临床经验：余步卿认为，疔的发生与火毒过甚，同时与人体气血、脏腑、经络密切相关。他重视经络辨证，认为患处所属经络与疔毒的发生、发展有重要联系。如鼻疔为肺经有火、唇疔为脾热过甚、颧疔为阳明火毒、黑疔为肾经火毒、牙疔为肠胃湿热，这些在辨证时都应予足够重视。余先生治疗疔疮三原则：①早用凉血药。颜面部疔疮乃火毒夹脏腑蕴热而发，初起即热毒炽甚，宜用清热解毒凉血之药直折其火。宜用黄连解毒汤合五味消毒饮加重楼、半枝莲。他认为"血不宁则热不静"，故初起即加用生地、牡丹皮、赤芍等凉血药。有表证者加连翘、牛蒡子；便秘加生大黄、玄明粉；根盘坚硬者加茅莓菇、败酱草草；鼻疔加桑白皮、瓜蒌皮；唇疔加玄参、淡竹叶；四肢酸楚者加桑寄生、丝瓜络；高热者加紫雪丹；神昏谵语者加安宫牛黄丸。②宜收不宜散，避免火毒走散而成走黄之证。疔毒初起挟风邪宜用连翘、牛蒡子、桑叶等辛凉解表之剂。疔根收束，难以化腐成脓时，宜用皂角刺、白茅根、败酱草草等透脓药。后期创面肿硬不消,乃气血被余毒所遏,佐以当归、赤芍、郁金、丹参等。③保护胃气。过服寒凉,一方面损伤胃气,另一方面会使疮形僵硬,日久不消。故治疗颜面疔疮时,应重视保护胃气,在大量清凉药中加用姜半夏、茯苓、木香等调和脾胃之药。临床上一些使用过度抗生素的而出现脾胃之气受损的患者,余先生应用"手订疔毒和胃汤"(蒲公英、金银花、半夏、竹茹、茯苓、砂仁、石菖蒲、赤芍、木香、谷麦芽、陈皮)治疗,疗效满意。

(5)夏少农临床经验:夏少农认为,急性外证应以攻邪为主,邪去则正自安。邪早去一日,则少伤一分正气,以提高疗效、缩短疗程、避免传变。此外,应重视外治法,"刀针之加,破邪于分寸之际,邪随脓泄,而正自安矣"。采用白降丹香头吊吊疗法治疗疔疮,疗效甚好。以香头吊(白降丹研细末95%,白及粉5%加冷水调成糊状,搓至1～2mm粗线状,凉干备用。)吊疗,速去其毒,釜底抽薪。方法:用尖刀在疔头切一"+"切口,以微见血为度,不宜太深,插入香头吊,盖以薄贴,1至2日肿势消退,辅以生肌收口之法至愈。对疔疮走黄之证,予清营解毒之清热解毒汤治疗,药物组成:水牛角粉、大海马、鲜生地、黄芩、金银花、牡丹皮、川连、蒲公英、山慈菇、焦山栀、重楼、浆豆衣。

(6)文汉章临床经验:内服消毒饮以清热解毒、凉血活血、化瘀消肿通络;配合疔疮膏外用以活血散瘀、消肿散结、提脓拔毒。消毒饮组成:金银花、连翘、生地、赤芍、天花粉、蒲公英、芦根、黄芩、土茯苓、川木通、大黄、生甘草。方中金银花、连翘、蒲公英、土茯苓、生甘草清热解毒,为治疮要药;生地、赤芍凉血解毒;黄芩清泻上焦之火;天花粉、芦根清热生津消肿;大黄清热通腑,导火热之邪从大便而出,兼活血化瘀;川木通清热利尿通络,导火热之邪从小便而出。疔疮膏组成:以麻油、松香、白腊、黄腊为基质,配以制乳没、铜绿、百草霜,经中医传统方法熬制备用。疔疮膏性微温,温则气血通畅,可加快局部硬结的吸收及软化,初期可促其消散,中期可收缩根脚,使肿疡局限早溃,以利脓毒排出。现代药理研究证明,疔疮膏对金葡菌、枯草杆菌等有明显抑菌作用,并可改善患部血液循环,从而消除局部症状。

3. 外治

颜面部疔疮应根据不同时期选用不同的外治方法及相应药物。

(1)治疗原则:①初起(初期):箍毒消肿。用玉露散、黄金散以金银花露、菊花汁调成糊状围敷;或用千锤膏、太乙膏盖贴;或用蒲公英、紫花地丁、马齿苋、丝瓜叶等捣烂敷患处。②中期(成脓):提脓祛腐。药用九一丹、八二丹撒于疔疮顶部,再用千锤膏、太乙膏盖贴。若脓出不畅,可手术切开排脓,并用药线引流;还可配合针刺、熏法以活血通络,消肿止痛。③后期(溃后):提脓祛腐、生肌收口。腐肉脱而未尽,久不收口生肌者用月白珍珠散或拔毒生肌散调成糊状外敷;脓水清稀,久不收口者用回阳生肌散调成糊状外敷;腐肉已脱,脓水将尽用生肌散调成糊状外敷。还可配合针刺、熏法、溻渍等方法以活血通络,生肌收口。

（2）各家经验及验方：①尹海秋，王金库应用千锤膏外治本病64例，总有效率达100%。具体方法：局部碘伏消毒后，用千锤膏硬结处围敷，中间留头。待肿块已软后用消毒的7号～9号针头在硬结的凸起部穿刺（如有脓头将其挑出），穿透至核基底部使其流出新鲜血液，将约蚕豆大的千锤膏放在胶布上，贴于针刺出血部位。②伍梅芳，廖昆山应用复方苍耳虫油膏治疗本病30例，有效率达100%。方法：局部清洁处理后，用复方苍耳虫油膏（苍耳虫、蒲公英、大黄、乳香、没药、赤芍、冰片、麻油等。）局部外敷，未成脓者局部涂一薄层本药物，以完全覆盖红肿区域为度。已成脓或脓腔溃破者，用凡士林纱条填塞引流，外敷相应药物。敷药后用两层无菌纱布覆盖固定，每日1次。③鼻嗅治疗，简、便、廉、验，临床疗效满意。方法：丁香、白胡椒、茶叶、粳米各7粒，混合碾成粉末，包于一小块纱布中，纳于一侧鼻孔，保持24h取出。④苍耳虫外敷：周错，舒力强应用苍耳虫外敷治疗疔疮取得较好疗效。苍耳虫具有解毒消肿、排脓止痛、生肌之功。方法：苍耳虫100条放入40ml麻油中浸泡，密封备用。局部消毒后，将苍耳虫捣烂如泥，敷于疮头，外用纱布覆盖，每天1次，一般7日内起效。⑤陈小粉外敷：将陈小粉用适量醋调成糊膏状，直接外敷于病变处（有胡须、毛发处隔一层薄棉纸，以防换药时因药膏干硬而拔掉毛发、胡须），每日1次，直至炎性肿块消失。若患处自溃出脓，改用其他药物治疗。⑥天藤散外敷：将藤黄200g及冰片30g分别研细末，加天仙子300g混匀，密封备用。用时取上药适量，用开水调成糊状，外敷患处。⑦香蓉散外敷：将木芙蓉花叶、天仙子、金钱草按8：3：1比例研细，混合备用。有清热解毒、消肿功效。临用时，取适量香蓉散用温开水调成糊状，均匀抹在纱布上贴于患处，每日1次。《本草纲目》记载：木芙蓉花叶"清肺凉血，解毒散毒，治一切大小痈疽、肿毒恶疮，消肿排脓止痛"；天仙子"恶疮似癞者，烧芡若末敷之"。《本草纲目拾遗》记载：金钱草"去风散毒，煎汤洗一切疮疥"。体现了"外治之理即内治之理，外用之药亦内治之药"的学术思想。中医治疗疮疡强调"诸毒宜聚，诸疮宜散"，香蓉散外用，使局部热毒积聚，随脓而泄而不至扩散。⑧油调膏外敷：煅石膏400g、黄柏500g共研细末，香油调成膏状，备用。临用时，将药膏摊在油纸上，约硬币厚，敷于疮面，大于疮面边缘2～3cm。每日换2～3次。

（3）针灸治疗：①张雨竹根据发病部位不同而取不同穴位针刺治疗取得较好疗效。眉心疔取神庭、神道、心俞、水沟、长强；眼胞疔取太冲、太敦、期门、隐白、肩中、委中、中都；锁口疔取地仓、颊车、足三里、内庭、承浆、膈俞、公孙、丰隆；反唇疔取大都、地仓、神门、委中、合谷、身柱、公孙、丰隆、通里、地机、梁丘；承浆疔取廉泉、天突、膈俞、曲池。②夏冬臣等采用微创剥拨脓栓术治疗本病，总有效率达97%以上。方法：用三棱针将脓栓最低处刺破，然后在伤口外吸负压引流器，将脓液吸出。术后用过氧化氢溶液及0.9%氯化钠溶液冲洗疮口，外敷龙石膏，每天一次，7天为一个疗程。龙石膏组成：煅龙骨、炉甘石、血竭、乳香、没药、浙贝、赤石脂、黄柏、孩儿茶、冰片、麻油。③彭伟，晏宜取灵台、大椎及疔疮所在经络的郄穴，配合谷三棱针点刺出血治疗疔疮，疗效甚好。方法：先取患侧灵台，发热者加大椎，然后取相应郄穴，用提插补泻之泻法强刺激，进针后留针 20min，5分钟运针 1 次，再用捻转提插法，每天针刺 1 次。一般 2～3 天后疔疮自行溃破，此时切勿挤压，引流后敷上消毒纱布，再治疗 1～3 次可痊愈。

4. 常用中药现代药理研究

现代药理研究表明，清热解毒凉血的中药具有抑杀病原微生物、抗细菌毒素、解热、抗炎、提高机体免疫力等作用，对各种感染性疾病具有较好的治疗作用。

金银花为治疗外科疮疡诸证之要药，现代药理研究证明其有抗菌、抗病毒、解热抗炎、止血、免疫调节等作用。连翘为"疮家圣药"，有广谱抗菌作用，对金黄色葡萄球菌有很强的抑制作用，此外还有抗炎抗病毒等诸多作用。蒲公英为解毒凉血之要药，有广谱抑菌作用，对金黄色葡萄球菌耐药株及溶血性链球菌有较强的杀菌作用。金银花、连翘、蒲公英配合使用，可治疗一般感染化脓性皮肤病。黄芩、黄连均具有广谱抗菌作用，对革兰阳性菌、革兰阴性菌及多种病毒均有抑制作用，还可抗细菌毒素、抑制炎症介质的生成及释放。大青叶、板蓝根具有广谱抗菌，破坏内毒素、抗炎及提高机体免疫功能等作用。

六、西医治疗

（1）早期：促进炎症消退，可选用热敷、红外线等物理措施、50% 硫酸镁湿敷，莫匹罗星、夫西地酸等外擦患处，必要时可选用青霉素及复方新诺明等抗菌素。

（2）化脓：有脓栓时可用石炭酸或 2.5% 碘酒等涂于脓栓顶部，促进其脱落；若出现多个脓点，破溃流脓时应及时切开引流，局部作"+"形切开，清除已化脓或坏死的组织，填塞生理盐水纱条引流。同时根据脓液培养及药敏试验选择相应抗生素。

（3）后期：脓出后改用呋喃西林纱条贴于创面，伤口内使用生肌散以促进肉芽组织生长，每天更换敷料，促进创面愈合。

（4）若出现眶周、面、耳、项俱肿，并伴寒战高热、头痛、昏迷等全身症状时，应据脓液培养及血培养加药敏试验结果选择高效抗生素，足量治疗，以免危及生命。必要时应予物理降温、加强营养等对症支持治疗。患者有全身性疾病时应同时治疗全身性疾病。

七、转归与预后

本病初起及时治疗，成脓及时正确切开引流可痊愈；若延误治疗、妄加挤压、不慎碰伤或过早切开等可导致走黄之证，病情凶险，危及生命。

八、预防与调护

1. 去除诱因

保持皮肤清洁、避免汗出过多、勿拔胡须、眉毛及鼻毛、防止皮肤外伤等，以免诱生本病。

2. 正确护理

伴全身症状者，宜卧床休息；忌内服发散药及灸法、忌妄加挤压及碰伤、忌过早切开及挑刺，以免疗毒走散入血而发生走黄重症。

3. 饮食疗法

平素饮食清谈，勿过食膏粱厚味，患病后忌辛辣、鱼腥、烟酒，煎炸等食物。可服用以下食物：

（1）凉冻绿豆肚：清热解暑，补中扶正，泻火解毒；方法：将绿豆、猪肚加适量清水焖煮至八成烂，取出放盐，倒入原汁后蒸至极烂，冷后连汤放冰箱成冻后切片食用。

（2）凉拌马齿苋：马齿苋 500 克、仙人掌 60 克去刺皮，切细在沸水中焯过，加白糖、醋、麻油适量，拌匀佐餐。

（3）芪枣橘粥：生黄芪 60 克、红枣 60 克，浓煎取汁；再入粳米 100 克、红糖 30 克同煮成粥；粥将成时调入陈皮末 1 克，沸后食用。

4. 保持情志乐观以利病情康复。

第二节 手足部疗疮

一、概述

手足部疗疮是指发生于手足部的急性感染性疾病。其临床特点为：疮形如粟，根深坚硬，如钉丁之状，全身热毒症状明显，易损伤筋骨而影响肢体功能。据发病部位、形态、预后不同，命名繁多，有蛇头疗、蛇眼疗、蛇腹疗、蛇背疗、代指、螺疗、蛀节疗、托盘疗、足底疗等。其中，蛇头疗、蛇眼疗、托盘疗、足底疗在临床中较为常见，相当于西医的甲沟炎、化脓性指头炎、手指化脓性腱鞘炎、掌中间隙感染、足底皮下脓肿等。

二、病因病机

《中藏经·论五丁状候第四十》明确提出："五疗者，皆由喜怒忧思，冲寒冒热，恣饮醇酒，多嗜甘肥，毒鱼酢酱，色欲过度之所以也，蓄其毒邪，浸渍脏腑，久不摅散，始变为丁。"《医宗金鉴·外科心法要诀》认为本病是由恣食厚味，或中蛇蛊之毒，或中疫死牛马猪羊之毒，或受四时不正疫气所致，并将本病的病因病机概括为"火毒蕴结"，这与现代中医学的观点基本一致。

1. 内生热毒

恣食肥甘厚味，或辛辣炙煿，伤及脾胃，郁而化热，或性情急躁，情志不调等，导致脏腑蕴热内生，心脾积热，火毒炽盛，阻塞经络，气血凝滞，热甚肉腐成脓。

2. 外感邪热

外感风热火毒，或外感风寒入里化热，或手足部外伤感染毒气，导致火毒结聚，气血凝滞，阻于皮肉，留于经络，经络阻塞，化火酿脓而成。

西医学认为，本病多因手足部被针、竹、刺、木、鱼骨等刺伤，修甲时被刺破，昆虫咬伤等外伤感染所致，亦可由周围组织感染蔓延而发生。致病菌主要为金黄色葡萄球菌。因手足部解剖关系复杂，感染所致肌腱与腱鞘的缩窄与瘢痕形成将严重影响手足功能活动。

三、辨病

1. 临床表现

手足部疗疮发病部位多有外伤史或周围组织感染病史，因发病部位及形态不同，其表现不同。

（1）蛇眼疗：相当于西医学的甲沟炎及甲下脓肿。初起时多局限于指甲一侧的皮下组织红肿疼痛，有的可自行消退，若病情加重，则疼痛加剧，触痛明显，红肿区内有波动感，可见黄色或灰白色脓点，因指甲阻碍，不易溃破出脓。如不切开引流，脓液自一侧甲沟蔓延至根部、对侧甲沟或深部组织，形成甲下脓肿或指头炎。若脓出通畅，则肿消痛减，迅速愈合。

（2）蛇头疗：相当于西医学的脓性指头炎。初起时自觉指尖痒麻不适或轻微针刺样疼痛，轻度肿胀，随后肿势范围逐渐扩大呈蛇头状，灼热肿胀，刺痛加重，呈搏动性跳痛，患肢下垂时尤甚，触痛剧烈，常导致患者睡眠及饮食欠佳，此时多伴有畏寒发热、头痛、全身不适等全身症状及白细胞计数增加。若感染加重导致大部分组织缺血坏死，皮色由红转白，因受压和营养障碍而导致神经末梢麻痹，疼痛反而减轻。治疗得当，脓出痛止肿消，逐渐痊愈。若本病治疗不及时，可致指骨缺血坏死，形成骨髓炎，经久不愈，甚则损伤筋骨，影响手指功能。

（3）蛇肚疗：相当于西医学的急性化脓性腱鞘炎及滑液囊炎。病情发展迅速，24h 左右即可出现局部剧痛，肿胀明显，并伴有发热、头痛、全身不适等全身症状及白细胞计数增高。除患指末节外，患指中、近指节呈明显均匀性肿胀，皮肤高度紧张，患指所有的关节轻度屈曲使腱鞘松弛以减轻疼痛。任何轻微被动伸指活动均可使疼痛加剧。整个腱鞘区均有明显压痛，因炎症在鞘内，即使化脓时亦无波动感。

若引起化脓性滑囊液炎，伴大、小鱼际肿胀、剧烈疼痛及压痛。治疗及时，脓出肿退痛减，2周左右痊愈。若治疗不及时，导致腱鞘内脓液积聚，压力增高，肌腱坏死、黏连而丧失患指功能。

（4）托盘疗：相当于西医学的掌深部间隙感染，包括掌中间隙感染及鱼际间隙感染。掌中间隙感染时，手掌心肿胀隆起，正常凹陷消失，手背水肿严重，皮肤紧张发白，压痛明显。中指、无名指和小指处于半屈位，被动伸指可引起剧痛。鱼际间隙感染时，大鱼际和拇指指蹼明显肿胀疼痛，压痛明显，掌心凹陷存在，拇指外展略屈，示指半屈，活动受限不能对掌。患者均有不同程度的高热、头痛、脉搏快、白细胞计数增高等全身症状，还可继发周围淋巴结肿大，触痛。

（5）足底疗：相当于西医学的足底皮下脓肿。初起时足底部肿痛，不能着地，按之坚硬，随即疼痛加重，呈跳痛，局部可见白色脓点，肿势逐渐扩大，并可蔓延至足背，痛连小腿，不能行走。常伴恶寒发热、头痛，全身不适等全身症状及白细胞数增高。溃后脓出肿消痛止，全身症状亦随之消失，逐渐痊愈。

此外，可采用透光法辨别指（趾）部有脓无脓；采用药线及探针深入疮孔以辨别有无死骨，若触及粗糙的骨质，是为损骨；可观察手指屈伸功能以辨别有无伤筋。

2. 实验室检查

（1）实验室检查：血常规提示白细胞及中性粒细胞增高；脓液及血细菌培养加药敏试验，可确定致病菌种类，并为抗生素的选择使用提供可靠依据。

（2）患部 X 线摄片可确定有无骨质破坏。

四、类病鉴别

手足部疗疮除需分清其不同的发病部位外，还需与类丹毒及指关节结核鉴别。

（1）类丹毒：发病前多有外伤史，表现为游走性红紫色斑片，相对于疗疮红肿较轻，一般不化脓，无明显全身症状。

（2）指关节结核：多发生于手指中节，初起无红肿热痛，后逐渐出现肿胀坚硬，形如蝉腹，历经数月至数年方腐溃。结核菌素试验及 X 线特点可辅助鉴别。

五、中医论治

（一）论治原则

本病的发生与火毒炽盛关系最为密切，治疗应以清热解毒为主，使之消散；如发于下肢者，应注重清热利湿解毒；中期则加托透之法使疗毒外出，以免向深部蔓延；溃后则宜清解余毒，损伤筋骨者宜活血通络。外治的首要目的在于早期促其消散，使患者免受化脓及手术之苦。初期宜箍毒消肿，或清热解毒药湿敷浸渍；成脓宜及早切开排脓；溃后宜用祛腐生肌之品外敷；愈后需加强功能锻炼。

（二）分证论治

1. 火毒凝结证

证候：局部红肿热痛，麻痒相兼，不伴或伴有轻微恶寒发热；舌质红，苔黄，脉数。

治法：清热解毒，佐以活血通络。

方药：五味消毒饮、黄连解毒汤加减，药用黄连、黄柏、黄芩、栀子、金银花、连翘、蒲公英、紫花地丁、野菊花、赤芍药、夏枯草等。

2. 热胜肉腐证

证候：灼热肿胀明显，疼痛剧烈，呈搏动性跳痛，肉腐为脓，伴发热恶寒、头痛、口渴等全身症状；舌质红，苔黄，脉洪或数。

治法：清热解毒，凉血消肿止痛。

方药：仙方活命饮加减。药用金银花、当归、贝母、天花粉、乳香、没药、穿山甲、皂角刺、陈皮、白芷、生甘草等。

3. 毒邪留恋证

证候：脓肿破溃，筋脉受损，脓腐不尽，脓水臭秽或清稀，肿痛不消，胬肉突出；舌红，苔薄黄，脉弦。

治法：托里解毒，祛腐通络。

方药：四妙散合托里消毒散加减。药用苍术、炒黄柏、薏苡仁、怀牛膝、黄芪、白术、茯苓、当归、川芎、赤芍药、金银花、连翘、伸筋草等。

4. 湿热下注证

证候：足底部红肿热痛，按之坚硬，局部可见白色脓点，甚则足背肿胀，痛连小腿，不能行走。常伴恶寒发热、头痛、全身不适等全身症状；舌质红苔黄，脉滑数。

治法：清热利湿，活血通络。

方药：五神汤合萆薢渗湿汤加减。药用茯苓、车前子、怀牛膝、金银花、紫花地丁、炒黄柏、薏苡仁、萆薢、泽泻、王不留行等。

（三）特色治疗

1. 专方专药

（1）指疔伤骨内服方：胡颓子根 90g、忍冬藤 60g、菝葜 30g、生首乌 15g、黑豆 60g，水煎服，每日 1 剂。

（2）自拟消疔汤：薛彩莲、王热闹采用自拟消疔汤治疗手足部疔疮 22 例，全部治愈。其中 5 例有轻度功能障碍，进行 2 月功能锻炼后恢复。方药组成：消疔一方用金银花 60g，连翘、蒲公英、黄芩各 15g，黄连、黄柏、栀子、炙山甲、皂角刺、天花粉、丝瓜络各 10g，甘草 6g；消疔二方用桃仁、红花、炙山甲、皂角刺、丝瓜络、伸筋草、蒲公英、黄芩、黄连各10g，木瓜、金银花各30g，连翘15g，甘草6g。具体方法：先用一方加水600ml，浸泡30min，武火煮沸后文火再煎20min，取汁300ml温服。二煎加水2000ml，武火煮沸后文火再煎20min，药汁及药渣均倒入盆中放温浸泡患部，每次浸泡1h以上，每天3次。当患部明显好转后，改用消疔二方，用法同一方。

（3）紫花地丁饮：为李彪治疗手足部疔疮经验方。药物组成：蒲公英、金银花各20g，紫花地丁、连翘、半枝莲、栀子各15g，野菊花、重楼、炙甲片、皂角刺各10g，生甘草6g。

2.名老中医经验

唐汉钧分期论治经验：唐汉钧将本病分初、中、后三期进行论治。①初期宜清热解毒为主，辅以活血通络，方用五味消毒饮加减。药用连翘、生地、赤芍、桑叶、紫花地丁、半枝莲、重楼、忍冬藤、丝瓜络。疼痛者加乳香、没药；便秘尿赤加生大黄、莱菔子、车前子；红丝上窜，臖核肿大者加玄参、黄芩。②中期（成脓期）宜泻火解毒，透脓止痛，方用七星剑汤合黄连解毒汤加减。药用黄连、黄芩、生栀子、紫花地丁、半枝莲、重楼、野菊花、金银花、连翘、生甘草。恶寒发热者加蟾蜍丸3粒吞服，肿甚者加大紫花地丁用量，加大青叶，脓出不畅者加炙穿山甲、皂角刺，便秘者加生大黄，玄明粉。③后期（溃后）宜托里消毒，祛腐通络，方用五味消毒饮合仙方活命饮加减；药用紫花地丁、半枝莲、金银花、当归、生地、赤芍、皂角刺、丝瓜络、泽兰、苍术、连翘、炒车前子、生甘草。

3.外治

（1）治疗原则：应根据初起、成脓、溃后三个不同阶段选用不同的外治方法。①初起：箍毒消肿，用玉露散、金黄散以金银花露、菊花汁调成糊状围敷；或用千锤膏、太乙膏盖贴；或用蒲公英、紫花地丁、马齿苋、丝瓜叶等捣烂敷患处。蛇眼疔可用10%黄柏溶液湿敷。②成脓：脓成应尽早正确切开排脓。蛇眼疔：沿甲旁0.2cm切开引流；蛇头疔：沿指掌面一侧纵形切开引流，必要时可对口引流，不可在指掌面正中切开；蛇肚疔：沿手指侧面纵形切开，切口不可超过指关节面；托盘疔：沿掌横纹切开，并保证引流通畅。③溃后：脓尽用生肌散或白玉膏外敷；若胬肉高突，修剪后用平胬丹或枯矾粉外敷；若筋骨受损，用2%～10%黄柏溶液浸泡患处，每日2次，每次20min；若有死骨存在，用七三丹提脓祛腐，待死骨松动时将其取出；若经脉受损而致肢体功能障碍者，伤口愈合后用活血通络中药外洗，并进行功能锻炼，外洗中药用桂枝、桑枝、桃仁、红花、丝瓜络、路路通、伸筋草等。

（2）各家经验及验方：①猪胆汁套指法：蛇头疔、蛇腹疔初起时，红肿热痛者，用猪胆汁1个，冰片1.5g，炙蜈蚣末1条，纳入猪胆汁内混匀，然后将患指套浸于猪胆汁内，每日1～2次。②苍耳虫：阴历7月将苍耳虫采集后浸泡于麻油中，加朱砂末少许共同浸泡待用。用时取2～3条置于患处，外贴黄连膏，初起可促其消散，脓出可促其化脓，拔脱疔根。③独角膏：用传统方法将独角莲、黄连、全蝎、蜈蚣、巴豆霜、白花蛇舌草、当归、三棱、莪术、桃仁、大黄、生地、厚朴、香附、川乌、白芷、牙皂、大戟、麻黄、独活、炮穿山甲、樟丹、香油等药物熬制成膏，并捏成相应形状直接敷于创面或插入窦道内，脓水较多者每日更换1次，创面结痂较厚或创面暗红，质硬无脓者，每2～3日更换1次。④立马回疗丹：将雄黄、朱砂各6g，蟾酥、硇砂、白丁香各3g，乳香2g，金顶砒1.5g，麝香1g，蜈蚣1条共研细末调匀成糊状，麦粒大小，插入疗疮孔内。⑤自拟四味洗药：刘小刚等应用自拟四味洗药治疗手足部疗疮156例，总有效率达100%。方法：将黄柏、蒲公英各60g，白矾、儿茶各30g，用水浸泡30min后武火煎沸，文火再煎煮30min后熏洗患处，药液稍温后浸泡患处，每次熏洗浸泡约1h。每天2次，6天为1个疗程。严重者配合内服和西药治疗。第1疗程内治愈112例，第2个疗程内治愈27例，第3个疗程内治愈17例，3个疗程内总有效率达100%。⑥铁枯散：孙登培、孙张应用铁枯散治疗疗疮668例，疗效满意。方法：先将紫花地丁、蒲公英、大黄、五爪龙、马蹄草、透骨草各100g，黄柏80g，黄连50g，共研细末，再将冰片30g研细末，加入青黛100g。取上药粉以1∶1比例拌成糊状软膏备用。用时常规皮肤消毒后，按疮形大小将适量药膏直放于纱布上，外贴包扎即可。每2天换1次，轻者治疗1次，重者2～4次即愈。肿胀范围较大者，配合五味消毒饮随症加减内服。⑦星夏栀子解毒方：吴春燕、徐彬应用清热解毒、消肿止痛之星夏栀子解毒方治疗疗疮110例，有效率达100%。方法：将生南星200g，生栀子400g，青木香、海藻各250g，紫花地丁、天花粉、生黄柏、生姜黄、生大黄、生半夏、苍术各500g研末混匀备用。用时视疗疮范围取药末适量加开水调成糊状外敷患处，隔日1次。疗疮初起时直接外敷患处，脓成时用80%石炭酸点涂疗疮顶部，或切开排脓引流后外敷；若疗疮破溃者，用20%石炭酸涂擦患处后外敷；有全身感染症状者配合西药抗感染等治疗。

（3）针灸治疗：①张艳华、王飞宇运用循经取穴针刺法治疗手足部疗疮80例，1～10次内治愈率达100%。蛇眼疗、蛇头疗、蛇肚疗，取所在经络的郄穴、荥穴、合穴，毫针直刺或斜刺，斜刺针尖指向病所，采用提插补泻或捻转补泻之泻法，强刺激，进针后留针10min，其间运针3次，每日1次。托盘疗、足底疗取其所在经络的井穴、郄穴、合穴，井穴用三棱针点刺放血约2～3滴；郄穴、合穴方法同前，每日1次。疗疮合并发热者，取大椎三棱针点刺放血约1mL；疗疮破溃者，忌用力挤压，酌情外用二黄膏、生肌散等中药外敷。②彭伟、晏宜取灵台、大椎、疗疮所在经络的郄穴、配合谷、委中三棱针点刺放血治疗手足部疗疮38例，疗效甚好。方法：取患侧灵台及疗疮所在经络之郄穴，发热者加大椎，用提插补泻之泻法强刺激，进针后留针20min，5min运针1次，上肢加合谷三棱针点刺出血约1～2ml，下肢加委中三棱针点刺出血2～3ml，每天1次。一般2～3天后疗疮可自行溃破，此时，引流后外敷消毒纱布，再治疗1～3次即可痊愈。

六、西医治疗

（1）甲沟炎：初起未成脓时，可选用鱼石脂软膏敷贴局部或用超短波、红外线等物理治疗，并口服抗菌药物。成脓时应在指神经阻滞麻醉下沿甲沟旁纵行切开引流，必要时须分离拔除一部分指甲甚至全片指甲。手术时避免损伤甲床，以利指甲再生；不可在病变邻近处行浸润麻醉，以免感染扩散。

（2）脓性指头炎：初发时，应用三角巾悬吊前臂固定。口服抗菌药物，予金黄散糊敷贴患指或热敷等物理治疗。肿痛明显或伴有全身症状，应及时切开引流，以减轻疼痛，防止指骨坏死。手术方法：在指神经阻滞麻醉下，沿末节指侧面作纵形切口，长约0.5～1.0cm（远侧不超过甲沟的1/2，近侧不超过指节横纹），将皮下纤维索分离切断，剪去突出的脂肪以使脓液引流通畅；有死骨者应除去死骨，脓腔较大者宜作对口引流，切口内放置九一丹药线引流，外用生肌散纱条包扎。不应做成鱼口形切口，以免术后瘢痕形成影响手指感觉及功能。

（3）急性化脓性腱鞘炎：治疗宜早期使用抗菌药，初期可用红外线、超短波理疗。休息、平置或抬高患侧前臂和手以减轻疼痛。若经治疗无好转，局部肿痛明显时，需尽早切开引流以防感染扩散，减压以防肌腱受压坏死而影响肢体功能。手术应在指神经阻滞麻醉下，取手指侧面作与手指长轴平行的切口，打开肌腱，消除脓液并引流。示、中及环指在患指近端的屈指横纹处作一横切口，剪除部分皮肤使之成为洞式，再切开腱鞘近侧端，放出脓液并引流。切口应当避开手指、掌的横纹，不能在手指掌面正中作切口，分离皮下时认清腱鞘，以免损及肌腱、腱鞘、血管及神经导致肢体功能障碍。术后将手抬高并固定在功能位置。

（4）急性化脓性滑液囊炎：桡（尺）侧滑液囊炎应在拇指中节侧面（小指侧面）及大鱼际掌面（小鱼际掌面）各作一个小切口，排出脓液后用细纱条引流。

（5）掌深间隙感染时须早期使用大剂量抗生素静脉滴注，并配合理疗及外敷药物。若短期内无好转应及时切开引流。掌中间隙感染时，在局部浸润麻醉下纵行切开中指与环指间的指蹼掌面，或在环指相对位置的掌远侧横纹处作一小横切口，进入掌中间隙，切口不应超过手掌远侧横纹，以免损伤掌浅动脉弓。鱼际间隙感染时，直接在大鱼际最肿胀及波动最明显处切开引流，或在拇指、示指间指蹼处作切口，或选在手背第二掌骨桡侧作纵行切口，用止血钳撑开皮下组织，放出脓液后用橡皮条或凡士林引流条引流，外包无菌纱布。使用血管钳轻柔分离时应避免损伤神经、血管及肌腱，切开引流应在掌面进行。

七、转归与预后

本病初起及时治疗，成脓后及时正确切开引流可痊愈；若延误治疗、或切开引流不当等可致筋骨受损，影响患指感觉及导致手指功能障碍。

八、预防与调护

（1）去除诱因：注意保护，避免手足部被鱼骨、针尖、木刺、竹刺、修甲等刺伤，以免诱发本病。

（2）正确护理：伴全身症状者，宜卧床休息；手部疔疮避免剧烈活动及持重物，应以三角巾悬吊固定制动；托盘疗应手掌向下以易脓液流出；足部疔疮宜尽量减少行走及剧烈活动，并抬高患肢。

（3）忌内服发散药、勿妄加挤压及碰伤，以免疔毒走散。

（4）饮食疗法：平素饮食清谈，勿过食膏粱厚味，以免火毒内生；患病后忌辛辣、鱼腥、烟酒、煎炸等食物，以免加重病情。

（5）患指功能障碍者宜加强功能锻炼以利恢复。

第三节　红丝疗

一、概述

红丝疗是指发于四肢淋巴管及其周围组织的急性感染性疾病。临床特点：皮肤呈红丝显露，迅速向近心端走窜，触之较硬，压痛明显。重者可伴恶寒发热、头痛等全身不适，甚者可发生走黄而危及生命。《疮疡经验全书·红丝疗》记载了本病的特点："夫红丝者……发于肌肤之上，红丝贯穿，如一丝线，或痛或痒，……如箭之速。"《外科正宗·疔疮论》亦记载了本病的发病特点及其预后："红丝疗起于手掌节间，初期形似小疮，渐发红丝上攻手膊，令人多作寒热，甚则恶心呕吐；迟者红丝至心，常能坏人。"本病相当于西医学的急性淋巴管炎。

二、病因病机

（1）内因：恣食肥甘厚味，或性情急躁，情志不调，脏腑蕴热内生，火毒凝聚，流窜经络，气血凝滞而成。

（2）外因：皮肤破损、手足部疔疮、足癣糜烂等感染毒邪，郁而化热，热毒炽盛，流窜经络，气血凝滞而成。

总之，本病多因内生火毒凝聚，外感毒邪，以致火毒流窜经络，气血凝滞而成。若火毒走窜内攻脏腑，可成走黄重症。

西医学认为，本病多因足癣糜烂、或皮肤、黏膜破损、导致致病菌侵入淋巴管，或从各种皮肤、皮下化脓性感染等感染灶侵入附近淋巴管，导致淋巴管及其周围组织的急性炎症。致病菌主要为乙型溶血性链球菌及金黄色葡萄球菌。

三、辨病

1. 临床表现

本病多见于四肢内侧，下肢更为常见，常有手足部疔疮、手足癣糜烂及皮肤、黏膜破损等诱因。

本病病变在浅部者，多于皮肤黏膜破损处或手足部疔疮部位先出现红肿热痛，继之在小腿或前臂皮肤上出现一条或多条红丝，逐渐向近心端延伸扩展，红丝周围坚硬，常有硬索状感，压痛明显。因淋巴管炎症导致淋巴回流障碍，或炎症蔓延到局部淋巴结，可致淋巴管周围组织及其所属区域淋巴结肿胀疼痛。若为深部淋巴管炎，皮肤上常看不到红丝，但患肢明显肿胀及压痛，淋巴管走行部位可出现条状肿块，压痛尤甚。

本病轻者红丝较细，多无全身症状，1～2日内可痊愈；重者红丝较粗，甚则出现结块，多伴有恶寒发热、头痛、食欲减退、乏力、苔黄、脉数等全身症状，若出现高热、神昏谵语等症，为走黄重症，若不及时治疗，可危及生命。病情轻重取决于致病菌的毒力和数量，常与原发感染密切相关。

2. 实验室检查

血常规检查可见白细胞总数及中性粒细胞增高。

四、类病鉴别

本病需与浅静脉炎及深部静脉血栓形成及静脉性水肿相鉴别。

（1）浅静脉炎：患者多有下肢静脉曲张病史及其表现，下肢条索状红肿及压痛部位与静脉走向一致，病程进展相对缓慢，消退亦较慢，消退后病变局部常遗留增粗、变硬的静脉改变。多无全身症状或全身症状较轻。

（2）深部静脉血栓形成及静脉性水肿：常有长期卧床史，常有浅静脉曲张病史及表现，患肢疼痛，直立尤甚，时有肿胀，腓肠肌压痛，将患肢足背向背侧急剧弯曲时，小腿肌肉疼痛。

五、中医论治

（一）论治原则

首先应积极治疗原发病灶。本病多因火毒流窜经络，气血凝滞所致，治疗以清热解毒为法，佐以活血散瘀。红丝细者，多为火毒入络，应以清热解毒为主，或用砭镰法，起效较快；红丝粗并伴有全身症状者，毒入营血，治疗应以清营凉血、化瘀解毒为主，必要时配合西医治疗。

（二）分证论治

1. 火毒入络证

证候：患肢红丝较细，红肿疼痛，无全身症状或全身症状较轻；舌淡红，苔薄黄，脉濡数或浮数。

治法：清热解毒，佐以行气活血。

方药：五味消毒饮合黄连解毒汤加减。药用蒲公英、金银花、紫花地丁、天葵子、野菊花、赤芍、牡丹皮、连翘、栀子、黄连、乳香、没药、王不留行等。

2. 毒入营血证

证候：患肢红丝较粗，向近心端蔓延，肿痛明显，或无红丝，肢体肿痛较剧，伴附近淋巴结肿大，恶寒发热、头痛、心烦不寐，或神昏谵语等全身症状；舌红或红绛，苔黄腻，脉洪数。

治法：清营凉血、化瘀解毒。

方药：清营汤或犀角地黄汤加减。药用生地、金银花、连翘、玄参、黄芩、栀子、水牛角、蒲公英、丹参、麦冬、紫草、乳香、没药、黄连、淡竹叶、牡丹皮、赤芍药等。

（三）特色治疗

1. 专方专药

（1）解毒清热汤：为赵炳南治疗本病经验方，药用大青叶、蒲公英、野菊花、赤芍、白茅根、黄芩、丝瓜络、生甘草，高热烦躁者加生石膏、黄连、竹叶。方中大青叶、蒲公英、野菊花、黄芩、生甘草清热解毒；赤芍、白茅根、丝瓜络凉血通络。全方共奏清热泻火、凉血通络之功。

（2）三黄五味饮：为李彪治疗红丝疔轻证经验方，药用金银花、连翘、蒲公英、玉米须、白茅根、紫花地丁、黄柏、泽泻、黄连、牛膝、荆芥、茯苓、黄芩。

（3）清热地黄汤：为李彪治疗红丝疔重证经验方，药用水牛角、生地、蒲公英、金银花、知母、牡丹皮、赤芍、黄连、黄芩、生甘草。

2. 名老中医经验

唐汉钧分轻、重证论治经验：唐汉钧将本病分轻证及重证进行论治，轻者红丝较细，无全身症状或有轻微恶寒发热；重者红丝较粗，伴明显恶寒发热。①轻证：治宜清热解毒，凉血活血；方用仙方活命饮加减；药用紫紫花地丁、金银花、生地、黄芩、蒲公英、野菊花、赤芍、泽兰、当归、丝瓜络、苍术、生甘草。②重证：治宜清热解毒，佐以凉血活血；方用五味消毒饮合黄连解毒汤加减；药用黄连、黄芩、栀子、野菊花、金银花、连翘、牡丹皮、赤芍、生地、生甘草，肿痛明显者加乳香、没药、淡竹叶，发于下肢者加苍术、牛膝，欲成脓者加皂角刺，便秘者加大黄、玄明粉，高热神昏者加琥珀蜡矾丸20粒，吞服，每日2次。

3. 外治

（1）初起可用金黄散、玉露散外敷，或用野菊花叶、木芙蓉叶、蒲公英、马齿苋等洗净捣烂外敷；结块成脓者宜切开引流排脓，溃后用八二丹或九一丹药线引流；脓尽后用生肌散、白玉膏或生肌玉红膏外敷收口。

（2）红丝较细者可用砭镰法，局部皮肤常规消毒后，以刀针沿红丝走行途径寸寸挑断，直至红丝尽头，并轻捏针孔周围皮肤，微令出血，挑断处外敷太乙膏掺红灵丹，或金黄膏。

（3）各家经验：①三棱针点刺放血：王英莲等运用三棱针点刺放血治疗本病15例，1～3次全部治愈，平均疗程为5天。方法：第一步先将局部皮肤常规消毒，用三棱针在红丝末端点刺3～5针，然后从末端向始端方向寸寸点刺，以点刺部位微出血为度；第二步用三棱针点刺双侧耳尖后放血3～5滴；第三步三棱针点刺后，在皮肤破损或感染灶处外敷如意金黄膏。②石剑峰运用针刺治疗红丝疔18例，2～5次全部治愈。方法：取阿是穴、合谷、太冲，高热者加十二井穴、大椎，局部红肿热痛明显者，加用砭镰法。常规消毒皮肤后，红肿部位边缘采用40mm长毫针围刺，双侧合谷、太冲直刺20mm，行捻转泻法；十二井穴用三棱针点刺出血并3～5mL；大椎向上斜刺20mm行提插捻转泻法。每10min行针1次，留针30min，每日1次。红丝明显者用三棱针沿红丝走行部位，从近心端至起始部位寸寸挑断，挤压针孔周围皮肤令其微出血，出血量约3～5mL。③李义，姜杰瑜采用循经点刺治疗红丝疔50例，1～2次即可痊愈。方法：皮肤常规消毒后，循经取穴，三棱针点刺所选经络穴位及络脉，并沿红丝所行途径寸寸点刺至红丝尽头，刺入0.5～1分深度，以刺出血为度。④戚魁邦采用针刺放血拔罐配合中药内服治疗红丝疔203例，平均4～5天治愈。方法：针刺放血拔罐：取患侧厥阴俞，皮肤常规消毒后，用三棱针向背脊方向点刺并放血1～2滴，在拔罐并留罐15min后起罐，擦拭干净，外涂龙胆紫。中药内服：取拇指大小白矾1块，葱心7个，共捣拌匀，余下葱茎叶洗净煎半碗，待温送服上药，盖被发汗。

六、西医治疗

治疗本病应首先治疗原发感染灶，如皮肤黏膜破损、手足癣、皮肤及皮下脓肿等。早期应系统使用抗生素，并用药至局部及全身症状消失后1周。发现皮肤有红线条时，可用呋喃西林溶液湿敷，同时抬高患肢，局部休息。若局部有肿块形成并化脓，应及时切开引流。

七、转归与预后

本病经积极治疗原发病，初起及时治疗，成脓及时切开引流可痊愈；若延误治疗、或病情严重者可形成"走黄"重症而危及生命。

八、预防与调护

（1）去除诱因：注意保护皮肤，避免皮肤黏膜损伤；积极治疗手足癣、皮肤及皮下脓肿等原发病。

（2）正确护理：发于上肢者，宜用三角巾悬吊患肢于中立位，忌持重物。发于下肢者，应将患肢抬高30°，避免剧烈运动。伴全身症状者，宜卧床休息。

（3）忌食辛辣、鱼腥、肥甘之品，忌内服发散药，因其皆有走窜之性，易使疔毒走散而发生走黄等重症。

（4）其他参见手足部疔疮。

第四节　走黄

一、概述

走黄是指疔毒走散入血，内攻脏腑或流窜经络所致的一种急性危险性症候。起病急，病情凶险，发展迅速。宋·窦汉卿《疮疡经验全书·疔疮》首次提出"走黄"之名："凡疔疮初生时，红软温和，忽然顶陷黑，谓之癀走，此症危矣。"癀走即是走黄。相当于西医学的全身性外科感染。

二、病因病机

走黄总由疔毒走散入血，内攻脏腑所致。

疔为火毒炽盛而成，所有疔疮皆可发生走黄。其中，头面乃诸阳之首，火毒蕴结于此，反应剧烈，发展迅速，危险性大，因此，颜面部疔疮发生走黄者较多。其次，烂疔来势暴急，化腐甚巨，故发生走黄者亦较多。此外，早期延误治疗、妄加挤压、不慎碰伤、过早切开、饮酒、进食辛辣炙煿及荤腥发物、内服发散药等均可导致疔疮火毒炽盛，走散入血，内攻脏腑而成走黄重症。

西医学认为，本病多继发于各种化脓性感染及创伤后感染，因致病菌数量多，毒力强和（或）机体抵抗力降低所致。常见致病菌有大肠埃希菌、拟杆菌、铜绿假单孢菌、金黄色葡萄球菌、变形杆菌、梭形杆菌、白色念珠菌等。因鼻、上唇及周围的静脉无静脉瓣，面部的疔因延误治疗，病情加剧或妄加挤压、不慎碰伤时，病菌经内眦静脉、眼静脉进入颅内海绵状静脉窦，导致化脓性海绵状静脉窦炎。

三、辨病

1.临床表现

在原有疾病表现的基础上忽然疮顶陷黑无脓，肿势散漫，向周围扩散，并出现高热、寒战、头痛、恶心、呕吐、腹胀、面色苍白或潮红、烦躁、神昏谵语、神志淡漠、甚至昏迷，心率加快、脉搏细速、呼吸急促或困难、肝脾肿大、黄疸及皮肤黏膜瘀斑等。其中，革兰氏染色阳性菌感染者多表现为：发热呈稽留热或弛张热型，可无寒战、面色潮红、四肢温暖、烦躁、神昏谵语、呕吐、腹胀、皮肤黏膜瘀斑，休克发生晚。革兰氏染色阴性菌感染者多表现为：突然出现寒战、发热可呈间歇热型，四肢厥冷、发绀、尿少、休克发生早。真菌感染多表现为：突发高热、寒战、变化迅速、神志淡漠、血压迅速下降甚至休克。若感染未能及时控制，病情可持续发展，出现感染性休克及多器官功能障碍综合征。

2. 从疔疮局部表现辨走黄及预后

疮顶高突，根脚局限，红肿灼痛者，有护场；脓出毒泄，肿消痛减，全身症状好转，为正气托毒，顺证、预后好。疮陷肿散，由红转暗，为失护场；无脓，疼痛剧烈，全身症状加重，为毒邪走散之危象，逆证、难治。王肯堂《证治准绳·疡医》曰："疔之四周赤肿名曰'护场'，为可治；疔之四周不赤肿，为'不护场'，不可治。"徐少鳌云："疮面有脓则生，无脓则死。"

3. 实验室检查

（1）血常规：白细胞计数明显增高，可达 $20 \sim 30 \times 10^9/L$，革兰阴性杆菌感染时，白细胞计数增高可不明显或反减少；真菌感染时，可出现晚幼粒细胞、中幼粒细胞。

（2）可出现不同程度的氮质血症、酸中毒、代谢失衡、肝肾功异常，尿中可有红细胞、蛋白及酮体。

（3）血培养加药敏试验：可培养出致病菌，并为抗生素选择提供可靠依据。在患者高热寒战时抽血可提高阳性率。

四、类病辨别

本病应判断继发于何种感染及由何种致病菌所致，以及有无感染性休克及多器官功能障碍综合征发生。

五、中医论治

（一）论治原则

本病多由疔毒走散入血所致，治疗应以清热解毒，清营凉血为主，佐以开窍醒神。

（二）分证论治

1. 毒入营血证

证候：在原发病基础上忽然出现疮顶陷黑无脓，肿势散漫，扩散迅速，并伴高热寒战、头痛、烦躁不安等全身不适；舌红或红绛，苔黄燥，脉洪数。

治法：清热解毒凉血。

方药：黄连解毒汤合五味消毒饮加减；药用野菊花、蒲公英、金银花、连翘、紫花地丁、天葵子、牡丹皮、赤芍、栀子、黄连、川芎等。便秘者加大黄、玄明粉；呕吐者加生石膏、淡竹叶。

2. 疔毒内闭证

证候：高热寒战，头痛，恶心呕吐，烦躁不安，神昏谵语，大汗淋漓，四肢厥冷或温暖，呼吸急促；舌红绛，苔黄燥或焦黑，脉细数无力。

治法：清热解毒凉血，透邪开窍醒神。

方药：清营汤加减。药用水牛角、生地、金银花、连翘、黄芩、栀子、蒲公英、丹参、玄参、麦冬、黄连、淡竹叶、牡丹皮、赤芍药等。加安宫牛黄丸或紫雪丹1粒吞服。

（三）特色治疗

1. 专方专药

七星剑汤：为《外科正宗》治疗疮名方，张坤应用七星剑汤加减内服配合外治治疗疔疮走黄28例，12～51天全部治愈。方法：内服：方用以清热凉血解毒为主的七星剑汤加减。药用犀角（研末冲服）、野菊花、金银花、紫花地丁、苍耳子、半枝莲、浙贝母、生石膏。神昏谵语者加安宫牛黄丸半粒温开水化服，每日4次；疮陷无脓者加生黄芪、皂角刺、桔梗托毒透脓；病情重、体质弱者辅以抗生素及补液等治疗。外治：初期用九一丹或定痛散（朱砂、冰片、西瓜霜、麝香）掺疮面，金黄膏围敷以提脓祛腐，解毒止痛；后期用化毒散（雄黄、滑石、冰片）、月石膏（西月石、凡士林膏）收口。

2. 名老中医经验

（1）唐汉钧辨证论治经验：唐汉钧将走黄分气营两燔、毒入营血、疔毒内闭、壮热亡阴四个证型进行论治。①气营两燔证：清气泄热，凉营解毒，方用白虎汤合清营汤加减。药用生石膏、炒知母、生地、牡丹皮、大青叶、板蓝根、金银花、半枝莲、重楼、玄参、生甘草。高热不退者加羚羊角粉；恶心呕吐者加竹茹、陈皮；便结者加生大黄。②毒入营血证：清营凉血，清热解毒，方用犀角地黄汤合黄连解毒汤加减。药用犀角、生地、牡丹皮、赤芍、黄连、黄芩、金银花、紫花地丁、玄参、半枝莲、重楼。神昏谵语者加安宫牛黄丸；抽搐者加至宝丹；烦渴引饮者加石斛、天花粉、鲜茅根；咯血者加茜草、仙鹤草、藕节；皮肤发黄者加茵陈、栀子；皮肤发斑者加茜草、白茅根；脓毒流注者加蒲公英、皂角刺。③疔毒内闭证：宣泄血毒，清透伏邪，方用清营汤加减。药用犀角、生地、玄参、连翘、金银花、淡豆豉、黄芩、黄连、升麻、葶苈子、竹叶、薏苡仁、冬瓜子。厥回脉出高热者加大青叶、板蓝根；小便短赤者加车前子、半枝莲；神昏痉厥者加紫雪丹、玉枢丹口服。④壮热亡阴证：凉血解毒，生津固阴，方用清营汤合竹叶黄芪汤加减。药用犀角、生地、玄参、石斛、大青叶、北沙参、金银花、黄芪、竹叶、白茅根、芦根、半枝莲、生甘草。

（2）顾筱岩辨证论治经验：顾氏认为"走黄"多为邪盛热极之症，故内治宜凉血清热解毒为主，内服犀角地黄汤合黄连解毒汤，五味消毒饮加半枝莲、重楼等合并使用。顾氏取《外科正宗》七星剑汤、《医宗金鉴·外科心法要诀》五味消毒饮、《外科秘要》黄连解毒汤诸法化裁，制成治一切疗疮、走黄的经验方芩连消毒饮。功能泻火解毒，消肿散结。其组成：川黄 3g，黄芩 9g，野菊花 9g，紫花地丁 15g，半枝莲 9g，金银花 9g，连翘 9g，赤芍 9g，生甘草 4.5g。同时，视病情变化随症加减：托毒透脓，加黄芪 20g，皂角刺 6g；通腑清热，用生大黄 9g，玄明粉 3g；小便不利，加木通 12g，赤苓 15g；壮热口渴，加知母 12g，石膏 12g，大青叶 15g；泛泛欲恶，加陈皮 15g，竹茹 10g。倘见走黄端倪，便当即合用犀角地黄汤，另用安宫牛黄丸吞服。阴伤津涸，加鲜生地、玄参、麦冬、鲜石斛。水涸风动痉厥，可加紫雪丹（吞服）或加入羚羊角、钩藤、龙齿。其他如外科蟾酥丸或梅花点舌丹也可配合应用。

六、西医治疗

本病除积极处理原发病灶外，应采用早期使用抗生素、对症支持治疗等综合性治疗措施。

1. 处理原发病灶

对明确原发病灶应及时彻底处理，并解除相关病因。

2. 抗生素

在血培养及脓液培养加药敏结果回报之前，根据原发病灶的性质，早期、联合、足量使用抗生素；血培养及脓液培养加药敏结果回报后，根据结果选用合适的抗生素；抗生素应使用至局部感染控制、全身症状消失、血培养阴性后 10～14 天。

3. 对症支持治疗

高热者物理降温，四肢厥冷者注意保暖，补充血容量、维持酸碱平衡、纠正电解质紊乱及低蛋白血症等。必要时需同时应用肾上腺皮质激素以减轻中毒症状，防治休克。

七、转归与预后

本病发病迅速，病情凶险，需早期及时正确治疗，经积极治疗可痊愈；若延误治疗、或病情严重者可因休克或多器官功能障碍而危及生命。

八、预防与调护

（1）去除诱因：积极治疗原发病灶，疗疮特别是颜面部者切勿妄加挤压、碰伤，勿过早切开，忌饮酒、进食辛辣炙煿及荤腥发物，忌内服发散药等。

（2）卧床休息。

（王兴兰　杨恩品）

第八章

痈

痈的基本含义是气血为毒邪壅塞不通的意思。《灵枢·痈疽》记载："痈者，其皮上薄以泽，此其候也。"并认为："……骨髓不为焦枯，五脏不为伤，故命曰痈。"后世医家以此为依据，多认为痈的病变位置浅、病程短、预后好。如《外科精义》说："六腑积热，腾出于外，肌肉之间，其发暴甚，肿皮光软，侵展广大者痈也。"明·陈实功《外科正宗》说："痈者壅也，为阳……其暴发而所患浮浅，……易肿、易脓、易溃、易敛。诚为不伤筋骨易治之症也。疽者沮也，为阴……其发缓而所患深沉，故为伤筋蚀骨难治之症也。"说明痈疽代表一定的阴阳含义，相对而言痈浅疽深、痈为阳疽为阴。

在中医文献中，痈还有"内痈"、"外痈"之分。内痈发于脏腑，如肺痈、肝痈、肠痈等；外痈发于体表，多指发生于皮肉之间的急性化脓性疾病。本章主要叙述外痈，其特点是：局部光软无头，红肿疼痛（少数初起皮色不变），结块范围多在6～9cm左右，发病迅速，易肿、易脓、易溃、易敛，或伴有恶寒、发热、口渴等全身症状，一般不会损伤筋骨，也不易造成内陷。此类痈发无定处，随处可生，因发病部位不同，名称各异，但多数属西医学的软组织脓肿或化脓性淋巴结炎。

以痈命名的外科疾病，还有特殊部位的痈，如瘿痈、囊痈、子痈、肛痈、乳痈等，在病因、证治及转归等方面不同于一般体表痈。

本章内容除一般体表痈外，增加了"瘿痈"进行介绍。

第一节　颈痈

一、概述

颈痈是发于颈部的痈肿，俗名痰毒。初起颈部结块或肿胀，形如丸卵，皮色不变，继则皮肤发红，胀痛灼热，肿势高突，化脓则肿块中软，痛如鸡啄，破溃后脓出黄白稠厚，肿痛渐消。伴恶寒发热，头痛口干，咽喉疼痛，咳嗽龈肿，便秘尿赤等全身症状，化脓时症状加剧，脓出后减轻。相当于西医所称之颈部急性化脓性淋巴结炎。

《医宗金鉴》中称本病为"夹喉痈"。《疡科心得集·辨颈痈锁喉痈论》对该病论述较详："颈痈生于颈之两旁，多因风温痰热而发，盖风温外袭，必鼓动其肝木，而相火亦因之俱动，相火上逆，脾中痰热随之。颈为少阳络脉循行之地，其循行之邪至此而结，故发痈也。"其他文献中尚有将发于耳垂后者称"耳根痈"，发于项后发际两旁处者称"鱼尾毒"等。

二、病因病机

本病多由外感风温、风热，挟痰浊蕴结于少阳、阳明经络所致；或因肝胃火毒上攻，挟痰凝结而成痈；亦有由乳蛾、口疳或头面部疮疖等，或附近皮肤、黏膜破损后，毒邪流窜而诱发。《外科医案汇编·风痰》云："颈项痰核，不外乎风邪入络，忧郁气结，气血失于流通，凝痰于络，俱在少阳、阳明部位。"

西医病因病理：颈部急性淋巴结炎常见于儿童，多由上呼吸道感染、扁桃体炎、龋齿、咽炎、口腔炎、外耳道炎等炎症引起，通过淋巴引流途径引起颈部淋巴结感染。病原菌以金黄色葡萄球菌和溶血性链球菌为主。

三、辨病

1. 临床表现

初起结块生于颈项一侧或两侧，或颌下、耳后、颏下，起病急，肿核大小不定，小者呈杏核大，大者如鸡卵，皮色不变，肿胀，灼热，疼痛。逐渐漫肿坚实，焮热疼痛。伴恶寒、发热、头痛，舌苔黄腻，脉滑数等症状。若4～5日后发热不退，肿势高突，皮色渐红，疼痛加剧如鸡啄，伴口干、便秘、溲赤，或兼见口舌齿龈肿痛，舌苔黄腻，脉滑数等症状，是欲成脓。至7～10日按之中软而有波动应指者，为内已成脓。溃后脓出黄白稠厚，排脓畅通，肿消痛减，一般10～14日左右可痊愈；亦有患者因体质虚弱，溃后脓出稀薄，痈肿残存，迁延反复1～2个月，收口愈合较慢。多伴有精神不振，神疲肢软，面色萎黄，舌苔薄，脉细。若治疗得当，正气来复，脓液变稠，疮面转现红活，逐步收口愈合。

2. 诊断要点

（1）多见于儿童，发病前多有乳蛾、口疳，或头面部生疖肿等，或附近皮肤黏膜有破损病史。

（2）多生于颈旁两侧的颌下，亦可见于耳后、项后、颏下。

（3）初起时局部肿胀、灼热、疼痛而皮色不变。肿块边界清楚，多有明显的风温外感等全身临床表现。

3.辅助检查

血常规示白细胞总数及中性粒细胞比例可增高。

四、类病辨别

（1）痄腮：呈流行性发病，具有传染性，出现两侧腮部肿大，相继而起，濡肿色白而不化脓，酸胀少痛，检查腮腺内口红肿，腮肿进食时疼痛，约1周左右可消退。

（2）臀核：亦多因头面、口腔等部疾患及皮肤黏膜破损引起，但肿核较小，活动度大，很少化脓，压痛明显，无发热、恶寒等全身症状。

五、中医论治

（一）论治原则

颈痈之治，应先其所因，伏其所主，因势利导，适时切开排脓，保持引脓通畅，遵循表者疏之，郁者散之，热者清之，痰者化之的治疗原则。若赤肿疼痛，痛如鸡啄酿脓者，宜透脓，可加穿山甲、皂角刺等，使邪去毒消正自安。若为正虚邪恋，排脓不畅，则需托补排脓祛邪。切忌用苦寒冰伏之品，致使痈肿硬结，毒滞难化。

（二）分证论治

1.风热痰结证

证候：颌下痰核肿大，形如杏核或鸡卵，继而焮红热痛，伴发热恶寒，咽痛咳嗽。若肿势扩大，可延及对侧颌下或颈下，头痛头昏，口干，尿黄便结；舌红苔黄腻，脉滑。

治法：疏风清热，化痰消肿。

方药：牛蒡解肌汤加减，药用牛蒡子、薄荷、荆芥、连翘、栀子、牡丹皮、石斛、玄参、夏枯草。热甚，加柴胡、黄芩；便秘，重用牛蒡子，加瓜蒌仁、枳实。

2.气郁化火证

证候：痈发于颈项一侧，来势较缓，渐渐肿大，可至鸡卵大小，皮色渐红，肿胀疼痛，伴心烦胁痛、失眠易怒、口苦咽干，若肿块按之软而有波动感，为脓成外透，穿刺可抽出脓液；舌质红，苔薄黄，脉弦数。

治法：清肝理气，散结消肿。

方药：柴胡清肝汤加减，药用生成黄、当归、白芍、川芎、柴胡、黄芩、栀子、天花粉、防风、牛蒡子、连翘、甘草，加石决明、金银花、穿山甲、皂角刺、夏枯草、玄参。

3.胃热壅盛证

证候：颌下肿胀疼痛，皮肤焮红，或波及颈下，甚者可连及腮颊，开口困难，口干口苦，齿龈肿痛。头痛发热，口气臭，唇干燥，大便秘结；舌红苔黄少津，脉洪数。

治法：清胃泻热，散结消肿。

方药：清胃散或玉女煎加减，药用生成黄、当归、丹皮、黄连、升麻等，加黄芩、蒲公英、金银花、紫花地丁、板蓝根、连翘、牛蒡子等。

4. 气虚邪恋证

证候：痈肿溃脓后，疮面色暗，脓出稀薄，消散较慢，久不收口；伴精神不振，神疲乏力，少气懒言，语声低弱，面色萎黄；舌淡苔薄，脉细弱。

治法：益气排脓，托毒生肌。

方药：托里排脓汤加减，药用当归、白芍、人参、白术、茯苓、连翘、金银花、浙贝母、生黄芪、陈皮、肉桂、甘草，加柴胡、升麻、山甲片、皂角刺，可重用生黄芪。

（三）特色治疗

1. 专方专药

（1）三星汤：由金银花60g，蒲公英30g，生甘草9g组成。量重药专，既具有清热解毒之功，又无寒冷郁遏之弊，应用时可按方减量，可加焦栀子、玄参泻火清热；便秘热结加生首乌9g以清热解毒而通利大便；湿重者加藿香、厚朴、茯苓、滑石等化湿渗湿。

（2）痰毒煎：由牛蒡子15g，莱菔子15g，连翘15g，杏仁9g，薄荷5g（后下），荆芥9g，夏枯草15g，僵蚕9g组成。功用：疏风清热，化痰消肿。适用于风热痰毒证。

（3）清热解毒化痰散结汤马生莲用中药清热解毒化痰散结汤治疗小儿急性淋巴结炎。基本方：板蓝根5～15g、连翘5～10g、浙贝母5～10g、玄参5～10g、柴胡5～10g、黄芩4～10g、夏枯草5～10g、海藻5～10g、昆布5～10g、僵蚕5～10g、薄荷3～6g、竹叶3～6g。将128例患儿随机分为两组，治疗组64例采用中药清热解毒化痰散结汤治疗；对照组64例采用抗生素静脉滴注治疗，均6天为1个疗程。结果：治疗组治愈62例，有效2例，总有效率100%；对照组治愈58例，有效6例，总有效率100%，两组总有效率比较差异无统计意义（P > 0.05）。但治疗组淋巴结肿痛消失时间比对照组明显缩短（P < 0.05）。

2. 名老中医经验

（1）李竞先生临床经验：李竞先生认为颈痈伴发较大脓腔，可采用冲洗灌注法配合加压治疗，可以明显缩短疗程。患者杨某，男，43岁。患者2月初项后红肿热痛，在某医院输抗生素（具体不详），外敷芙蓉膏治疗，10天前伤口自行破溃，又予凡士林纱条换药治疗。初诊，患者精神可，项后中部可见一0.5×0.5cm的一个伤口，分泌物较多，肉芽无水肿。伤口周围红肿不明显。用探针向左外向上方分别探入3cm，棉捻擦拭伤口易出血。诊断为颈痈。此系禀赋不足，外邪乘虚而入，邪气郁阻经脉，气血瘀滞，郁久化热，热盛肉腐为脓，脓出不尽，伤口不愈。治宜给邪以出路，祛腐生肌。治疗采用过氧化氢水，生理盐水冲洗脓腔，祛腐生肌散中药棉捻换药。复诊：治疗10天后，分泌物减少，即灌注闭管灵并在脓腔上方加压，以促其闭合。经过两次灌注，脓腔闭合。整个疗程共计半月。

（2）赵炳南临床经验：刘某，男，60岁。因项部肿痛三周于1973年1月11日入院。三周前左侧颈部起一小疙瘩，剃头后疙瘩明显增大，红肿，疼痛，伴有发烧，头颈部转侧不利，门诊予中药及注射"卡那霉素"，肿略见消，大便二三日一行，小便清长，口渴欲饮，心烦气急，睡眠不安，食纳减少，体重明显减轻。舌质红苔白厚腻，左脉沉弦。病程日久，气阴两伤，无力托毒外出。辨证为毒热壅盛，气阴两伤，治以活血解毒消痈，益气养阴凉血。方用生黄芪、党参、蒲公英、生白芍、天花粉、白芷、陈皮、川贝母、穿山甲、皂角刺、川芎、金银花、生地炭，每日3次。外用甲字提毒药捻蘸紫色疽疮膏纳入疮口，表面敷盖红粉纱条，周围围箍黑布药膏。用药一周后，体温有下降，局部红肿未再向周围蔓延，浓汁较多，质稠厚，疮面突起，疼痛减轻，病情有转机。处方：生黄芪、党参、贝母、蒲公英、陈皮、白芷、穿山甲、皂角刺、天花粉、川芎、赤白芍、生甘草。

（3）郭长贵临床经验：郭老认为风、热、痰、瘀是颈痈的主要病因病机，故立疏风清热、化痰祛瘀之法，拟疏风化痰汤：防风、蔓荆子、川芎各6g，僵蚕、制半夏各10g，生地、赤芍各12g，柴胡、葛根、胆南星各3g（此为7~10岁儿童用量）。日1剂，水煎2次，取汁300mL，分3次温服。随症加减：头痛项强者，加羌、独活各6g；结块坚硬者，加三棱、莪术各10g；大便干结者，加大黄（后下）、槟榔、火麻仁各6g；发热口渴者，加生石膏15g、黄芩6g。同时配以外治：初起脓未成者，用自拟黄川膏（黄连、川芎各30g，僵蚕、南星各15g，共研细末，凡士林调膏），或冲和膏（《金鉴》方）贴敷；脓成者，用万应膏掺七三丹（均为《金鉴》方）盖贴，或切开排脓；溃后用自拟祛腐生肌散（煅石膏30g，制乳没各15g，血竭6g，共研极细末）干撒，加黄连膏（《金鉴》方）盖贴。

3. 外治

（1）治疗原则：①初起用金黄膏，或金黄散以冷开水或醋等调成糊状外敷。热盛者，可用玉露膏或玉露散外敷，或太乙膏外敷，掺药均可用红灵丹或阳毒内消散。②成脓宜切开排脓，以得脓为度。③溃后先用药线蘸八二丹插入疮口，3～5日后改用九一丹，外盖金黄膏或玉露膏。待肿势消退十之八九时，改用红油膏盖贴。脓腐已尽，见出透明浅色黏液者，宜生肌收敛，改用生肌散、太乙膏或生肌白玉膏或生肌玉红膏盖贴。④有袋脓者，可先用垫棉法加压包扎，如无效可扩创引流。

（2）各家经验及验方：①苍耳子虫外敷：用苍耳子虫100条，放入40ml麻油内浸泡。用时取苍耳子虫1～2条捣烂如泥，局部消毒后将苍耳子虫敷于疮顶，外用纱布覆盖。一日一换，脓多时可一日换两次。②茜草外敷：取鲜茜草茎叶适量，捣成糊状，患处用生理盐水清洁，将捣烂的茜草外敷患处，外用消毒纱布包好。初起者一日一换，溃烂者半日一换。一般1～3天肿痛消退。③苦瓜散外敷：鲜苦瓜30g，鲜紫花地丁15g，田边菊15g，共捣烂如泥，局部外敷。④一见喜干叶（打粉）

20g，雄黄3g，冰片3g，加凡士林50g，调成软膏。贴敷患处，每日换药一次。⑤五倍子研细末，醋调外敷。《本草纲目》谓："五倍子其气寒，能散热毒疮肿。"醋调外用则能散瘀解毒。

4. 常用中药现代药理研究

（1）抑菌作用：一些中草药临床外治体表化脓性感染性疾病效果显著，实验研究亦显示有良好的抑菌作用。体外抑菌试验是判断药物是否能直接抑杀细菌的简单而可靠的方法。如芙蓉叶软膏或其鲜品捣烂外敷治疮疖、蜂窝织炎有较好疗效。对浅部感染常见的金黄散葡萄球菌用木芙蓉作抑菌试验，对其中的2/3菌株的抑菌浓度只需0.08g/ml。用18种外用中药粉对绿脓杆菌作抑菌试验，发现0.5g/ml枯矾溶液对50株绿脓杆菌中的49株抑菌圈直径在20mm以上，属高度敏感性。枯矾对金黄散葡萄球菌及溶血性链球菌亦高度敏感，认为对化脓性溃疡经久不愈的伤口，枯矾为理想的外用药。柳叶豆鲜叶或浓缩煎剂湿敷，能使化脓创面分泌物立即减少，臭味消失，实验室亦证实其对金黄色葡萄球菌抑菌作用较强，并有抗炎作用。

（2）增强免疫：外用中草药抗细菌感染的作用机制，除直接抑菌外，还有增强机体局部免疫功能，消除细菌感染引起的炎症作用。用金黄膏、玉红膏、黄连膏激活的小鼠腹腔巨噬细胞，不仅有较强的吞噬活性，而且还具有消化异物的能力，并参加机体的免疫反应，能在体内完成吞噬微生物的作用。上述外用中药可使趋化性加强，吸引巨噬细胞向炎症病灶聚集，使炎症消失。经上述中药激活的局势细胞体积大、伪足多、胞浆内吞噬空泡多，表明外用中药可发挥免疫增强剂作用，其机制可能与激活血清补体有关。而以EA-花环形成百分率为指标，亦证明金黄膏等是良好的免疫增强剂。

六、西医治疗

（1）应用抗生素：首选青霉素80U肌注，每日2～3次；或复方甲基异噁唑（SMZ-TMP）每次1g，每日2次。

（2）供给富有营养、维生素的饮食。局部禁止用力挤压。必要时给予止痛剂。若合并糖尿病，应积极治疗。

（3）局部照射红蓝光、超短波，每日2次。早期可用50%的硫酸镁液湿敷，以促进炎症吸收，减轻疼痛。

（4）局部周围封闭疗法 以0.25%～0.5%普鲁卡因20ml加40U青霉素钾盐（先做皮试）混合后，在根盘外约2cm边缘，作周围封闭。每日1次。可促进炎症吸收，加速愈合。如对青霉素过敏者，也可单用普鲁卡因封闭，但疗效稍逊。

七、转归与预后

颈痈属阳证，一般不会损筋伤骨，也不会造成陷证。经恰当治疗，预后良好。

八、预防与调护

（1）注意气温变化，适寒温，避风寒、风热、暑热之邪外袭。

（2）及时治疗乳蛾、口腔溃疡及头面部疖肿。

（3）注意调节饮食，少食难消化易滞之物，如冷荤、煎炸等食品。初期、成脓期宜进半流饮食。

（4）颈痈早期忌用苦寒冰伏之剂治疗，不宜挤压。高热时应卧床休息、多饮水。

第二节 腋痈

一、概述

生于腋窝部的痈肿称为"腋痈"，又名"夹肢痈"，俗称"夹痈"。相当于西医的腋下急性化脓性淋巴结炎。

二、病因病机

本病多由外感风热之邪，或上肢皮肤破损染毒，或因疮疡等毒邪感染循经流窜所致；亦可因肝脾血热兼忿怒气郁化火，或房劳过度，肝肾阴亏，虚火灼经，经气不利，郁于腋部皮肉经络而成。

西医病因病理：急性化脓性淋巴结炎的经过主要表现为由浆液性逐渐向化脓性转化。浆液性炎症的特征是局部淋巴结肿大变硬，自觉疼痛或有压痛。病变主要在淋巴结内出现充血、水肿，因此，淋巴结尚可移动，边界清楚，与周围组织无黏连。全身反应甚微或有低热，体温一般在38℃以下，此期常为患者忽视而不能及时治疗。感染迅速发展成化脓性后，局部疼痛加重，淋巴结化脓溶解，破溃后，侵及周围软组织则出现炎性浸润块；皮肤充血、肿、硬，此时淋巴结与周围组织黏连，不能移动。脓肿形成时，皮肤表面有明显压痛点，表面皮肤软化，有凹陷性水肿；浅在的脓肿可触到明显波动感。此期全身反应加重，高热、寒战、头痛、全身无力、食欲减退，小儿可烦躁不安。白细胞总数急剧上升，达（20～30）×10⁹/L以上，如不及时治疗，可并发静脉炎、败血症，甚至出现中毒性休克。临床上儿童的病势比成人更严重，必须提高警惕。

三、辨病

1.临床表现

初起局部暴肿，皮色不变，灼热疼痛，上肢活动不利，伴有恶寒发热、纳呆，苔薄，脉滑数等症状，若疼痛日增，寒热不退，势在酿脓，消散者较少。若 10～14 天后肿块中间变软，皮色转红，按之波动明显时，此为内已成脓。一般溃后脓出稠厚，肿消痛止，容易收敛；若溃后脓液不尽，肿势不退，多因切口太小，或因任其自溃，疮口太小，或因疮口位置偏高，引起袋脓，以致引流不畅，影响愈合。此时须及时扩创，否则迁延日久，难以收口；甚至出现痈毒内陷，走入营血，危及生命。

2. 诊断要点

腋下暴肿、灼热、疼痛而皮色不变，发热恶寒，胸闷口渴，上肢举动不利，2 周左右化脓，易敛。

3. 辅助检查

血常规示白细胞总数及中性粒细胞比例可增高。

四、类病辨别

腋疽：相当于西医腋淋巴结结核。初起推之可动，疼痛不甚，约需 3 个月时间才化脓，溃后脓水稀薄，并挟有败絮样物质，收口缓慢，一般无明显全身症状。血白细胞总数及中性白细胞正常，淋巴细胞增高。

五、中医论治

（一）论治原则

治以清肝解郁、消肿化毒为基本原则。外治注意低位引流，必要时加用垫棉法，以促进早日愈合。

（二）分证论治

1. 风温阻络证

证候：多为发病初期，局部暴肿，皮色不变，灼热疼痛，上肢活动不利，伴有恶寒发热、纳呆；舌苔薄黄，脉浮数。

治法：疏风散热，清热解毒。

方药：五味消毒饮加减，药用金银花、野菊花、紫花地丁、天葵子、蒲公英，加荆芥、薄荷、羌活。

2. 热毒壅滞证

证候：多为成脓阶段，局部肿痛日增，肿块皮色转红，中间变软，按之波动明显，患侧上肢活动受限，恶寒发热，四肢酸楚，口渴溲赤；舌红苔黄燥，脉滑。

治法：清热解毒，行气和营。

方药：仙方活命饮加减，药用穿山甲、皂角刺、当归、甘草、银花、赤芍、乳香、没药、天花粉、陈皮、防风、贝母、白芷。溃后宜用托里消毒散加减，药用人参、川芎、当归、白芍、白术、金银花、茯苓、白芷、皂角刺、甘草、桔梗、黄芪。

3. 气郁化火证

证候：初起如梅李，渐长如碗如盆，色红焮肿作痛，痛引肩背，或及两胁，口苦咽干；舌质红苔黄，脉弦数。脓成外溃，脓出稠黄，疮口渐合。

治法：初起宜清肝解郁，散结消肿；酿脓时则托里排脓；若溃后脓出正虚，则补益气血。

方药：初起柴胡清肝汤加减，药用生地、当归、白芍、川芎、柴胡、黄芩、栀子、天花粉、防风、牛蒡子、连翘、甘草。酿脓时宜透脓散或托里消毒散加减，药用当归、黄花、川芎、皂角刺、人参、金银花等；溃后用十全大补汤或益胃汤加减，药用当归、白术、茯苓、甘草、熟地黄、白芍、人参、川芎等；阴虚者，用六味地黄汤或一贯煎加减，药用熟地、山茱萸、丹皮、山药、泽泻、茯苓、麦冬、当归等。

（三）特色治疗

1. 专方专药

（1）海藻玉壶汤加减：海藻15g、昆布15g、青皮6g、丹参9g、浙贝9g、夏枯草12g、金银花15g、连翘15g、山甲6g、皂角刺6g、花粉30g、黄芩9g、生地9g。

（2）昆布海藻汤：昆布30g，海藻30g，鳖甲30g，金银花15g，连翘15g，板蓝根12g，浙贝30g，赤芍18g，生地黄20g，瓜蒌仁12g，射干12g，牡丹皮12g，甘草6g。

2. 名老中医经验

一般认为本病为脾胃火毒，挟痰、挟湿凝聚，以致经络阻隔，气血凝滞而成。赵宏斌自拟解毒化瘀汤治疗：蒲公英15g，夏枯草12g，板蓝根12g，败酱草12g，金银花10g，连翘10g，紫花地丁10g，马勃9g，牛蒡子6g，玄参6g，桔梗6g，薄荷6g，赤芍6g，黄芩6g，乳香6g，没药6g，王不留行6g，穿山甲6g，甘草4g。

3. 外治

（1）治疗原则：①初起：外敷金黄膏、玉露膏。②成脓：应及时切开排脓，刀口应避开经脉、血管，宜作竖形切口，低位引流。提脓用七三丹、八二丹药线引流，外敷金黄膏。脓尽，外敷生肌散、生肌白玉膏收口。疮口将敛时需外盖棉垫，紧压疮口，可加速愈合。

（2）各家经验及验方：①"挟鸭蛋"法：于患侧腋下肿块处，挟上一生鸭蛋。生鸭蛋，性凉，有清热、解毒、散结之功效，故可用于治疗腋痈。②经验方：蒲公英30g，连翘15g，板蓝根15g，黄芩10g，夏枯草15g，赤芍10g，浙贝母10g，陈皮5g，柴胡10g。

六、西医治疗

（1）急性淋巴结炎未化脓时，如有原发感染，如疖、痈、急性蜂窝织炎、丹毒等，首先应及时处理原发感染，局部可外敷鱼石脂软膏。

（2）化脓性淋巴结炎伴有脓肿或蜂窝织炎时，应作抽脓或切开引流术，以排除脓液及坏死组织。

（3）出现全身症状如高热、畏寒等，可口服或静脉滴注抗生素治疗，选择对金黄色葡萄球菌和链球菌敏感的抗生素为主，如青霉素、红霉素、林可霉素、头孢菌素等。

（4）支持疗法：补充必要的维生素及液体。

七、转归与预后

若患者抵抗力较强,炎症较轻,可无全身症状。较重者局部红肿热痛,常伴有畏寒、发热、食欲减退、头痛等症状，通过及时的抗菌消炎治疗，红肿即能消退，但有时因炎症引起组织增生，可遗留一个小硬结，要3～6个月后才能软化吸收。若炎症未能及时控制，感染的淋巴结互相黏连，严重者可形成脓肿。

八、预防与调护

（1）积极治疗原发病因、病灶。

（2）限制患侧上肢活动。

（3）调情志，保持心情舒畅。

（4）忌食辛辣炙煿、肥甘厚味食物和饮酒。

第三节　脐痈

一、概述

脐痈是发于脐部的痈肿。相当于西医的脐部感染，脐肠管异常、脐尿管异常。卵黄管残留症继发感染等。临床特点是初起脐部微痛微肿，皮色或红或白，渐渐肿大如瓜或高突如铃，根盘大，触痛明显或绕脐而生，一般无全身症状。

脐痈之名，见于明《疮疡经验全书》，古代文献中有"盘脐痈"等名。明《疮疡经验全书》指出"若不速治，即内溃，脐内出脓，四周坚硬出血者即难治。"清《外科大成》："脐痈生于脐，大如瓜，突如瘤，属任脉于胃经。"清《疡医大全》引胡公弼曰："毒发于脐，甚至脐中出粪。"清《疡科心得集》中也有"小儿脐中撒尿"

的记载,并论述本病治法为"汤剂宜用黄连解毒汤合五苓散,或导赤散加归尾、赤芍药、金银花即可"。

二、病因病机

明《证治准绳》论述脐痈的病因病机与心、小肠有关,对治则做了简要论述:"或问当脐生痈,何如?此即脐痈也。由心经积热流于大小肠二经所致。""按脐为神阙穴,禁针之所,早消散之,免使见脓为上。"清《医宗金鉴》指出本病与外感六淫有关:"不应时而致,主杀害万物,若感受,内生重病,外生痈肿。"

(1)湿热火毒 饮食不节,内伤情志,房劳过度等均可导致心经火毒,脾胃湿热,移热于小肠,结于脐中气血,血凝毒滞而成,因小肠分清泌浊,故其又多兼湿邪。

(2)亦有先脐部湿疮出水,复因搔抓污染而引起者。

(3)先天不足,脐部发育不全,易于感受毒邪而发病。

西医病因病理:本病相当于脐部感染;脐肠管异常、脐尿管异常;卵黄管残留症继发感染等。感染以革兰氏阳性菌为主,主要致病菌为金黄色葡萄球菌、表皮葡萄球菌和大肠埃希菌。医院感染以凝血酶阴性的表皮葡萄球菌为主,主要致病菌对常用抗生素多重耐药。严格按照微生物检测结果合理使用抗生素非常有意义。

三、辨病

1. 临床表现

脐痈是生于脐部的急性化脓性疾病。

(1)初期:初起时脐部微痛微肿,皮色或红或白,渐渐肿大如瓜,或高突如铃,根盘大,触痛明显,一般无全身症状。

(2)成脓期:脐部红肿高突,灼热疼痛,触痛较甚,恶寒发热,口苦纳呆。

(3)溃后期:自溃或切开排脓后,脓水稠厚无臭味者易敛;溃后脓出臭秽,或夹有粪汁,或夹有尿液及脐孔正中下方有条状硬结者,往往成为脐漏,而致久不收口。

2. 病情轻重

(1)脐部感染多见于婴幼儿。轻度感染:脐轮与脐周皮肤轻度红肿,脐窝潮湿伴有少量浆液性分泌物。重度感染:脐轮与脐周皮肤明显红肿发硬,脓性分泌物较多,常有臭味。

(2)成年人发生感染者相对较少,感染的产生与局部环境有很大关系,局部组织缺血、缺氧、局部伤口中存在异物、坏死组织和渗液均有利于细菌的滋生繁殖,而使机体抗感染能力降低,一般按感染伤口常规换药后很快痊愈。

3. 辅助检查

(1)血常规检查,可有白细胞及中性粒细胞比例增高;全身症状明显者可做脓液及血培养加药敏试验，选择使用抗生素。

（2）X线瘘管造影：可提示瘘管是否与膀胱或肠管相连，从而明确是否是脐肠异常、脐尿管异常继发感染。

四、类病辨别

脐风（脐周湿疹）：脐中不痛不肿，潮红湿润，或糜烂流水，瘙痒。

五、中医论治

（一）论治原则

内治以清火利湿解毒为基本原则：病之初注重清热利湿，促其早期消散；病之中期火毒炽盛，需注意清火解毒、透脓托毒；病之后期疮口久不收敛，属脾气虚弱，当益气健脾、扶正固本，注意养阴。

外治初期宜消，溃后易敛，对溃后脓液臭，或夹有粪汁，或排出尿液，或脐翻胬肉，久不收敛者，有溃膜成瘘之虑，应手术治疗。

（二）分证论治

1. 湿热火毒证
证候：脐部红肿热痛；伴恶寒发热，纳呆口苦；舌苔薄黄，脉滑数。
治法：清火利湿解毒。
方药：黄连解毒汤合四苓散加减。常用药物：黄连、黄芩、栀子、生地黄、木通、黄柏、猪苓、茯苓、泽泻、生甘草等。脓成或溃脓不畅，加皂角刺、生黄芪；热毒炽盛，加败酱草草、红藤；脐周肿痒，加苦参、白鲜皮。

2. 脾气亏虚证
证候：溃后脓出臭秽，或挟有粪块物质，久不收口，脐孔处胬肉高突，脐孔正中下方有条索状硬结；伴面色萎黄，肢软乏力，纳呆，便溏；舌苔薄，脉濡。
治法：益气健脾。
方药：四君子汤加减。常用药物：生黄芪、党参、白术、茯苓、赤白芍（各）、姜半夏、陈皮、谷麦芽（各）等。

（三）特色治疗

1. 专方专药
（1）提毒散（经验方）：杨吉相认为脐痈因脐部被搔伤、脐窝扣伤及脐部湿疹抓伤感染而发；心脾湿热火毒流于小肠，结于脐中，以致血凝毒滞而成；先天性脐漏经常溢尿或粪汁，偶有闭合封口，因再次感染而诱发。致使脐痈发生、发展的原因很多，但其中湿热之毒为主要病因，治疗采用清热解毒，祛湿散瘀法。提毒散配制：红粉30g，冰片1.5g，乳香、没药、雄黄、轻粉各3g，麝香1g。将上药研细和匀，密闭瓷瓶中备用。

（2）黄连解毒汤（《外台》引崔氏方），其组成为黄连、黄柏、黄芩、栀子，全方泻火解毒。

2.名老中医经验

许履和：脐痈宜早消散，否则可内溃而成脐漏。湿热并重者，可用黄连解毒汤合五苓散以清热利湿；火热之偏盛者，可用导赤散加当归尾、赤芍、金银花以清心火、和营血。脐漏，用胎元七味丸（《验方新编》方）。另服补养气血及疏肝理气之剂，用八珍汤加青皮、川楝子、延胡索、炙香附、木香等煎服。外用九一丹药捻加小纸膏（嫩松香、藤黄、乳香、没药、飞辰砂、麻油）盖贴，一日换药两次。

3.外治

（1）治疗原则：外治初期宜消，溃后易敛，对溃后脓液臭，或夹有粪汁，或排出尿液，或脐翻胬肉，久不收敛者，有溃膜成瘘之虑，应手术治疗。

（2）各家经验及验方：①冲和膏外敷：紫荆皮（炒）150g，独活90g，赤芍60g，白芷30g，石菖蒲45g，研成细末。用葱汁、陈酒调敷。②红灵丹外敷：雄黄18g，乳香18g，煅硼砂30g，青礞石9g，没药18g，冰片9g，火硝18g，朱砂60g，麝香3g。除冰片、麝香外，共研细末，最后加入冰片、麝香，瓶装封固，不出气，备用。③消肿散外敷：黄柏1份，姜黄1份，生大黄1份，散血草1份，苍术0.5份，牡牡丹皮0.5份，陈皮0.5份，香附0.5份。按以上比例配量后，共研为细末，收瓶中备用。

（3）针灸治疗：阮少军围剿针治疗肿痈疔毒介绍：将3寸针4支，沿病灶四周边缘分匀进针，针尖以15°～20°角斜向病灶中心，相间二针相遇更好，再将2寸针与创面中央直刺，深度随具体部位而定，若能与上四针中二针相遇，其效更佳。留针10～20min，继于创面拔火罐，3～5min（体弱者稍减），消毒后包扎。

六、西医治疗

（1）正确处理原发局部病灶，取局部分泌物做细菌检查，根据细菌药物敏感试验结果，合理选用抗生素。

（2）新生儿脐带脱落前要每日检查脐部，观察脐带残端有无出血、渗血、渗液等情况。若发现脐部出血要及时处理，一般情况下只要用消毒棉签蘸75%的乙醇溶液涂擦脐部，由内向外做环形消毒，然后盖上消毒纱布，再用胶布固定，以防止感染。

（3）勤换尿布，并要避免尿布直接覆盖在脐部的敷料上，若尿浸湿了敷料，需及时重新消毒脐部后更换敷料。

（4）给婴儿洗澡时要做到尽量不打湿敷料，更不能将婴儿全身浸在澡盆内，以防脐部被水浸湿糜烂而引起感染。

（5）脐带脱落后，脐窝稍潮湿，每天要用2%的碘酒溶液外擦，再用75%的乙醇溶液擦洗，然后涂1%～2%的甲紫溶液，每日2～3次，直到局部红肿消退、干燥。

（6）换药时要严格执行无菌操作，保持局部干燥，防止污染。注意保暖，防止受凉。

七、转归与预后

大部分患者经治疗后病情向愈，溃后脓液稠厚者，预后较好，可渐收口。溃后脓液臭，或夹有粪汁，或排出尿液，或脐翻胬肉，久不收敛者，有溃膜成瘘之虑，需要手术治疗可痊愈。

八、预防与调护

（1）重点人群预防：脐痈好发于新生儿，对产妇及其家属进行卫生保健知识、婴儿护理知识指导，而且示范脐部护理方法，嘱其护理新生儿时先洗手，保持新生儿皮肤干燥清洁，沐浴时要注意防止污水弄脏脐部残端，必要时可采用分段洗浴法，保持内衣清洁干燥，及时更换尿布。相对湿度保持55%～60%，居住环境要清洁通风，调节房间温度，保持空气流通。

（2）加强脐部护理：严格执行无菌操作规程，手术操作中手、器械、敷料等必须无菌，疑有污染或已被污染的任何用物不可触及脐带残端。

（3）积极治疗脐部先天性疾病。

第四节　委中毒

一、概述

委中毒是发生在腘窝后委中穴的急性化脓性疾病。其临床特点是初起木硬疼痛，皮色不红，小腿屈伸不利，肿块渐成，愈后可有短期屈曲难伸。相当于西医学的腘窝部急性化脓性淋巴结炎。

委中毒之名，见于明《证治准绳》："此穴位在膝后褶纹中，属太阳、胆经，由脏腑积热流入膀胱经而发。"并观察到若治之稍迟，溃则筋缩，必成废疾。《疮疡经验全书》则认为委中毒毒受肾经，由寒而成。《疡科心得集》认为委中毒属湿热，治疗宜："清湿热，活血化瘀，舒筋散邪，若不速治，恐筋缩，遂成废疾。"

二、病因病机

（1）湿热下注：胆经移热膀胱，湿热结聚，壅而不行，阻于脉络所致。《疡科心得集》云："夫膀胱为聚湿之所，热入混淆，注于络脉生痈，则莫非湿热凝结为患。"

（2）破损染毒：因患肢皮肤破损，足跟皲裂，冻疮溃烂，或足癣、湿疹等感染毒邪，以致湿热蕴阻，经络阻隔，气血凝滞而成。

（3）寒湿下受：寒湿之邪，自下先受，循足少阳，入于腘中，蕴积化生湿热，气血为之阻隔，而毒成脓生。《素问·太阴阳明论》："伤于湿者，下先受之。"《疮疡经验全书》中说："此毒受在肾经，寒气阻滞而成。"

西医病因病理：本病是由金黄色葡萄球菌或链球菌等化脓性细菌沿淋巴管侵及腘窝部淋巴结所引起的急性化脓性炎症，多继发于其他化脓性感染病灶，如疖、足癣等。临床早期表现为淋巴结肿大、疼痛或压痛，可推动，后期多个淋巴结黏连成硬块，不易推动，表面皮肤常有发红和水肿，压痛明显，常伴有畏寒、发热、头痛、全身不适等症状。

三、辨病

（1）早期淋巴结肿大，疼痛和压痛，可活动。

（2）后期往往多个淋巴结黏连成硬块，不易推动。此时表面皮肤常红、肿，压痛明显，合并有畏寒、发热、头痛、乏力等全身症状，如得不到及时控制，可形成脓肿。

四、类病辨别

筋瘤：可发生于腘中，肿块如核桃大小，呈圆形，表面光滑，质硬，局部稍觉微痛，或无感觉不适，身无发热，不会化脓。

五、中医论治

（一）论治原则

委中毒多由湿热或寒湿下注，气滞血瘀而成；也可因胫足皮肤破伤、皲裂，湿疹，足癣染毒结聚引起。其临床特点为局部初起木硬，微红肿痛，小腿屈伸不利；若筋为毒损，则有残疾之虞。委中属膀胱经，膝为筋之会，足少阳之分。胆经移热，或膀胱湿热，循经下注，结于腘中，则毒作而痈生。寒湿之邪，下先受之，循足少阳，入于腘中，蕴积化生湿热，气血为之阻隔，则毒成而脓生。本病初期为气滞血瘀，毒作而尚未成脓，故痈肿生而皮色不变。中期湿热化火，腐肉成脓，则腘部肿硬，皮色焮红而疼痛。后期溃脓，虽脓泻毒去，而气血两亏，疮口敛迟，或筋为毒损，屈伸不利。治疗以清热利湿，活血化瘀，散坚消肿为原则。

（二）分证论治

1. 湿热蕴阻证

证候：腘窝部木硬肿胀，焮红疼痛，小腿屈曲难伸；全身恶寒发热，口干不欲饮，纳呆；舌苔黄腻，脉滑数。

治法：清利湿热，和营活血。

方药：活血散瘀汤合五神汤加减。常用药物：当归、赤芍药、桃仁、泽兰、金银花、紫花地丁、牡牡丹皮、茯苓、车前子、牛膝、丝瓜络等。脓成者，加炙穿山甲、皂角刺；湿热重，加薏苡仁、黄柏，溃后屈伸不利者，加伸筋草、桑枝。

2. 气滞血瘀证

证候：初起木硬疼痛，皮色微红，活动稍受限；全身恶寒发热；舌苔白腻，脉滑数。

治法：和营活血。

方药：活血散瘀汤加减。常用药物：当归、赤芍、丹参、桃仁、忍冬藤等。伤筋引起者，加泽兰；寒湿阻络者，加独活、苍术。

3. 气血两亏证

证候：起发缓慢，肿成难溃，溃后脓如蛋清状，疮口收敛迟缓，膝之屈伸不利。

治法：调补气血。

方药：八珍汤加减。常用药物如生黄芪、党参、白术、茯苓、当归、赤芍、白芍、姜半夏、陈皮、生甘草等。

（三）特色治疗

1. 专方专药

（1）活血散瘀汤载于《外科正宗》。药物组成：川芎、当归尾、赤芍、苏木、牡牡丹皮、枳壳、瓜蒌仁（去壳）、桃仁（去皮、尖）、槟榔、大黄（酒炒）。本方属攻破之剂，凡血虚无瘀者，切忌妄用。

（2）五神汤来源于《外科真诠》。药物组成：茯苓、车前子、金银花、牛膝、紫花地丁。清热利湿，用于委中毒湿热凝结而成者。

2. 名老中医经验

（1）顾筱岩认为，本病多有湿热毒邪循经入侵，气血为毒邪壅塞不通，结于委中而发病。初期：委中肿块红肿热痛伴见寒热，口渴，舌苔黄腻，脉滑数。此为痈肿欲脓之势，顾氏拟和营利湿托毒之法，以促其毒溃脓泄。用当归、赤芍、丹参养血活血；配防己、萆薢、薏苡仁、车前子清热利湿；选炙山甲、皂角刺溃疮排脓，通络止痛；牛膝引热下行。脓成：宜切开排脓，并继服和营解毒，利湿通络之药。因脓液已排，故去上方炙山甲、皂角刺，加丝瓜络、苍术、白术和伸筋草以加强利湿通络之功，善后收工。

（2）顾伯华认为，本病有急性和慢性二种。急性者，因湿热瘀滞，或足跟碰破后，因不洁之物侵入而引起。易自溃，收口亦易。治法：内服萆薢化毒汤（萆薢、归尾、牡丹皮、牛膝、防己、木瓜、薏苡仁、秦艽）加忍冬藤、茯苓，外敷玉露膏。慢性者，因伤筋瘀滞，或寒湿阻络而成。溃脓后收口较慢。治法：伤筋瘀滞者，内服活血散瘀汤（当归尾、赤芍、桃仁、大黄、川芎、苏木、牡丹皮、枳壳、栝蒌仁、槟榔），寒湿阻络者去大黄、瓜蒌，加独活、苍术、牛膝，外敷冲和膏，掺以红灵丹，大半有消退之希望。如14天后不消者，即欲成脓，宜内服和营托毒之剂。处方：当归、赤芍、丹参、防己、牛膝、穿山甲、皂角刺、乳香、忍冬藤、茯苓（约服21天至1个月）。按之中软者，乃脓已成熟，可以切开排脓，刀宜直开，切口宜大些，使流脓爽快。溃后，用纸线蘸九黄丹嵌入疮口内，外盖冲和膏。脓净停用纸线，掺九一丹收口。如见有袋脓情况，必须在切口下面袋脓之处，垫棉花二层，用三寸阔纱布绷带绷扎，再加小枕头垫平，不使脓水下流，则脓水易净，收口亦快。

3. 外治

（1）治疗原则：初起，金黄膏，玉露膏外敷；脓成，切开排脓；溃后，先以八二丹，或九一丹药线引流，以金黄膏盖贴；脓水尽，则用生肌散、红油膏盖贴。

（2）各家经验及验方：①清肝活血散瘀汤组成：栀子12g、龙胆草10g、牡牡丹皮15g、丹参12g、当归10g、桃仁9g、川芎8g、大黄（酒制）10g、枳壳12g、槟榔片10g、伸筋草20g。清肝利胆，活血祛瘀，通络利结。以水熬煎三次过滤混匀后，分成3～4次服，每日服1剂。②姚泽林外用"腐毒灵"治疗，方剂组成：土槿皮40g，土黄连、土大黄各30g，烟叶50g，枯矾10g。除枯矾外，其他药物加水300ml，用文火煎汁至100ml，过滤，再加水200ml，煎汁50ml，再过滤去渣，二次药液浓缩至15ml即成。用浓缩液加枯矾调匀，置烤箱中令干而成。取药研极细末，或做成药条，或配成1%溶液浸泡纱布备用。功能：解毒化腐，消肿止痛，去腐生肌。用于痈、疖、疔等。③陈玉祥、王敬忠用地榆根皮外敷治疗痈证初起29例，收到满意疗效。方法：把新鲜地榆根皮洗净晾干，刮去粗皮，取白皮切碎，加桐油适量捣细，地榆根白皮每次50～100g为宜，用单层纱布包裹压扁敷患处，外包塑料膜，然后用胶布固定，每天换药1次，直至痊愈。结果治愈27例，无效2例，治愈率93.10%。

六、西医治疗

（1）脓成不宜过早切开，刀口位置应在腘窝中央折纹偏下方些。

（2）若溃后流脓不尽，肿势不退，日久不愈。多因切口过小，或因自溃，以致袋脓，引流不畅，脓毒不尽所致。可用扩创引流法。

七、转归与预后

大部分患者经治疗后病情向愈，预后较好。脓成切开后易于袋脓，若不注意适时应用垫棉法，可影响愈合；且膝为筋之府，治疗不当，筋为毒损，可影响膝部屈伸功能。

八、预防与调护

（1）保持委中部洁净干爽，勿抓弄。

（2）减少活动，卧床休息，勿挤压伤口。

（3）合理饮食：宜清淡饮食，勿食辛辣、鱼腥、饮酒等。

（4）下肢、足踝部有疮癣、伤口时，应及时治疗。

（5）有溃后筋缩难伸后遗症者，用玻璃棒或竹筒一个放在地上，嘱患者坐靠背椅上，让患肢脚踏在瓶或竹筒上，作伸屈活动的功能锻炼，每次 20 ～ 30min，每日 2 ～ 3 次，开始滚的幅度小一些，以后逐渐加大，直至患肢恢复。

（安艳辉　贾　慧　张耀圣）

第五节　瘿痈

一、概述

瘿痈是指喉结两侧突然出现肿块伴疼痛的疾病。相当于西医的亚急性甲状腺炎，又称病毒性甲状腺炎、肉芽肿性甲状腺炎、De Quervain 甲状腺炎等。临床主要表现为结喉处结块、肿胀、疼痛，常伴有发热，起病急骤。

近年来，随着生活节奏加快及压力增大，本病发病率有所上升，多见于 30~40 岁女性，男女发病之比约为 1：3~4。

二、病因病机

《外科正宗·瘿瘤论》认为："夫人生瘿瘤之症，非阴阳正气结肿，乃五脏瘀血、浊气、痰滞而成。"指出瘿瘤主要由气、痰、瘀互结而成。

本病多由于外感风热或风温疫毒，毒邪入侵，郁于肝胆，化痰化火，痰热蕴结，搏于颈前；或因情志不遂、气郁痰结，郁久化热，加之外感风温风热之邪，阻遏经脉，痰热壅结于颈前而成。中后期可因热病耗气伤阴，出现气阴两伤；或因患者素体阳虚，或阴损及阳，导致脾肾阳虚之症。

西医病因病理：亚急性甲状腺炎常继发于病毒性上呼吸道感染，是颈前肿块和甲状腺疼痛的常见原因。病毒感染可能使部分甲状腺滤泡破坏和上皮脱落引起甲状腺异物反应和多形核白细胞，淋巴细胞级异物巨细胞浸润，并在病变滤泡周围出现巨细胞性肉芽肿为特征。

三、辨病

1. 临床表现

发病年龄多在 30 ～ 50 岁，发病前常有感冒，咽痛等病史。颈前喉结处突然出现肿胀、发硬、吞咽困难及疼痛，疼痛可向患侧耳、颞、枕部放射。肿块也可由颈部一侧发展至另一侧。病人可有发热、血沉增快。有一过性甲状腺功能亢进症状，一般 3~4 天或 1~2 周达到高峰后缓解消退。病程约为 3 个月，愈后甲状腺功能多不减退。有时愈后可复发。

2. 诊断要点

（1）多见于中年女性，起病前常有感冒，咽痛病史。

（2）颈前结喉处突然肿痛、发硬，疼痛可波及同侧耳、颞、枕部。

3. 辅助检查

（1）血沉增快。

（2）发病 1 周内，血清 T_3、T_4 值升高，^{131}I 摄取率降低，两者呈分离现象。

（3）彩色多普勒超声检查：可发现甲状腺体积增大，腺体内病变区呈低回声或不均匀融合，边界不清，形态不规则。

四、类病辨别

（1）颈痈：相当于西医颈部急性化脓性淋巴结炎。发生于颈部颌下的一侧或两侧，初起皮色不变，肿胀，灼热，疼痛，肿块边界清楚。逐渐漫肿坚实，焮热疼痛。

（2）锁喉痈：相当于西医口底部蜂窝组织炎。急性发病，颈部弥漫性红肿，灼热，疼痛，张口困难，甚至呼吸窘迫，全身症状较危重。

五、中医论治

（一）论治原则

本病初期甲亢阶段，以疏风清热，化热散结为主；热退痛减后，以疏肝清热，养阴散结为主；后期出现甲减时以益气温阳为主。

（二）分证论治

1. 风热痰毒证

证候：喉结处肿胀，疼痛较甚，并向颌下，耳后放射，同时伴见恶寒发热，头痛咽痛；舌质红，苔薄黄，脉浮数。

治法：疏风清热，化痰消肿。

方药：银翘散加减，药用金银花、连翘、牛蒡子、桔梗、薄荷、鲜竹叶、荆芥、淡豆豉、生甘草、鲜芦根。可加蒲公英、板蓝根、牡丹皮、赤芍、玄参等。

2. 肝郁蕴热证

证候：喉结处肿胀、疼痛，烦躁易怒，口干苦，大便秘结，舌红苔黄，脉弦数。

治法：疏肝清热，消肿止痛。

方药：丹栀逍遥散加减，药用柴胡、当归、白芍、白术、茯苓、炙甘草、生姜、薄荷、牡丹皮、栀子。可加熟地黄、赤芍、丹参、黄芩、浙贝母、郁金、夏枯草等。

3. 阴虚火旺证

证候：颈前肿块为主要症状，触摸质地坚硬，易出汗，夜寐不宁，口干，舌红，少苔或无苔，脉细数。

治法：滋阴泻火，散结消肿。

方药：滋水清肝饮加减，药用熟地黄、当归、白芍、枣仁、山茱萸、茯苓、山药、柴胡、栀子、牡丹皮、泽泻。可加天冬、麦冬、川楝子、枸杞子、五味子、酸枣仁等。

4. 脾肾阳虚证

证候：喉结处肿胀，质地较硬，疼痛不甚，或隐痛不适，面色无华，形体畏寒，舌淡，苔薄白或白腻，脉沉紧等。

治法：补肾健脾、散结消肿。

方药：阳和汤加减，药用麻黄、熟地黄、炒白芥子、炮姜炭、甘草、肉桂、鹿角胶。可加附子、当归、党参、茯苓、白术、陈皮、半夏等。

（三）特色治疗

1. 专方专药

（1）养阴散结汤：林思慈用中药养阴散结汤治疗瘿痈。基础方：生地黄、麦冬、玄参、柴胡、黄芩、薄荷、桔梗、牡丹皮、赤芍、浙贝母、鳖甲、海藻、昆布、甘草。9剂为1疗程，同时辅以小剂量泼尼松5mg，1日3次，连服3日，然后逐日减量至2.5mg，至第9天停药，共治30例，全部治愈，随访3个月～2年，无1例复发。

（2）化痰散瘀方：周卫惠用化痰散瘀方治疗亚急性甲状腺炎。化痰散瘀方组成：夏枯草20g、板蓝根15g、木蝴蝶10g、岗梅根10g、桔梗10g、陈皮10g、制半夏10g、茯苓15g、三棱10g、莪术10g、鳖甲20g、浙贝母10g、川楝子10g、甘草6g。每天1剂，水煎服。症状消失和血沉正常后停药。共治36例，治愈35例，显效1例。

（3）加味小柴胡汤：刘朝钦等用加味小柴胡汤治疗亚急性甲状腺炎。药物组成：柴胡15g、黄芩15g、沙参30g、半夏15g、金银花30g、连翘20g、蜈蚣2g。热盛者加生石膏、知母；疼重者加元胡、白芍；咽部不利者加苏子、牛蒡子、半夏等。每日1剂，水煎服。治疗8周判断疗效，共治60例，治愈50例，显效4例，无效6例，有效率90%。

2. 名老中医经验

（1）姜兆俊诊治经验：姜兆俊将亚急性甲状腺炎急性期分为热毒内结和阴虚内热两型进行辨证论治。热毒内结证以疏肝清胃、散风透邪为治疗原则，选用柴胡、夏枯草、黄连、知母、生石膏、金银花、连翘、大青叶、板蓝根、薄荷、牛蒡子等；阴虚内热证在应用上述药物基础上加用青蒿、鳖甲、地骨皮、玄参、生地等。另外还认为亚急性甲状腺炎的"热毒"不同于一般感染中的"火热之毒"，而类似于风湿病或免疫系统疾病的病因，或者说是"风湿热毒"。用药时除疏肝清热、解毒散结外，还要祛风除湿，这样才能将病因完全消除，减少复发。临床常重用虎杖、雷公藤治疗。

（2）高上林诊治经验：高上林将亚急性甲状腺炎分初期、中期、恢复期进行辨证论治。初期：热毒壅盛型，可见瘿肿坚硬而痛，发热、恶寒、出汗、咽干而痛、咳嗽、咳痰、头痛、周身酸楚、倦怠乏力。舌红，苔黄，脉浮数。治以清热解毒，化痰散结。方用柴葛解肌汤合贝母瓜蒌散加减；肝胃郁热型，可见颈前肿痛，结块较硬，心悸多汗，多梦不寐，消谷易饥，双手细颤，烦躁易怒，大便或干，舌红少苔或苔薄黄，脉弦数。治宜疏肝清热，养阴和胃。方用丹栀逍遥散合玉女煎加减；肝胆湿热型，可见寒热往来，头痛多汗、颈前肿痛，口苦喜饮，小便短赤，舌红苔黄腻，脉弦数。治宜疏肝利胆，清热止痛。用龙胆泻肝汤加减。中期：脾阳不振诸症表现突出，出现倦怠乏力、畏寒、纳差甚或水肿等症状，舌胖有齿痕，舌质红苔白，脉沉细。治宜温补脾肾，化气行水，方用苓桂术甘汤为主。且认为本病属脾阳不足者极易反复，扶正健脾尤为重要。恢复期：以正虚为主，兼有痰瘀，临床可见甲状腺肿块或结节逐渐消失，亦可在颈前留有小结节，为圆形或卵圆形，随吞咽动作上下活动，时有胸闷，舌质红，苔白，脉弦。治宜疏肝解郁，养血健脾。方用逍遥散加减。

（3）伍锐敏诊治经验：伍锐敏将亚急性甲状腺炎分阶段进行辨证论治。早期：属外感风邪、肝郁胃热，治宜散风解表、疏肝清胃，常用药物：桑叶、菊花、连翘、薄荷、荆芥、防风、栀子、金荞麦、黄连、香附、郁金。若因暑夏发病或体质偏颇而夹有湿浊，伴食欲不振、便溏、舌红苔腻、脉濡者，可加藿香、佩兰等芳香化浊、醒脾和胃。甲减期：属脾阳不振、水湿停滞。症见面目浮肿、面色苍白、乏力、神疲、口渴不欲饮、舌胖苔白有齿痕、脉沉迟。治宜健脾益气，以利水湿，常用药物：黄芪、党参、白术、茯苓、桂枝、薏苡仁等；若畏寒喜暖、记忆力减退、腰膝酸软、小便频数、大便秘结，舌淡苔白，脉沉迟者，证属肾阳虚弱，治宜温补肾阳，方中可酌加山茱萸、益智仁、胡桃肉、肉苁蓉、锁阳、石菖蒲、远志、菟丝子等。在分期辨证的同时，伍教授还注重对症用药，随证加减。如亚甲炎患者无论其甲状腺功能如何，若甲状腺有结节者，常用香附、郁金、半夏、浙贝母、陈皮、夏枯草、生牡蛎等理气化痰、软坚散结；伴心悸、失眠多梦者，常用百合、灵芝、酸枣仁、夜交藤等养心安神。

3. 外治

（1）治疗原则：以清热消肿、散结止痛为原则。

（2）各家经验及验方：①金黄散或四黄散，用水或蜂蜜调成糊状外敷，每天2次。②王平用内服外敷法治疗亚急性甲状腺炎。内服陈如泉教授治亚甲炎经验方：柴胡15g、黄芩15g、延胡索30g、川楝子15g、制乳没各15g、制南星15g、土贝母15g、天葵子15g。胸胁疼痛，喜叹息者加郁金15g、青皮15g；颈前肿大明显，伴有结节者加连翘15g、夏枯草15g、重楼15g；舌质暗红伴血瘀者加丹参15g、赤芍15g。每日1剂，煎汤500mL，分两次口服。黄连膏出自《医宗金鉴》，由黄连9g、黄柏9g、姜黄9g、生地30g、当归15g，制成膏剂。每次取少量于甲状腺处外敷，每日2次，每次2h。2周为1个疗程，共治疗4个疗程。共治31例，治愈27例，好转2例，无效2例，复发1例。③杨明丽等用普济消毒饮配合解毒贴治疗亚急性甲状腺炎。内服基本方：黄芩15g，黄连、牛蒡子各10g，板蓝根30g，连翘、玄参、夏枯草、川贝各12g，桔梗、柴胡、僵蚕各8g，升麻6g。随症加减：发热者加石膏30g、知母15g、栀子10g；甲状腺肿大明显者加三棱、莪术各8g，生牡蛎30g；咽痛者加延胡索15g、乳香3g；热甚伤津者加生地黄、知母各15g、天花粉10g；咽部自觉梗阻明显者加浙贝母、半夏各10g，厚朴15g。每天1剂水煎服，分2次服用。外用自制消毒贴（金银花15g，野菊花、蒲公英、紫花地丁、紫背天葵各12g）外敷。方法：将免煎颗粒加入适量的食用醋调匀成膏状，将药物均匀涂于纱布上制成敷贴，将敷贴置于患处，以胶布固定，外敷8h，每天1次。对照组口服醋酸泼尼松片。2周为1疗程，4个疗程后判断疗效。治疗68例，结论：中药内服外敷治疗亚急性甲状腺炎，可缓解患者临床症状减轻炎症反应，且不良反应少，不易复发。

六、西医治疗

（1）泼尼松每日4次，每次5mg，2周后减量，全程1～2个月；同时加用甲状腺干制剂。停药后如果复发，则给予放射治疗。

（2）供给富有营养、维生素的饮食。局部禁止用力挤压。

七、转归与预后

本病如能早期诊断，治疗方法得当，预后良好。

八、预防与调护

（1）加强体育锻炼，增加机体抵抗力，减少上呼吸道感染的发生。

（2）保持心情舒畅，忌暴怒，少食辛辣食物。

（叶　飞）

第九章

疽

第一节　有头疽

一、概述

有头疽相当于西医的"痈"，是化脓性细菌侵入多个相邻的毛囊和皮脂腺，发生在皮肤肌肉间的急性化脓性感染性疾病。其特点是初起皮肤上即有粟粒样脓头，焮热、红肿、疼痛，易向深部及周围扩散，脓头逐渐增多，溃烂之后如莲蓬、蜂窝之状。范围常超过 9 ～ 12cm，大者可在 30cm 以上。本病以中老年患者为多见，素有糖尿病的更易发生。凡在皮肤较厚的坚韧之处均可发病，但一般发生于脑后（对口疽、脑疽）、背部（发背疽）。本病处理不当或因正气虚弱易发生脓毒败血症（内陷）。

古代医家对本病发生的病因、症状早有描述，如《诸病源候论·发背候》说："其经脉循行于身，俞皆在背。脏腑不调和，而腠理开，受于风寒，折于血，则结聚成肿。深则为疽，浅乃为痈。随寒所客之处，血则涩涩不通，热又加之，故成痈疽发背也。"《外科精义》在论五发疽时指出："夫疽初生，如黍米大，痒痛有异，误触破之，即焮展四畔，赤肿沉闷，牵引胁肋疼痛；数日之后，渐觉肌肤壮热，恶寒烦渴，肿晕侵展，熛浆汁出，积日不溃，抑之则流血者，谓之发背疽也"。本病常以脑疽为代表，发于项后之正脑疽（又称正对口）系阳亢热极所生，督脉所属，为阳，其证焮肿疼痛，色鲜红活，根束顶尖，易脓、易腐、易敛，多顺证。偏脑疽，系寒热错杂所生，属足太阳膀胱经，从头走足，阳降阴凝，其症漫肿色暗，质硬平塌，难脓、难腐、难敛，多逆证。

中医对本病的命名，则根据发病部位不同而名称各异。如生在头顶部的叫百会疽；生于鬓角者，称鬓疽；生于额部者，称额疽；生于两耳后高骨处，左侧称天疽，右侧称锐毒；生于项部者，名脑疽，包括天柱疽、玉枕疽、对口疽（又名对口疮、对口发、落头疽、项疽、脑后发、偏脑疽）；有头疽发于脊背部正中者，称为背疽，又名发背。生于背部两侧的称搭手，又分上搭手、中搭手（又名龙疽）、下搭手等；生在胸部的叫蜂窝疽、缺盆疽、中脘疽等；生于胸部膻中穴，名膻中疽，生于少腹部者，名少腹疽；生于四肢部者，名太阴疽、石榴疽（又名肘疽），臀疽，腿疽等。根据发病原因不同亦有多种病名，如过饮药酒兼厚味积毒蕴发者，称酒毒发；湿痰郁结而成者，称痰注发。还有以形状命名，如莲子发、蜂窝发等。

二、病因病机

《疡科心得集·辨脑疽对口论》说："脑疽属太阳膀胱经积热，或湿毒上壅，或风温外感，或阴虚火炽，或肾水亏损、阴精消涸所致。"

（1）外受风温湿热之毒，以致气血运行失常，毒邪凝聚皮肉而成。

（2）七情内伤，脏腑功能失调，如情志伤肝，气郁化火；房事不节，肾水亏虚，火邪炽盛；思虑伤脾，膏粱损胃，湿热内生。以上三者均能导致脏腑蕴毒。加上外感邪毒，相聚肌表，以致营卫不和，气血凝滞，经络阻隔而成。

（3）阴虚之体，因水亏火炽，而使湿热邪毒蕴结更盛；气血虚弱之体，难以透邪外出，以致毒滞难化，腐肉难脱，疮面难收。

本病总由外感风温、湿热，内有脏腑蕴毒，内外邪毒互相搏结，凝聚肌肤，以致营卫不和，气血凝滞，经络阻隔而成。素体虚弱时更易发生，如消渴患者常易并发本病。若阴虚之体，因水亏火炽，则热毒蕴结更甚；若气血虚弱之体，因正虚毒滞难化，不能透毒外出，均可使病情加剧，甚至发生疽毒内陷。

西医病因病理：致病菌多为金黄色葡萄球菌。感染常由一个毛囊底部开始，因患部皮肤厚韧，感染不易向皮肤表面穿破而容易向阻力较弱的皮下组织蔓延，再沿深筋膜向周围扩散，上传侵及周围相邻毛囊而形成多个脓头。由于累及多个毛囊，痈的炎症浸润范围大，感染可累及深层皮下结缔组织，使患处皮肤血运障碍甚至坏死；自行破溃常较慢，全身反应较重。随着时间迁延，还可能有其他病菌进入病灶形成混合感染，甚至发展为脓毒症。

三、辨病

（一）临床表现

本病的临床表现明代汪机论述颇详，如《外科理例·疮名有三》所说："疽者，初生白粒如粟米，便觉痒痛，触着其痛应心，此疽始发之兆，或误触著，便觉微赤肿痛。三四日后，根脚赤晕展开，浑身壮热微渴，疮上亦热……疽顶白粒如椒者数十，间有大如莲子蜂房者，指捺有脓不流……。"本病分实证与虚证，其表现不一。

1. 实证

凡在皮肤坚韧，肌肉丰厚之处均可发生，以项、背部为多见。好发于成年人，以中老年人居多。

按局部症状可分为四候，每候约 7 天左右。《疡科心得集·辨脑疽对口论》云："对疽、发背必以候数为期，七日成形，二候成脓，三候脱腐，四候生肌。"

（1）初期：局部红肿结块，肿块上有粟粒状脓头，作痒作痛，逐渐向周围和深部扩散，脓头增多，色红、灼热、疼痛。伴有恶寒发热，头痛，食欲不振，舌苔白腻或黄腻，脉多滑数或洪数等明显的全身症状。此为一候。

（2）溃脓期：疮面腐烂形似蜂窝，肿势范围大小不一，常超过 10cm，甚至大逾盈尺；伴高热口渴，便秘溲赤。如脓液畅泻，腐肉逐渐脱落，红肿热痛随之减轻，全身症状也渐减或消失。此为二～三候，病变范围大者往往需 3～4 周。

（3）收口期：脓腐渐尽，新肉生长，肉色红活，逐渐收口而愈。少数病例，亦有腐肉虽脱，但新肉生长迟缓者。此为四候，常需 1～3 周。

2. 虚证

（1）阴虚火旺者：局部疮形平塌，根盘散漫，疮色紫滞，疼痛剧烈，不易化脓脱腐，溃出脓水稀少或带血水。伴高热，口干舌燥，纳差，小便短赤，舌质红，苔黄，脉细数；本型多见于老年瘦弱之人，当阴液复、火毒解时，其治同实证。

（2）气血两虚者：局部疮形平塌，根盘散漫，疮色灰暗，闷肿胀痛，化脓迟缓，腐肉难脱，脓水清稀，色带灰绿，疮口易成空壳。伴发热，疲乏，面色苍白，舌质淡红，苔白，脉数无力。本型多见老年肥胖之人，若气血恢复，毒邪外泄，其治同实证。

（二）病情轻重

一般而言，发于项背部的病情较重，不易透脓，内陷变证多见；发于四肢部的病情较轻，容易透脓，内陷变证少见。不过病情的轻重、顺逆、是否内陷，与热毒的轻重、气血的盛衰、患者年龄的大小等均有密切关系。

若兼见神昏谵语，气息急促，恶心呕吐，腰痛，尿少，尿赤，发斑等严重全身症状者，为合并内陷。体虚或消渴患者，尤易并发内陷。

（三）辅助检查

血常规示白细胞总数及中性粒细胞比例明显增高。脓液培养多见金黄色葡萄球菌生长。消渴患者血糖水平常较平时明显升高。

四、类病辨别

（1）发际疮：生于项后部，病小而位浅，范围局限，多小于 3cm，或多个簇生在一起，2～3天化脓，溃脓后3～4天即能愈合，无明显全身症状，易脓、易溃、易敛，但易反复发作，缠绵不愈。

（2）脂瘤染毒：患处素有结块，与表皮黏连，其中心皮肤常可见粗大黑色毛孔，挤之有粉刺样物溢出，且有臭味。染毒后红肿较局限，范围明显小于有头疽，约10天左右化脓，脓出夹有粉渣样物，愈合较为缓慢，全身症状较轻。

五、中医论治

（一）论治原则

应明辨虚实，分证论治，谨防疽毒内陷。积极治疗消渴等病。

（二）分证论治

1. 火毒凝结证（实证初起期）

证候：多见于壮年正实邪盛者。局部红肿高突，灼热疼痛，根脚收束，迅速化脓脱腐，脓出黄稠。伴发热，口渴，尿赤；舌苔黄，脉数有力。

治法：清热泻火，和营托毒。

方药：黄连解毒汤合仙方活命饮加减。药用黄连、黄芩、黄柏、栀子、金银花、乳香、没药、生甘草、天花粉、穿山甲、当归尾、防风、白芷、陈皮、赤芍、皂角刺、贝母。恶寒发热，加荆芥、防风；便秘者，加生大黄、枳实；溲赤者，加萆薢、车前子。

2. 湿热壅滞证（实证成脓期）

证候：局部症状与火毒凝结相同。伴全身壮热，朝轻暮重，胸闷呕恶；舌苔白腻或黄腻，脉濡数。

治法：清热化湿，和营托毒。

方药：仙方活命饮加减。药用金银花、乳香、没药、生甘草、天花粉、穿山甲、当归尾、防风、白芷、陈皮、赤芍、皂角刺、贝母。胸闷呕恶者，加藿香、佩兰、厚朴。

3. 阴虚火炽证（虚证）

证候：多见于消渴患者。肿势平塌，根脚散漫，皮色紫滞，脓腐难化，脓水稀少或带血水，疼痛剧烈。伴发热烦躁，口干唇燥，饮食少思，大便燥结，小便短赤；舌质红，苔黄燥，脉细弦数。

治法：滋阴生津，清热托毒。

方药：竹叶黄芪汤加减。药用人参、黄芪、石膏（煅）、半夏（炙）、麦冬、白芍、川芎、当归、黄芩、生地黄、甘草、竹叶、生姜、灯心草。

4. 气虚毒滞证（虚证）

证候：多见于年迈体虚、气血不足患者。肿势平塌，根脚散漫，皮色灰暗不泽，化脓迟缓，腐肉难脱，脓液稀少，色带灰绿，闷肿胀痛，容易形成空腔。伴高热，或身热不扬，小便频数，口渴喜热饮，精神萎靡，面色少华；舌质淡红，苔白或微黄，脉数无力。

治法：扶正托毒。

方药：八珍汤合仙方活命饮加减。药用金银花、乳香、没药、生甘草、天花粉、穿山甲、当归尾、防风、白芷、陈皮、赤芍、皂角刺、贝母、生地黄、川芎、人参、茯苓、白术。

（三）特色治疗

1. 专方专药

（1）清热合剂：蒲公英、紫花地丁各30g，金银花15g，赤芍、牡丹皮、连翘、重楼各12g，皂角刺10g，生甘草6g。水煎服。清热消肿托毒，用于有头疽。体虚加生黄芪、太子参；热盛加川黄连、黄芩，高热神昏加水牛角、生地、大青叶；痉厥加安宫牛黄丸或紫雪丹。

（2）新鲜地蜈蚣草（垂盆草）30～60g，捣烂冲服或外敷患处，每日2次。

（3）治头疽方：当归尾、天花粉各15g。生地、桔梗各12g，栀子、连翘、红花、黄柏、金银花、甘草、麦冬、薏苡仁各9g。上药加水1000ml，煎至600ml，早、中、晚饭前分三次温服。

（4）治发背疮方：当归30g、金银花40g、玄参60g、蒲公英30g。上药加水1000ml，煎至600ml，早、中、晚饭前分三次温服。

（5）王景春治疗脑疽基本方：黄芪50g，金银花100g，人参、白芷、皂角刺、白术、川芎、桔梗各10g，当归、白芍、茯苓各20g，甘草5g。气虚加倍黄芪、人参，血虚加熟地，内热毒盛加玄参、倍金银花，脓腐不出加山甲珠，体胖痰湿盛加陈皮、半夏，有毒气内陷趋势加安宫牛黄丸或西黄丸。每日1剂，水煎服。痈肿未成或已成均外敷油调膏（黄柏、煅石膏、研末香油调）。脓成中软切开排脓，外敷油调膏；腐烂脓多用提毒散（轻粉、煅石膏）；脓清肉色红用生肌散，均外敷油调膏。每日1次。治疗15～73日。结果：全部获愈。

（6）鹿角托里汤：治疗正气虚衰，阴液干涸之脑疽。组成：鹿角胶、生黄芪、当归、生白芍、茯苓、金银花、远志、生甘草。如阴虚火亢，有糖尿病史者，宜加天花粉，并倍用生黄芪。

（7）神功内托散：方致和等运用明代陈实功《外科正宗》的神功散加减治疗重症脑疽、发背85例。治愈80例，好转4例，死亡1例，总有效率为98.82%。临床表现为肿势平塌、根脚散漫、皮色灰暗或紫滞不泽、胀重木僵、脓腐不化、脓泻稀少、全身畏寒高热或身热不扬，小便频数，舌苔白腻或淡黄腻，脉数无力，属气虚毒滞。内服基本方：党参、生黄芪、茯苓、白术、当归、赤芍、川乌、附子、木香、穿山甲、陈皮、甘草。

（8）上海龙华医院中医外科研究所以"扶正托毒，清热活血"为治疗大法，分期辨证论治、内外结合、中西医结合治疗糖尿病合并有头疽62例。内服扶正托毒清热活血方：生黄芪30g，皂角刺12g，生地黄15g，赤芍15g，丹参30g，金银花15g，蒲公英30g，生甘草6g。火毒凝结证11例，加黄连、黄芩、野菊花、连翘、牛蒡子、白花蛇舌草、生石膏、僵蚕、生大黄等；湿热壅滞证29例，加姜半夏、陈皮、薏苡仁、苍术、厚朴等；阴虚火炽证16例，加玄参、麦冬、山药、石斛、沙参、百合等；气虚毒滞证6例，加太子参、白术、茯苓、当归、白芍、桔梗、白芷等。外用敷贴疗法：初起，局部疮周红肿灼热甚，脓头尚未溃破者，用金黄膏盖贴箍围聚肿；局部疮周红肿灼热不甚者，用青黛膏盖贴；脓腐已净，肉芽生长缓慢时，用白玉膏、红油膏盖贴。并根据病情不同选用祛腐生肌法、药捻引流法、切开排脓法、蚕食疗法、拖线疗法、垫棉压迫疗法。25例空腹血糖高于17mmol/L及12例合并肾功能不全患者应用胰岛素迅速控制血糖，待血糖控制至6～8mmol/L，逐步以口服降糖药取代胰岛素；其余31例高血糖患者均口服降糖药控制血糖。对于重症感染者，根据疮面脓液细菌培养及血培养结果选择足量高度敏感的抗生素短期大剂量使用，迅速阻止毒邪扩散，控制败血症，扭转病势。危重阶段过后，及时停用抗生素，纠正水、电解质、酸碱平衡紊乱，积极给予支持疗法。结果：62例患者，临床痊愈51例，好转11例。痊愈率82.3%，痊愈时间21～103天，平均（63.56±47.21）天。

（9）李鑫等中西医结合治疗糖尿病合并有头疽。治疗方法：①基础治疗。应用胰岛素注射或口服药物，并糖尿病饮食，积极控制血糖。对于重度感染，根据疮面脓汁细菌培养或血培养结果选择敏感抗生素抗炎治疗。纠正水/电解质、酸碱平衡紊乱，纠正低蛋白血症及贫血，给予支持治疗。②中医外治法。初期：局部红肿结块，肿块上有粟粒状脓头，作痒作痛，逐渐向周围和深部扩散，脓头逐渐增多，色红、灼热、疼痛。伴有恶寒发热，头痛，食欲不振等全身症状。治疗上需常规消毒后，用油调膏外敷清热解毒，消肿止痛，其范围需超过肿胀边界约2～3cm。中期：即成脓期，疮面腐烂形似蜂窝，肿势范围大小不一，常超过10cm，甚至大逾盈尺；伴高热口渴，便秘搜赤。需行"十"字或"双十"字切开，使引流通畅，毒随脓解，术后继续外敷油调膏。后期：即收口期，多数患者脓腐渐尽，新肉生长，肉色红活，逐渐收口而愈。但少数病例，亦有腐肉虽脱，但新肉生长迟缓者。可外用一效膏敛疮生肌。如腐肉难脱，可掺以九一丹或八二丹提脓祛腐。药物制备：油调膏由黄柏、煅石膏共研细而混匀，用香油调成膏状。一效膏药物组成为煅炉甘石、滑石粉、冰片、朱砂等，研面混匀后应用香油调和而成。③中医内治法。初、中期：证属火毒蕴滞者治以清热利湿、和营托毒。方选仙方活命饮加减：金银花30g，蒲公英20g，赤芍15g，当归尾15g，陈皮10g，白芷10g，连翘10g，防风10g，皂角刺10g，浙贝母10g，天花粉10g，乳香10g，没药10g，炙山甲6g，生甘草6g。证属阴虚火炽者治以滋阴生津、清热解毒。方用竹叶黄芪汤加减：黄芪20g，淡竹叶15g，生地黄30g，石膏20g，人参20g，麦冬15g，白芍15g，当归15g，黄芩15g，制半夏15g，川芎15g，生姜10g，灯心草10g，甘草6g。属气虚毒滞证者治以扶正托毒。方选托里消毒散加减：黄芪30g，人参20g，金银花20g，当归15g，川芎15g，白芍15g，白术15g，茯苓15g，皂角刺10g，白芷10g，桔梗10g，甘草6g。后期：溃后气血大伤者，治以气血双补，方用十全大补汤加减：人参20g，黄芪30g，肉桂15g，熟地黄30g，川芎20g，当归20g，白术20g，白芍15g，茯苓15g，甘草6g。以上述方法治疗15天。结果：39例患者，临床痊愈10例，好转28例，1例急性心肌梗死死亡。总有效率97.44%。

2. 名老中医经验

（1）顾伯华辨证用药经验：顾伯华在临证中，对于中壮年正实邪盛者，以和营清热托毒为治，用仙方活命饮为代表方加减。对于年迈体弱，气血不足，正虚不易达邪，或出现内陷逆症者，用益气养荣，清热托毒的治法，以八珍汤合仙方活命饮加减。对于年迈阴液不足或有糖尿消渴证的患者，以养阴清热托毒的治法，用六味地黄汤合仙方活命饮加减。对于没有糖尿兼症的重症有头疽的治疗，顾老不主张用抗菌素，尤其不赞成应用轻度敏感的抗菌素，认为应用后，常使急性炎性疮肿形成慢性僵硬肿块，造成既不易化脓外泻，又不易消散吸收的僵局，反增病痛，迁延时日。重症有头疽的外治，除常规应用提脓祛腐药物外，顾老按其局部病灶的不同情况，分别选用切开法、垫棉加压法、药线引流法、切开加垫棉压迫法、药线加垫棉法等辅助手段。

（2）唐汉钧重视用托毒法治疗有头疽重症：唐汉钧认为本病有内外二因，以内因为主；牢牢把握扶正托毒诸法，强调内外合治；并发展了疽毒内陷的中西医结合救治，强调以中为主，以西为辅。唐老认为本病属于急、危、重症，病情转归、顺逆、陷与不陷与患者正气的盛衰，有着重要关系。正虚举托无力，不能托毒外泄；邪盛则内攻脏腑，正虚邪实导致疽毒内陷，故扶正托毒在有头疽内陷治疗中有重要意义。认为在本病治疗的全过程中服用举托之品，可促使毒邪移深就浅，疮毒顶透高突，易于溃脓，使毒随脓泄，不致向内走窜，才能化逆为顺、因此临证不论虚实，均应以透邪托毒外出为宗旨。初宜用疏托，中宜用透托，后宜用补托，根据其症状、病程，分阶段用药并有所侧重，初期选用荆芥、牛蒡子、紫花地丁、金银花、黄芩、生黄芪、皂角刺等疏风清热托毒，中期选用当归、赤芍、牡丹皮、生地、生黄芪、皂角刺和营清热托毒；后期辨证选用益气养荣托毒、益气养阴托毒等扶正补虚托毒，选用四君、四物汤及生黄芪、皂角刺合玄参、麦冬、黄精、山药等，使正气渐复，气血充盈，托毒外达，正胜邪祛而收功。

（3）陈宝元教授治疗有头疽经验：陈教授治疗疮疡，强调整体治疗，重视辨证，倡内外兼治。内治法之肿疡期首分阴阳；脓肿期以聚毒排脓为第一要义，分清补托与透托是关键；溃疡期总以扶正生肌为主，兼清余邪为辅。外治法肿疡期外用药不宜过寒，以消散为主，总宜清热散结、化瘀止痛；脓疡期总以开门逐贼、排脓泻毒为第一要义；溃疡期外治初期以祛腐为先，待脓腐基本已净时，方可用生肌之品，祛腐为第一要义，生肌为辅。结合本人经验体会分期而治，强调整体治疗，重视辨证施治，内外兼治从不偏废，扶正不留邪，祛邪不伤正。

（4）谭新华教授因人制宜治疗有头疽：谭新华治疗外科疾病强调因人制宜进行辨证，至为关键。认为痈属阳而疽属阴，有头疽一病，有因外感风温、湿热而致；有因脏腑蕴毒，凝聚肌表而发。而气血虚弱不能托毒外出亦时有见，尤以年老体虚者更易如此。如一味用五味消毒饮治之，属治阳证之法，不要以为用大剂量具"抗菌"、"消炎"作用的药物就可以控制"炎症"发展，殊不知任何病症都有阴阳虚实之分，因人而异。辨证不详，将致徒劳无功。

（5）马云楼老中医临床经验：马老在清热解毒的同时重用活血祛瘀药，使瘀腐祛新肉生；外用托毒透脓、消肿法。药用蒲公英30g，金银花15g，连翘15g，菊花10g，赤芍15g，穿山甲10g，皂角刺10g，甘草10g，水煎服，每日2次。加减：如肿势散漫，痛甚，加乳香、没药各10g，脓出不畅加重穿山甲、皂角刺用量。外用药：初起肿势弥漫外敷金黄膏，使肿消痛减。如已溃、脓较多，应切开引流，脓少后用拔毒散、玉红纱布，促进创口愈合。如创面有胬肉者加少许三仙丹，则胬肉消退。

3. 外治

（1）治疗原则：①初期（初起）：初起未溃，患部红肿，脓头尚未溃破，属火毒凝结证或湿热壅滞证，用金黄膏或千捶膏外敷；阴虚火炽证或气虚毒滞证，用冲和膏外敷。②中期（成脓）：酿脓期，以八二丹掺疮口，如脓水稀薄而带灰绿色者，改用七三丹，外敷金黄膏。待脓腐大部脱落，疮面渐洁，改掺九一丹，外敷红油膏。若脓腐阻塞疮口，脓液蓄积，引流不畅者，可用五五丹药线或八二丹药线多枚分别插入疮口，蚀脓引流。或用棉球蘸五五丹或八二丹，松松填于脓腔以祛腐。若疮肿有明显波动，可采用手术扩创排毒，作"十"字或"十十"双十字切开，务求脓泻畅达。如大块坏死组织一时难脱，可分次祛除，以不出血为度。切开时应注意尽量保留皮肤，以减少愈合后疤痕形成。③后期（溃后）：收口期，疮面脓腐已净，新肉渐生，以生肌散掺疮口，外敷白玉膏。若疮口有空腔，皮肤与新肉一时不能黏合者，可用垫棉法加压包扎。

（2）各家经验及验方：①紫花地丁草适量，捣烂，以白面和成，盐醋浸一夜贴之。适用于痈疽发背，无名肿毒。②桐叶适量，醋蒸贴上。适用于痈疽发，臭腐不可近者。③乌蔹莓全草适量，水煎，两次过滤，将两次煎汁合并一处，再隔水煎浓缩成膏，涂纱布上，贴敷患处，每日换1次。适用于发背、臀痈、便毒。④龙胆草、藁本、西牛黄、白芷、地骨皮、雄黄、金银花藤各等分共研极细。生酒或油调敷，中留一孔透气，自消。治疗有头疽初期，有消肿清热，解毒散结之功。⑤蜂房散：大麻子仁42个、蜂房6克。将大麻子仁放一新瓦盆内，用白麻杆烧火焙黄，去壳取仁。再将蜂房放入瓦盆内，仍用白麻杆火烧，把蜂房炙枯，炙透至黑色，存性为度。然后将二药共研为细末。初起肿块或有脓头时以米粥水调此散成膏外涂患处，1天1～2次，若患处已见脓液血水的可用此散掺疮口上，每天1～2次；结干痂后再用米粥水湿润患处撒上药散。治疗有头疽，有拔毒消肿之功。⑥蜂房20g，白芷20g，大黄

15g。共研细末，用醋调匀敷于患处。适用于有头疽初起脓未馈者。⑦马齿苋 30g，青黛 5g。共研细末。用蜂蜜调匀，外敷患处。适用于有头疽初起脓未溃者。⑧芙蓉叶 30g，野菊花 15g，金果榄 20g。共研细末，用蜂蜜调匀敷患处。适用于有头疽初起脓未溃者。⑨大黄 20g，姜黄 10g，冰片 3g。共研细末，用凡士林调匀成膏敷患处。适用于有头疽初起脓未溃者。⑩蓖麻肉、松香各 50g，制乳香、制没药各 10g，银朱 10g，轻粉 9g，麝香 0.1g。制用方法：先将蓖麻肉、松香末入石臼内捣匀，加入后五味药同捣为膏，将上药捏成薄片，外贴患处。

（3）针灸治疗：①隔蒜灸：张介宾《景岳全书》记载发背疽隔蒜灸法，并附医案。未溃者：用大蒜研成膏，作薄饼覆铺头上，艾灸之；已溃者：紫皮大蒜十余头，淡豆豉半合，乳香二钱，同捣成膏，照毒大小排成薄饼，置毒上艾灸之；若"肉色不变，背如负石，漫肿无头，势必重大。寻头之法，用湿纸拓在肿处，看有一点先干者，即有疽头结聚之处。用大独头蒜，切作三分厚片，贴疽毒，以艾于蒜上灸之，每三壮一换其蒜。"②种书涛治疗有头疽：用中粗火针，点刺各脓头，隔 2 日 1 次。次诊，又出 2 个脓头，余症尽轻，粗火针刺新脓头，细火针在未针过之处，每隔 2cm 针之。认为用火针治疗有头疽能引热排毒，清热消肿，活血散结，通络止痛。

4. 常用中药现代药理研究

张娟莉等通过消痈膏外用于大白鼠肉芽囊模型，观察用药前后血象、囊内渗出液、囊壁重量、组织学检查的变化，探讨其作用机理。采用健康的 Vister 大白鼠 40 只，双盲随机分为 4 组（空白对照组、消痈膏组、金黄膏组、鱼石脂软膏组），制成体表炎性肉芽模型。结果显示消痈膏能促进机体在炎性病灶周围快速形成完整而坚固的包膜，集炎性渗出于囊内，并能减少炎性渗出，从而达到局部吸收炎症的目的。

李萍等通过对小鼠腹腔注射"陈氏"黑药膏，做血淋巴细胞转换率、腹腔巨噬细胞吞噬率和吞噬指数测定。结果显示："陈氏"黑药膏不能直接抑菌。对小鼠血淋巴细胞转换率无明显影响（淋巴细胞转换率 $P>0.1$）。但"陈氏"黑药膏能明显提高小鼠腹腔巨噬细胞的吞噬功能，与对照组比较有非常显著性差异（巨噬细胞吞噬率 $P<0.02$、吞噬指数 $P<0.01$）。表明"陈氏"黑药膏无直接抑菌作用而有解毒消炎作用。

胡进访等用琼脂平皿扩散法和试管稀释法观察金黄膏及其提取液的抑菌效果；用比浊法测定金黄膏、青霉素和对照组（凡士林纱条）大鼠伤口分泌物和外周血中溶菌酶含量；用细胞染色方法观察金黄膏提取液、0.11% 雷夫诺尔和生理盐水组对小鼠腹腔巨噬细胞激活作用及其吞噬鸡红细胞、酵母菌的功能；用金黄膏、青霉素和对照组（凡士林纱条）治疗大鼠伤口，观察治愈天数。实验证明金黄膏及其提取液均有抑菌作用；金黄膏能提高大鼠伤口分泌物和外周血中溶菌酶含量；金黄膏具有激活巨噬细胞和增强其吞噬功能的作用；金黄膏能缩短伤口治愈天数。结论：金黄膏有整体抗感染作用，是外用治疗体表化脓性感染疾病较理想的药物。

六、西医治疗

（1）调整降血糖药以控制糖尿病患者的血糖水平，必要时可用胰岛素制剂以达到快速控制血糖的目的。

（2）可根据病情及脓液培养的结果选用广谱抗生素治疗。

七、转归与预后

本病初起及时治疗，成脓及时正确切开引流可痊愈；若有头疽患者体质虚弱，则正虚毒滞难化，不能透毒外出，可使病情加剧，甚至发生疽毒内陷，病情凶险，危及生命。

八、预防与调护

（1）注意个人卫生。患病后经常保持疮周皮肤清洁，可用2%～10%黄柏溶液或生理盐水洗涤拭净，以免脓水浸淫。

（2）切忌挤压，患在项部者可用四头带包扎；若患背疽，睡时宜侧卧；患在上肢者宜用三角巾悬吊；在下肢者宜抬高患肢，减少活动。

（3）初起时，饮食宜清淡，忌食辛辣、鱼腥等发物；伴消渴者，及时进行治疗，并予消渴病人饮食；高热时应卧床休息，并多饮开水。

第二节　疽毒内陷

一、概述

凡生疮疡，正不胜邪，毒不外泻，反陷入里，客于营血，内传脏腑而引起的全身性危险症候者，称为内陷，又称三陷证。本病虽可由阳证疮疡引起，但以有头疽最易发生，故一般称为疽毒内陷。其特点是肿疡隆起的疮顶突然下陷，或溃疡脓腐未净而忽然干枯无脓，或脓净红活的疮面忽变光白板亮，同时伴邪盛热极或正虚邪盛或阴阳两竭的全身证候。《疡科心得集》指出："……犹有三陷变局，谓火陷、干陷、虚陷也。火陷者，气不能引血外腐成脓，火毒反陷入营，渐致神迷，发痉发厥；干陷者，脓腐未透，营卫已伤，根盘紫滞，头顶干枯，渐致神志不爽，有内闭外脱之象；虚陷者，脓腐虽脱，新肉不生，状如镜面，光白板亮，脾气不复，恶谷日减，形神俱削，渐有腹痛便泄寒热，宛似损怯变象，皆不治之证也。"三陷证可发于初期、溃脓期、生肌收口期不同病程阶段，一般发生于有头疽的1～2候毒盛期的称火陷；

发生于2～3候溃脓期的称干陷；发生于4候收口期的称虚陷。火陷、干陷、虚陷三种情况，因病变机理不同，治疗各异。

本病与疗疮走黄，都是疮疡的变证、大证、险症，需积极救治。

二、病因病机

内陷证发生的根本原因，在于正气内虚，火毒炽盛，加之治疗失时或不当，以致正不胜邪，反陷入里，客于营血，内陷脏腑。而三陷证又各因所处病期之不同而有所区别：

（1）火陷系由阴虚之体，正气不足，火毒炽盛，或因治疗失当，或误用寒凉克伐之药，以及挤压患处，致使正气更虚，火毒不得外泄，反陷入里而成。

（2）干陷由于气血两亏，毒滞难化，正不胜邪，不能酿化为脓，载毒外泻，以致正愈虚，毒愈盛，从而形成内闭外脱。

（3）虚陷毒邪虽已衰退，而气血大伤，脾气不复，肾阳亦衰，导致生化乏源，阴阳两竭，从而余邪走窜入营。

西医病因病理：本病相当于西医外科全身性感染，包括脓毒症和菌血症。脓毒症是指因病原菌因素引起的全身性炎症反应，体温、循环、呼吸、神志有明显的改变者，用以区别一般非侵入性局部感染。菌血症是脓毒症的一种，即血培养检出病原菌者，不仅限于以往一过性菌血症的概念，如拔牙、内窥镜检查时血液在短时间出现细菌，目前多指临床有明显感染症状的菌血症。全身性感染的常见致病菌有革兰氏染色阴性杆菌、革兰氏染色阳性球菌、无芽孢厌氧菌、真菌等。导致全身性外科感染的原因是致病菌数量多、毒力强和（或）机体抗感染能力低下。临床常继发于严重创伤后的感染和各种化脓性感染。

三、辨病

本病多见于老年人，或以往有消渴病史者。常并发于脑疽或背疽患者，尤以脑疽更为多见。

（1）火陷：局部表现疮顶不高，根盘散漫，疮色紫暗，疮口干枯无脓，灼热剧痛。全身出现壮热口渴，烦躁不安，渐至神昏痉厥，舌质红绛，苔黄腻或黄糙，脉象弦数或洪数。

（2）干陷：局部表现为久不酿脓，疮色晦暗，散漫不聚，或脓少而薄，腐脱迟缓。全身出现发热，自汗，神惫纳少，甚至神昏谵语，气息短促。舌质淡红，苔黄腻，脉虚数。晚期体温反不高，畏寒，四肢逆冷，大便溏薄，小便频数或尿少尿闭，舌质淡、苔灰腻，脉沉细无力。

（3）虚陷：局部表现为疮口腐肉虽脱，新肉不生，状如镜面，光白板亮，脓水灰薄，不知痛觉。全身虚热不退，自汗肢冷，恶谷纳呆，形神俱削，腹痛便泻，舌质淡，苔薄白或无苔，脉虚大无力，时而陷入昏迷厥脱，危及生命。

四、类病辨别

本病与疔疮走黄，都是疮疡的变证、大证、险症，代表了疮疡的变证规律，比较见表9-1。

表9-1　疽毒内陷与疔疮走黄对比

名称	虚实	原发病	病机特点	预后
疔疮走黄	实证	颜面疔疮	正盛邪实	病情险恶，正确及时救治可愈；失误则可致死亡
疽毒内陷	实证、虚证均有	有头疽等	正虚邪陷	病情危险，正确及阳证疮疡时救治可愈；干陷救治较困难；虚陷救治最困难

五、中医论治

（一）论治原则

中西医结合综合救治。内治当扶正达邪，根据邪正之消长，随证治之。火陷证，邪盛热极，当凉血清热解毒为主，并顾护津液；干陷证，正虚邪胜，当补养气血，托毒透邪；虚陷证，当温补脾肾或生津养胃。

（二）分证论治

1.邪盛热极证

证候：多见于火陷证。多发生于有头疽1～2候的毒盛期。局部疮顶不高，根盘散漫，疮色紫滞，疮口干枯无脓，灼热剧痛，全身出现壮热口渴，便秘溲赤，烦躁不安，神昏谵语，或胁肋偶有隐痛；苔黄腻或黄糙，舌质红绛，脉洪数、滑数或弦数。

治法：凉血清热解毒，养阴清心开窍。

方药：清营汤合黄连解毒汤、安宫牛黄丸或紫雪散，加皂角刺、穿山甲。药用水牛角、生地、玄参、竹叶心、金银花、连翘、黄连、丹参、麦冬、黄连、黄芩、黄柏、栀子、牛黄、郁金、雄黄、朱砂、冰片、麝香、珠粉。神昏谵语，加牛黄清心丸或紫雪丹以清心解毒。咳吐痰血，宜加鲜茅根，鲜芦根；痰多不畅加鲜竹沥频服；痰红且腥或带脓痰，宜加石膏、沙参、浙贝、鱼腥草以清肺养阴。发痉抽搐，轻者加石决明、钩藤、白芍、牡蛎等；重者当用蜈蚣、全蝎、及羚羊角研粉冲服以平肝熄风。胸闷、纳呆、呕恶、苔厚且腻，宜加陈皮、半夏、苍术、川朴以健脾醒胃；如腹胀满燥结，则当用大黄粉、玄明粉、枳实等以通里泻实。如便溏纳呆，加山楂、麦谷芽、神曲以调理胃气；便溏甚者，用黄芩炭以泻火止血。尿少加竹叶、扁蓄、赤茯苓以利尿泄热；尿闭加琥珀（研末）以活血散瘀，利尿通淋；尿血加大、小蓟及侧柏叶以清热止血。口渴甚者，加麦冬、天花粉以养阴生津。并发黄疸，加绵茵陈、栀子、黄柏等以利湿清热。若发生突然寒战、高热、厥冷，此为热极生寒，热深厥深，宜清泄里热，宣通郁阳，用桂枝白虎汤加减。

2. 正虚邪盛证

证候：多见于干陷证。多发生于有头疽2～3候的溃脓期。局部脓腐不透，疮口中央糜烂，脓少而薄，疮色灰暗，肿势平塌，散漫不聚，闷胀疼痛或微痛。全身出现发热或恶寒，神疲，食少，自汗胁痛，神昏谵语，气息粗促，舌苔黄腻或灰腻，舌质淡红，脉象虚数；或体温反而不高，肢冷，大便溏薄，小便频数；舌苔灰腻，舌质淡，脉沉细等。

治法：补养气血，托毒透邪，佐以清心安神。

方药：托里消毒散、安宫牛黄丸加减。药用人参、当归、川芎、白芍、白术、金银花、茯苓、白芷、皂角刺、甘草、桔梗、黄芪、牛黄、郁金、雄黄、朱砂、冰片、麝香、珍珠粉。

3. 脾肾阳衰证

证候：多见于虚陷证。多发生于有头疽4候的收口期。局部肿势已退，疮口腐肉已尽，而脓水稀薄色灰，或偶带绿色，新肉不生，状如镜面，光白板亮，不知疼痛。全身出现虚热不退，形神萎顿，纳食日减，或有腹痛便泄，自汗肢冷，气息低促，苔薄白或无苔；舌质淡红，脉沉细或虚大无力等，旋即可陷入昏迷厥脱。

治法：温补脾肾。

方药：附子理中汤加减。药用附子、人参、干姜、白术、炙甘草。自汗肢冷加肉桂；昏迷厥脱，加别直参（另煎服）、龙骨（先煎）、牡蛎（先煎）。

4. 阴伤胃败证

证候：局部症状同脾肾阳衰证，伴口舌生糜，纳少口干，舌质红绛，舌光如镜，脉象细数等。

治法：生津益胃。

方药：益胃汤加减。药用沙参、麦冬、细生地、玉竹、冰糖。

（三）特色治疗

1. 专方专药

（1）大青牛角汤：大青叶、水牛角、生地各30 g，芍药、紫草、牡丹皮、黄栀子各15 g，加安宫牛黄丸或紫雪丹。

（2）加味麝香解毒丸：载于《疮疡证治秘录》。药物组成：麝香5.5g，牛黄1.5g，乳香50g，没药250g，枯矾125g，冰片50g。上药除麝香外共研细末，再放入麝香，制成蜜丸，每丸重7.5g，每服1丸，一日2～3次。

（3）夺命雄朱丹：载于《德生堂方》（见《普济方》卷二七五）。药物组成：雄黄9g，胆矾10.5g，枯矾10.5g，铜绿10.5g，轻粉10.5g，朱砂10.5g，血竭10.5g，蟾酥3g，铅丹6g。上药共为细末。以水糊为丸如鸡头米大，每服1丸，先用葱白三寸煎汤，患者自嚼烂吐在手心上，取药1丸，用葱裹定，好酒送下。约15分钟左右，汗出即愈，或排稀便一次。病在上食后服，病在下食前服。如病消减，亦须服十剂内补排脓散，或复煎散之类，更贴上膏药，再用籀药敷疮四围肿处。

（4）托里茯苓汤：载于《外科精义·卷十九》。药物组成：防风30g，桔梗30g，白芍30g，五味子30g，川芎30g，生甘草30g，麦冬30g，肉桂30g，熟地30个，当归45g，生黄芪45g，茯苓45g。上药共为粗末。每服15g，加水150m1，煎至100m1，去渣温服。主治：疽疮内陷，正气不支、气虚血弱者。

（5）护心透脓汤：载于《中医外科临证集要》。药物组成：生绿豆100g，乳香10g，朱砂3g（另包冲服），玄明粉10g，党参30g，生黄芪20g，穿山甲3g、当归10g，皂角刺6g，木通10g。上药水煎内服，主治疮疡成脓之际，正不胜邪或因治疗失误，使邪毒走散入营血而内陷脏腑之证。

2. 名老中医经验

（1）宗修英治疗疽毒内陷证的经验：宗修英认为疽毒内陷因毒热内蕴，肌腐血败，聚而为痰为瘀，致痰血蕴郁上扰神明。故治疗除清热解毒、化腐生肌、扶正祛邪外，必须注重化痰活血逐瘀，使痰开瘀化，脑络通畅，气血灌注，髓海得充。早期可以改善病变部位的血液循环，有利于炎性渗出物的吸收；后期可以加速残余病邪的消散，防止病变部位组织黏连，减少后遗症。认为扶正祛邪为本病的治疗法则，但要随证灵活应变。不同的阶段，治疗的重点有所不同：疾病的早期抓住患者发热、疮疡红肿流脓及舌脉的特点，从毒热成痈辨证施治，清热解毒，化腐生新，积极治疗痈疽，防止传变。及至内陷之时，患者已经昏迷，为毒邪内陷入里，痰血蕴郁，凝注脑络，扰及神明的危重证候，应立即用化痰活血、凉血解毒、醒脑开窍之法。此时病势最重，病情变化较多，治疗则不要着眼于痈疽的局部，而是要从整体入手，遵从"治病必求其本"的法则，在祛邪之时兼顾扶正。当患者出现并发症时随时根据其正虚的程度和病邪的特性灵活调整方药，要"治在活法，贵在审详"。总以扶正祛邪为准则。待病情稳定后，为了预防炎症吸收后脑室黏连，应及早加重化痰活血通络药物的应用，促进炎症的吸收，减少和预防后遗症的发生。

（2）唐汉钧治疗疽毒内陷证的经验：唐老认为，"疽毒内陷"与"疔疮走黄"虽均属西医学的"败血症"或"脓毒血症"范畴，但二者在发病机制方面却不同。有头疽多发于年老体弱兼有消渴之人，其中尤以脑疽、发背易形成内陷，根据其发生的不同阶段，又分为火陷、干陷、虚陷。正虚邪盛是导致三陷变局的主要原因，正虚举托无力，不能托毒外泄，邪毒内攻脏腑而成内陷。故宜扶正托毒，重用黄芪举陷，并辅以清热托毒、和营托毒、养阴托毒、益气托毒等方法。外治切开应选择有利时机，切忌过早切开造成疽毒内陷。切开时宜采用小切口，使脓液排出即可。

皮瓣亦不必修除，待收口期加用垫棉压迫疗法促使早日收口。

3. 外治

（1）疮顶陷黑处用八二丹，盖以金黄膏，四周用金黄散或玉露散冷开水调制以箍围，并时时用水湿润。或用药制苍耳虫 10 ~ 15 条捣烂，外敷患部，盖贴金黄膏。注意局部引流通畅。

（2）生肌散：载于《疡医大全》卷九。药物组成：红升丹 3g，血竭 9g，海螵蛸 9g，铅丹 9g，轻粉 9g，赤石脂 15g，儿茶 15g，紫河车（煅）15g，乳香（去油）6g，没药（去油）6g。上药共研极细末，掺膏药贴，有生肌收口之效，适用于痈疽疮疡虚陷者。

4. 常用中药现代药理研究

（1）我国著名中西医结合危重病学家王今达教授历经 30 余年临床研究，以古方血府逐瘀汤为基础，反复精炼研制出静脉制剂血必净，具有活血化瘀、疏通经络、溃散毒邪的作用，可以拮抗内毒素，并抑制内源性炎性介质的失控释放，与抗生素并用治疗脓毒症，产生了较好的临床疗效。

（2）研究表明，中药及其制剂可通过直接破坏内毒素促进内毒素代谢，抑制巨噬细胞的活化等机制发挥对脓毒症的治疗作用。如双黄连、清开灵、炎琥宁等中药制剂和板蓝根、鱼腥草、大青叶等中药在体外具有抑制内毒素介导的鲎试剂反应；青蒿素、大黄素、丹参素等亦具有拮抗内毒素的作用。更令人关注的是，赤芍、连翘、黄芩等单味中药可破坏大肠杆菌内毒素的结构。因此如果能够从中草药中得到与脂多糖（LPS）作用的有效成分，对开辟新的拮抗内毒素药物具有重要意义。

六、西医治疗

全身性感染应采用综合性治疗，主要是处理原发感染灶、杀灭病原菌、全身支持疗法和对症治疗。

（1）原发感染灶的处理：对明确的原发感染灶应做及时彻底的处理，包括清除坏死组织和异物、消灭无效腔、脓肿引流等，还要解除相关的病因，如血流障碍、梗阻等因素。如原发感染灶不明确，应进行全面的检查，特别应注意一些潜在的感染源和感染途径，并予以解决，如静脉导管感染时，首先应拔除导管。对疑为肠源性感染的患者应及时纠正休克，尽快恢复肠黏膜的血流灌注，并通过早期肠道营养促使肠黏膜的尽快修复，口服肠道生态制剂以维护肠道正常菌群等。

（2）抗菌药物的应用：可先根据原发感染灶的性质、部位及早选用覆盖面广的抗生素。再根据细菌培养及抗生素敏感试验结果，调整抗菌药物。对真菌性脓毒症应尽量停用广谱抗生素，改用对原来感染有效的窄谱抗生素，并全身应用抗真菌药物。

（3）支持疗法：补充血容量，输注新鲜血，纠正低蛋白血症等。

（4）对症治疗：如控制高热、纠正电解质紊乱和维持酸碱平衡，四肢厥冷者应注意保暖等。

（5）减轻中毒症状和防治休克：病情严重时可在大剂量使用抗生素的同时应用肾上腺皮质激素，可以减轻全身炎性反应和中毒症状，并注意防治休克及重要器官功能衰竭。

七、转归与预后

三种陷证，其预后均危险，死亡率较高，但以火陷证较佳，干陷证较差，虚陷证最差。除外治疗因素，其正气之强弱是决定预后的关键。

八、预防与调护

（1）本病危重，应严密观察病情。病人性情烦躁时，护理人员要多加安慰。病室要保持清洁卫生，注意通风凉爽，保证病员充分休息。

（2）患病后绝对卧床休息，并固定患部，减少活动。局部换药应强调不能挤压，以防感染扩散。

（3）壮热恶寒无汗者，勿使袒露胸腹和当风受凉；壮热不恶寒，头昏烦躁，气急脉数者，头部可用冰袋降温；壮热汗多口渴，渴喜冷饮，可给芭蕉根汁或菊花叶汁加凉开水冲饮，或给予西瓜汁，或饮冷开水。

（4）饮食宜清淡，忌荤腥发物及甜腻之品，视病情给予素半流质、或素普食。饮食方面，火陷忌食烟、酒、鱼腥、辛辣食品。干陷宜增加营养。虚陷宜食甘香开胃食品。

（5）避免情志抑郁或急躁易怒，禁止房事。

第三节　附骨疽

一、概述

附骨疽是一种病邪深沉，附着于骨的化脓性疾病。其特征是：多发于儿童，好发于四肢长骨，局部胖肿，附筋着骨，推之不移，疼痛彻骨，溃后脓水淋漓，不易收口，可成窦道，损筋伤骨。

《灵枢·刺节真邪论》记载："……虚邪之入于身也深，寒与热相搏，久留而内著，寒胜其热，则骨疼肉枯；热胜其寒，则烂肉腐肌为脓，内伤骨，内伤骨为骨蚀。"《千金方》说："以其无破，附骨成脓，故名附骨疽。"《外科正宗》云："夫附骨疽者，乃阴寒入骨之病也。但人之气血生平壮实，虽遇寒冷则邪不入骨。凡入者，皆由体虚之人，夏秋露卧，寒湿内袭；或房欲之后，盖覆单薄，寒气乘虚入里，遂成斯疾也。"

在中医文献里，附骨疽发生部位不同则名称各异，如生在大腿外侧的叫附骨疽；生在大腿内侧的叫咬骨疽；生在手足腿膊等处，溃破后出朽骨的叫多骨疽；生在股胫部的叫股胫疽等。附骨疽病变特征是：多发于四肢长骨，局部胖肿，附筋着骨，推之不移，疼痛彻骨，溃后脓水淋漓，不易收口，可成窦道，损伤筋骨。

二、病因病机

（1）由于疔疮、痈、有头疽等发病后，治疗护理失误；或患麻疹、猩红热、伤寒等，因患儿肝肾不足，气血两虚，邪毒炽盛或余毒内蕴，深窜入里，留于筋骨，经脉阻塞，气血凝滞而发本病。

（2）外来伤害，尤其是开放性骨折，局部骨骼损伤，复因感染邪毒，邪毒炽盛，瘀阻化热，凝滞筋骨而发本病。

三、辨病

1. 临床表现

本病好发于儿童，尤以10岁以下男孩更为常见，多发于四肢长骨的骭骺端，发病部位以胫骨最多，其次为股骨、肱骨及桡骨。常有明显化脓性病灶存在，或有外伤，感受邪毒等诱发因素。

（1）初起：患肢疼痛彻骨，1～2天内即不能活动，继则皮肤微红微热，骨胀明显。如患在股骨则红肿不易出现，但用手指深压皮肤可见凹陷。病变的骨端有深压痛和叩击痛，可作为早期诊断本病的重要依据。全身症状表现为起病急骤，先有全身不适，寒战，高热（可达39～40℃），口干心烦，食少眠差，剧痛，小便赤，舌苔黄腻，脉滑数。

（2）成脓：患病后3～4周，局部色红胖肿，骨胀明显，灼热剧痛，全身症状有高热持续不退，烦躁口渴，纳差，舌质红，苔黄燥，脉弦数。

（3）溃后：初溃脓稠而后稀薄，淋漓不尽，不易收口，易成窦道，患处骨骼粗大高低不平，以药线或探针探触到粗糙死骨，此时已转为慢性。慢性者易反复发作，多数患者有1至数个窦道，道口周围伴发湿疹，色素沉着，若疮口凹陷，为死骨堵塞所致，待死骨（不论大小）脱出，疮口才能愈合。

2. 病情轻重

本病若见高热烦躁，神昏谵语等，则为并发内陷，可危及生命。

四、类病辨别

（1）流痰：好发于骨关节间，初起局部和全身症状均不明显，化脓迟缓，约需半年至一年以上，溃后脓水清稀，多夹有败絮样物，常造成残废。

（2）流注：好发于肌肉丰厚处，无固定部位，随处可生，而且常此处未愈，他处又起。局部皮色不变，漫肿疼痛，疼痛较轻，成脓较快，溃后不损伤筋骨，容易愈合。

（3）历节风：肿痛发于多处关节，左右对称，呈游走性，全身症状不如附骨疽明显，病程长，反复发作，并不化脓。

五、中医论治

（一）论治原则

治疗以清热解毒、化湿和营为大法，分期辨证论治。若能早期诊断，及时正确治疗，尚有消退之机，否则每易迁延为慢性，日久不愈。外治要注意固定患处；脓成宜及早切开引流；成漏须用腐蚀药或手术治疗；脓尽有空腔或疮口深者，应加用垫棉法。必要时配合使用抗生素和支持疗法。

（二）分证论治

1. 湿热瘀阻证（初起）

证候：患肢疼痛彻骨，不能活动。继则局部胖肿，皮色不变，按之灼热，有明显的骨压痛和患肢叩击痛。伴寒战高热；舌苔黄，脉数。

治法：清热解毒化湿，行瘀通络消肿。

方药：仙方活命饮合五神汤加减，药用穿山甲、皂角刺、当归尾、甘草、金银花、赤芍、乳香、没药、天花粉、陈皮、防风、贝母、白芷、茯苓、牛膝、车前子、紫花地丁。热毒重，加黄连、黄柏、栀子；神志不清者，加犀角地黄汤，或安宫牛黄丸，或紫雪丹。

2. 热毒炽盛证（成脓）

证候：起病约1～2周后，高热持续不退。患肢胖肿，疼痛剧烈，皮肤焮红灼热，内已酿脓；舌苔黄腻，脉洪数。

治法：清热化湿，和营托毒。

方药：黄连解毒汤合仙方活命饮加减。药用黄连、黄芩、黄柏、栀子、穿山甲、皂角刺、当归尾、甘草、金银花、赤芍、乳香、没药、天花粉、陈皮、防风、贝母、白芷。

3. 脓毒蚀骨证（溃后）

证候：溃后脓水淋漓不尽，久则形成窦道。患肢肌肉萎缩，可摸到粗大的骨骼，以探针检查常可触到粗糙朽骨。可伴乏力、神疲、头昏、心悸、低热等；舌苔薄，脉濡细。

治法：调补气血，清化余毒。

方药：八珍汤合六味地黄丸加减。药用人参、白术、茯苓、甘草、当归、白芍、地黄、川芎、山萸肉、干山药、牡牡丹皮、泽泻。若溃后日久成慢性者，治宜滋养肝肾，扶正解毒，用虎潜丸加减治之。愈后需服药半年，以巩固疗效。减少复发。

（三）特色治疗

1. 专方专药

（1）化骨至神丹：载于《石室秘录·卷四》。药物组成：当归、金银花、白芍、茵陈、龙胆草、白术、柴胡、生甘草。水煎内服，具有清热化湿，行瘀通络的功效，用于治疗多骨疽（化脓性骨髓炎）。

（2）加味败毒散：载于《外科正宗·卷三》。药物组成：人参、羌活、独活、前胡、柴胡、川芎、桔梗、茯苓、枳壳、生甘草、木瓜、苍术。加水300ml，生姜3片，煎至240ml，食前服。适用于附骨疽初起，毒气流注脚踝，焮赤肿痛，寒热如疟，自汗恶风，或无汗恶寒，或恶闻饮食者，相当于急性化脓性骨髓炎初起有表证者。便秘者，加大黄。

（3）羌活防己汤：载于《医学正传·卷六》。药物组成：羌活、川芎、苍术、防己、木香、连翘、射干、生甘草、白芍、木通、当归尾、苏木。将上药细切，加水、酒各150 ml，煎至200ml左右，饭前服。适用于附骨疽初发。

（4）黄芪柴胡汤：载于《疡科选粹·卷二》。药物组成：黄芪、柴胡、连翘、肉桂、羌活、土瓜根、酒炒黄柏、当归尾。用法：水、酒各半煎、热服。适用于大腿近膝股内，足厥阴肝经循行部位的附骨疽，不辨肉色，漫肿木硬、痛势甚大，其脉弦细，按之洪缓略有力者。

（5）茯苓佐经汤：载于《外科正宗·卷三》。药物组成：茯苓、陈皮、制半夏、白术、苍术、藿香、泽泻、生甘草、葛根、柴胡、厚朴、木瓜。上药以水300ml加生姜3片，煎至240 ml，饭前服。适用于附骨疽，病为寒、热、风、湿四气所乘，以致初起寒热交作，次传腿肿作痛，其形光亮微红，发热肿痛，兼头目昏眩，呕吐不食，胸膈不利者。

（6）大防风汤：载于《太平惠明和剂局方》。药物组成：川芎、炮附子、熟地黄、白术、防风、当归、白芍药、黄芪、杜仲、羌活、人参、炙甘草、牛膝。祛风顺气，活血脉，壮筋骨，除寒湿，逐冷气。适用于附骨疽肿痛。

（7）神仙一醉忍冬汤：载于《疡医大全·卷七》。药物组成：忍冬藤、蒲公英、没药（去油）、乳香（去油）、雄黄。上药用酒一瓶、封固，煮千余沸，再加白蜜125g，生葱7根，再煮数沸去葱。适用于附骨疽急性期。

（8）附骨内托散（宋一同等验方）：党参12g、黄芪12g、当归12g、制乳香

12g、没药 12g、炮穿山甲 12g、木香 12g、陈皮 12g、川芎 6g、炙甘草 6g、大枣 6g、白芍 10g、焦白术 10g、茯苓 10g、金银花 9g、紫花地丁 9g、蒲公英 30g。水煎服。适用于慢性化脓性骨髓炎。

（9）加味四君子汤：载于《洞天奥旨·卷七》。药物组成：人参、茯苓、金银花、炒白术、生甘草、牛膝。适用于附骨疽有死骨未排出，疮口不合者。

（10）内消神方：载于《疡医大全·卷二十五》。药物组成：人参、天花粉、制大黄、蒲公英、金银花、薏苡仁。适用于附骨疽，发于四肢长骨，局部胖肿，附筋着骨，推之不移，疼痛彻骨，溃后脓水淋漓，不易收口者。

2.名老中医经验

（1）顾伯华分期论治经验：顾老认为，附骨疽急性时用清热解毒、和营通络法。处方：紫花地丁 30g，蒲公英 15g，半枝莲 15g，重楼 15g，制苍术 9g，黄柏 9g，川牛膝 12g，当归 9 克，赤芍 15g，丝瓜络 4.5g，丹参 12g。外用大布膏、红灵丹敷患处。当发热已退，局部肿胀疼痛仍存，压痛明显，有化脓破馈之象时，以和荣通络、益气托毒为要。内服使用《医宗金鉴》托里消毒散加减。处方：丹参 12g，当归 9g，赤芍 12g，汉防已 12g，土茯苓 30g，潞党参 9g，生黄芪 12g，炙山甲 9g，皂角刺 9g，忍冬藤 30g。外用同前。当压痛已不明显，X 线摄片显示骨质破坏有改善，有新骨形成时，前方去皂角刺、炙山甲。加野赤豆 18g，泽兰 9g。

（2）刘再朋教授临床经验：刘教授认为，附骨疽的治疗应扶正祛邪，且注意"扶正不留邪，祛邪不伤正"。扶正指益气健脾、补肾壮骨、活血化瘀，恢复失调的脏腑功能。伍以活血化瘀则有助于恢复阻滞的经脉，畅通气血。邪毒是致病的因素，消除邪毒的致病作用即祛邪，一般采用内服加外用并举的治法。内服祛湿解毒的药物，通过气血运行抵达患部，发挥解毒作用；通过残留窦道引流，或脓肿切开直达患处引毒外出。同时注意燥湿药物易伤阴血，清热燥湿药物过于寒凉，易伤脾胃，影响气血化生，所以治疗上应以扶正为主，祛邪为辅，且勿攻伐过度。

（3）名老中医张瑞丰临证经验：张老先生认为本病是体虚骨弱、邪毒侵袭为患。体虚骨弱是发病之根，骨弱乃肾气不充。少儿多患此证，是少儿肾气不充、骨不壮实的缘故。附骨疽有损伤瘀血化热、热证余毒内侵和邪毒直中等不同类型。不论何种情况，毒邪蕴结、骨受邪侵是其基本病理过程。该病是以骨病为主的脓疡，骨为肾所主，位于筋肉之里，秉性属少阴。就阴阳盛衰论，少阴为阳始生，稚嫩不刚，易受寒。故附骨疽立法宜温通，不宜过分寒凉。这是张老先生治附骨疽的基本原则，也是他外科学术思想特点之一。附骨疽如为慢性者，以虚寒证为主，治疗需遵此法，即使急性者，也不可一派寒凉，应在清热解毒化瘀方药中，佐以益气温通之品。他惯用的张氏解毒汤，用于治疗附骨疽急发者，药用金银花、连翘、蒲公英、紫花地丁、黄柏、栀子、赤芍、桃仁、红花、穿山甲、鹿角霜、陈皮、川芎等，其中川芎、鹿角霜、陈皮理气和血温通，以防黄柏、栀子、连翘等过分寒凉。慢性附骨疽用黄芪解毒汤，药用黄芪、桑寄生、炒杜仲、补骨脂、怀牛膝、当归、川芎、骨碎补、鹿角霜、姜半夏、浙贝等，再加服自制成药青龙丸，以温通化毒，外用祛腐生肌散和拔毒膏。

（4）唐汉钧教授临证经验：唐教授认为本病具有湿邪为患的特征，如病势缠绵，病程长，病变部位深，局部窦道常有黏滞或稀薄脓液，窦瘘形成。多为湿热余毒未清，乃病久伤正，气血不足，无力托毒外出，难以生肌敛疮。故提出治疗上：①首先要注重健脾益气，化湿托毒。盖脾健方能运化水湿，湿邪得祛，又可扶助正气，正气充足以托毒外出，使邪祛正安。健脾益气化湿常用生黄芪、丹参、苍术、白术、茯苓、萆薢、薏苡仁、泽泻、木瓜、忍冬藤、陈皮、半夏、川牛膝、防己等。外用五五丹、七三丹等蚀管。脓尽后则改用复黄油（大黄、蛋黄油、紫草、血竭等）滴注、生肌散外用以生肌收口。②慢性骨髓炎日久不愈则"久病必瘀"，又当以祛瘀生新之法治之。盖筋骨损伤，必然导致筋骨的脉络脉管破坏，使气血流动无以为循，局部疮面形成气滞血瘀，失于濡养而难以愈合。只有祛除局部瘀滞才能断绝生腐之源，方能生肌长骨，使经络气血通畅，肌肤得以濡养而生长复原。除了运用前人祛腐生新的方药外，唐教授重用活血化瘀之品，如当归、川芎、赤芍、炙穿山甲、桃仁、地鳖虫等。③慢性骨髓炎急性发作时红肿热痛明显，辨证属实属热。急性症状控制后，病情缠绵，反复发作，已无热象，辨证属虚实夹杂。且久病及肾，肾主骨生髓，髓失所养。故后期虽有实证之象，但多为本虚标实，治疗还应以补肾为法，可选用杜仲、狗脊、桑寄生、肉苁蓉、菟丝子等，另用血肉有情之品鹿角、龟板等以填精壮骨，后期使用多有良效。

3. 外治

（1）治疗原则：①初起：金黄膏或玉露膏外敷，患肢用夹板固定，以减少疼痛和防止病理性骨折。②脓成：及早切开引流。③溃后：用七三丹或八二丹药线引流，红油膏或冲和膏盖贴；脓尽改用生肌散、白玉膏。④窦道形成：用千金散或五五丹药线腐蚀，疮口扩大后改用八二丹药线引流、太乙膏或红油膏盖贴。若触及死骨松动者，可用镊子钳出。如无死骨存在，脓液转为黏稠液体时，即使疮口仍较深，则应及时停用药线，否则不易收口。若有空腔或疮口较深时，可用垫棉法，促使疮口愈合。

（2）各家经验及验方：①赵明山、任超西等用枫柳树皮膏与中医药辨证治疗附骨疽 420 例，总有效率为 97.86%。方法：采用内外兼治的方法。若有骨脓肿或有死腔存在时，应手术清除病灶。根据骨质破坏程度、脓液多少，可行 I 期缝合或开放伤口，术后开始外贴枫柳树皮膏、中医药辨证施治。根据附骨疽范围的大小，取膏药摊于生白布上外敷，绷带包扎，隔日换药 1 次，1 个月为 1 疗程。膏药组成：鲜枫柳树皮 5000g、鲜蒲公英 1000g、鲜紫花地丁 1000g、炮山甲 200g、制乳香 50g、甘油 250g。膏药的制法 除甘油外，其他药物置于铁锅内，加水 7500ml，武火煎沸，改文火煎至约 1000ml 时，捞出药渣，纱布过滤后，再置入锅内，文火煎至约 500 ml，加入甘油，收膏装瓶备用。②杜金焕、李寅超用附骨疽膏治疗手指及足趾慢性附骨疽 100 例，总有效率 88%。附骨疽膏剂由黄芪、连翘、天花粉、白芷、土茯苓、紫草、樟脑、冰片、血竭、儿茶、松香、煅龙骨、乳香、没药、红花、当归、透骨草、黄蜡等组成。患处用无菌换药法清洁伤口，待伤口自然干后将附骨疽膏剂摊于无菌纱布上，贴敷于患处。夏季或脓性分泌物多时3天换1次；冬季或脓性分泌物少时每周换1次。③朱文元、马宝坤等用健骨生肌膏治疗慢性附骨疽100例，有效率99%。健骨生肌膏方药组成：乳香40g、没药20g、三七30g、血竭20g、白及10g、白芷10g、煅龙骨5g、煅牡蛎5g、麝香1g、樟脑2g、猪脂120g。将猪脂炼好后滤去残渣，稍凉后放入乳香、没药、三七、血竭、白及、白芷、煅龙骨、煅牡蛎药粉，搅拌均匀，待成膏后放麝香、樟脑搅匀备用。使用方法：先用消毒棉球蘸盐水将患处洗净擦干，把软膏均匀地涂在病变部位，涂药厚度以不露出皮肤为宜，然后以消毒纱布覆盖，用胶布固定即可，24h换药1次。④吕松峰用中药熏洗治疗慢性附骨疽，取得良好效果。熏洗中药由黄芩、黄连、黄柏、金银花、连翘、蒲公英、紫花地丁、红花、白芷、白头翁、夏枯草等药物组成，根据窦道内分泌物药物敏感试验，选择针对性较好的中药或者增加部分药物用量，金黄色葡萄球菌组加大金银花、连翘、蒲公英用量；绿脓杆菌组加大白头翁、夏枯草用量；链球菌感染增加野菊花、苍耳子、冰片等药。每剂中药加水2000ml，浸泡30min武火煮沸15min后，药液过滤至盆中备用。松开病人床尾盖被，铺橡胶单，放盆架及熏洗盆，测量水温75~80℃。患肢置于盆上，暴露创面，盆架与患肢接触处垫以小棉垫，用浴巾围盖患肢及盆，使患肢受到药物熏蒸，定时测量水温，待药液温度降至38~42℃时，揭去浴巾将患肢浸入药液中泡浴，戴无菌手套用无菌小毛巾或纱布，蘸取药液洗或湿敷创面，渗出液较多处可重复冲洗。肌腱与骨骼间隙处，用20ml注射器抽取药液冲洗，洗毕彻底引流创面液体，然后用过氧化氢、生理盐水冲洗后，凡士林纱布覆盖，棉敷料包扎。撤去用物，为病人摆放舒适卧位。每天1剂，头煎后药渣留砂锅中，加水后再煎1次，每次熏洗45min左右，每天2次。⑤太保丹：露蜂房9g、公丁香4.5g、荜茇4.5g、细辛4.5g、百草霜4.5g、制乳香4.5g。上药研细末。用时以太乙膏，把药末少许调在中间，贴患处，3日1换。⑥黑鲫膏：将黑鲫鱼去肠，入盐令腹满，用线缝定，以水200ml，纳铜石器中煮，水尽干焦为末，用猪油调敷，已破者干掺。主治附骨疽末破、或脓出不尽者。⑦生肌散：煅石膏30g、轻粉30g、赤石脂30g、飞铅丹6g、煅龙骨9g、血竭9g、乳香9g、樟脑9g。上为细末，先用当归3g、白芷3g、生甘草3g煎汤洗净患处，用此药干掺，软油纸盖扎，每2天洗1次患处，换1次药。溃后腐肉已脱，脓水将尽时，可外掺本方；如疮面干净以生肌白玉膏盖贴；如疮面红热，或有灼痛者，宜用太乙膏盖贴；如疮面有胬肉高突、宜先用平胬丹去除胬肉，再搽以本方；脱骨疽溃后面积小者，将疮面洗净，以本散作成油膏外敷，可保护创面。⑧牛黄散：牛黄3g、麝香3g、木香4.5g、丁香3g、小茴香3g、乳香3g、朱砂3g、雄黄3g、铅丹4.5g、黄柏3g、苦参3g、轻粉2g。上药制成极细末，同研令匀，剪单纸条子，看疮眼子大小，每一条子纸用药末0.25g左右，捻药末在纸条子内，塞于疮中。

六、西医治疗

（1）选择广谱抗生素或药敏试验有效的抗生素早期、足量使用。

（2）手术治疗：有钻孔引流或开窗减压两种，伤口做闭式灌洗引流或单纯闭式引流。

（3）辅助治疗：高热时降温，补液，补充热量。肢体局部可作皮肤牵引或石膏托固定。

七、转归与预后

本病早期诊断，中西医结合治疗，可迅速控制病情；否则每易迁延为慢性，日久不愈。

八、预防与调护

（1）平素加强锻炼，增加饮食营养。患病后禁食鱼腥发物及辛辣之品。

（2）积极治疗原发病。

（3）急性期卧床休息、患肢抬高并用夹板制动，以防止骨折和毒邪扩散；慢性期应避免负重及跌跤。

（张富刚）

第十章

发

发的原意是指痈疽之毒邪外发。就是说患痈、疽、疖等疾病由于毒邪未能控制，向四周蔓延而成。现在将"发"定义为较痈范围大的急性化脓性疾病，相当于西医的蜂窝组织炎。其临床特点是：初起无头、红肿蔓延成片，中央明显，四周较淡，边界不清，灼热疼痛，有的 3～5 日后中央色褐腐溃，周围湿烂，全身症状明显。

在古代中医文献中，痈、有头疽、发等病名使用是比较混乱的。如《外科启玄》记载的"体疽发"、"对心发"、"莲子发"等虽用"发"命名，但根据所描述的临床表现与现在所称的"有头疽"相同；又如《灵枢·痈疽》说："痈发于嗌中，名曰猛疽。猛疽不治，化为脓，脓不泻，塞咽，半日死……。"以及《疡科心得集》说："锁喉痈生于结喉之外，红肿绕喉，以时邪风热客于肺胃，循经上逆壅滞而发……。"依其临床症状及严重程度应为西医的口底部急性蜂窝组织炎，当属于"发"的范围。所以在阅读古代文献时要根据其临床症状描述进行辨别，以判断属哪种疾病。

第一节　臀痈

一、概述

臀痈是指发生于臀部肌肉丰厚之处的痈。其临床特点为起病暴急，范围大，成脓快，但溃破较难，疮口收敛缓慢。因肌内注射引起者俗称"针毒结块"，亦归属在臀痈中讨论。本病相当于西医的臀部急性化脓性蜂窝组织炎。

《洞天奥旨·臀痈》认为："本经多血少气，而臀上尤气之难周到者也，故不痈则已，一生痈则肉必大疼。以气少不及运动耳。"《医宗金鉴·臀痈》则记载臀痈的发病特点为："此证属膀胱湿热凝结而成，生于臀肉厚处，肿、溃、敛俱迟慢。"

二、病因病机

《疡科心得集·辨臀痈骑马痈论》详细记载了臀痈的发病原因、特点及治疗大法："臀痈生于臀上胯下近大腿处，由太阳膀胱湿热流结，气血凝聚而成。形大如盘，肿阔盈尺，上覆其腰，下遮其胯，此为阴中之阴，务须宣热拔毒，大补气血，培养肾胃，滋补根源，如此庶血易聚而脓易作，毒易出，而热可宣。"本病病位在臀部肌腠分肉之间，急性者病性属湿热火毒蕴结，兼外感毒邪；慢性者多由湿痰凝结所致。无论急性慢性均为湿热痰毒为患，与局部感受毒邪、湿热痰毒瘀互结密切相关。

（1）急性臀痈：患者平素恣食肥甘厚味，损伤脾胃，以致湿邪积于脏腑，郁久化热；或情志内伤，气机郁滞，生湿化火；或由局部疮疖破损再次感受湿热毒邪。导致湿热火毒相互搏结，逆于肉理，营气不从，腐肉化脓而成。

（2）慢性臀痈：慢性者多因急性臀痈治疗不彻底，或脾胃虚弱、湿浊内生、湿痰凝结所致；或注射药液吸收不良所引起。

西医病因病理：本病属臀部急性化脓性蜂窝织炎。致病菌多为溶血性链球菌、金黄葡萄球菌以及大肠杆菌或其他型链球菌等。感染可由皮肤或组织损伤引起，亦可由邻近化脓性感染直接扩散或经淋巴、血行感染而成。由于受侵组织质地较疏松，病菌释放毒性强的溶血素、链激酶、透明质酸酶等，可使病变扩展较快，不易局限。病变附近淋巴结常受侵及，可有明显的毒血症。

三、辨病

1. 临床表现

本病起病之前通常局部有注射史，或患疮疖，或臀部周围有皮肤破溃病灶。其临床表现有急性与慢性之分。

（1）急性臀痈：多发生于臀部的一侧，初起疼痛，步履艰难，皮肤肿胀焮红灼热，红肿以中央明显，四周较淡，边缘不清，红肿逐渐扩大并可触及硬结。伴恶寒发热、头痛、骨节酸痛、胃纳不香，苔黄口渴，脉数等全身症状。2～3天后焮红疼痛日增，肿势渐聚，皮肤湿烂，其色变黑并出现腐溃，或中软不溃。溃后脓出稠厚，若排脓通畅，全身症状则随之减轻，日渐收口。若局部有大块腐肉脱落者，则可因疮口深大而形成空腔，其收口甚慢，需1个月左右方能痊愈。

（2）慢性臀痈：初起臀部一侧漫肿，皮色不变，焮红灼热不明显，但病变局部硬块坚实，可有疼痛或压痛，患肢步行不便，进展较缓慢，全身症状也不明显。由注射药液吸收不良引起者，其进展甚慢，全身症状亦也不典型，一般经过治疗后，多半能自行消退。

2. 病情轻重

（1）局部症状：①臀部的一侧，皮肤肿胀焮红灼热疼痛，红肿以中心部明显，肿势局限者，即有"护场"，其证较轻，若肿势向四周蔓延扩散，是为失去"护场"，"失护场"是人体防御机能薄弱，毒气走散的征象。②知痛者易于酿脓，病情较轻；不知痛者难于酿脓，病情较重。③出脓者毒气能随脓液排出，脓水黄白稠厚无臭味者病情较轻；无脓、或流血水、出黄水者毒气不能排出，毒邪势必走散内攻，病情较重。

（2）全身症状：①伴畏寒、发热、恶心、烦躁等全身症状者，其病情正在发展，病情为重；不伴上述症状者，毒势尚局限，病情较轻。②溃后脓出稠厚，若排脓通畅，全身症状则随之减轻，日渐收口，其病情较轻。若局部有大块腐肉脱落者，则可因疮口深大而形成空腔，其收口甚慢，其病情转为慢性，缠绵难愈。

3. 辅助检查

血常规示白细胞总数及中性粒细胞比例明显增高。脓液及血细菌培养加药敏试验，可为抗生素的选择使用提供可靠依据。

四、类病辨别

（1）有头疽：初起有粟粒样脓头，痒痛并作，肿胀扩大，腐烂时形如蜂窝状。

（2）流注：患处漫肿疼痛，皮色如常，不局限于臀部一处，有此处未愈，他处又起的特点。

五、中医论治

（一）论治原则

本病多为湿热痰毒结于臀部为患，与局部感受毒邪、湿热痰毒瘀互结密切相关。其主要临床表现为局部红肿热痛，并可触及硬结，伴步履艰难，或伴有全身症状。根据"热者寒之"的原则，内治应以清热利湿解毒为主要治法。根据病期配以和营化瘀、托毒、补虚之法，初起以消为贵，成脓则使用托法以促使脓出毒泄，肿消痛减，溃后脓随毒泄、邪毒已尽则采用补法以使创口早日愈合。外治应根据初起、成脓、溃后而分别采用箍毒消肿、提脓祛腐、生肌收口药物。尤其是成脓时切开排脓应取低位、切口够大够深，以排脓通畅为目的；溃后脓腔深者用药线引流，疮口有空腔者，用垫棉法加压固定。

（二）分证论治

1. 火毒证

证候：臀部肿胀疼痛，中心部位皮肤焮红灼热，硬结逐渐扩大，或湿烂溃脓，伴恶寒发热，头身疼痛，骨节酸痛，食欲不振，口干口苦，尿黄便秘；舌质红苔黄或黄腻，脉弦数；成脓欲溃时痛如鸡啄，夜不能眠，溃后脓出黄稠，诸症日渐减轻。

治法：清热解毒，和营化湿，行气活血。

方药：黄连解毒汤合仙方活命饮加减。药用黄连、黄芩、黄柏、栀子、穿山甲、当归、金银花、赤芍、乳香、没药、天花粉、陈皮、防风、贝母、白芷。局部红热不显，加重活血祛瘀之品，如桃仁、红花、泽兰，减少清热解毒之品；阴虚者，加生地黄、山药、鳖甲；兼气虚者，加太子参，重用黄芪等。

2. 湿痰证

证候：初起局部漫肿疼痛，硬块拒按，四肢酸痛，身热不扬，身困重，纳差，口渴不欲饮；舌红苔黄腻，脉滑；溃后疮深脓稠，排脓通畅则疼痛身热诸症俱减，疮口渐敛。

治法：活血通络，利湿化痰，解毒消肿。

方药：桃红四物汤合仙方活命饮加减。药用桃仁、红花、生地、赤芍、当归、川芎、穿山甲、当归、金银花、赤芍、乳香、没药、天花粉、陈皮、防风、贝母、白芷。脓腐不易外出，加重皂角刺、炙山甲用量。托毒排脓，重用黄芪、人参、白术以补气祛邪。

3. 气血两虚证

证候：溃后腐肉大片脱落，疮口较深，形成空腔，收口缓慢，面色萎黄，神疲乏力，纳谷不香；舌质淡，苔薄白，脉细。

治法：调补气血。

方药：八珍汤加减。药用熟地、白芍、川芎、当归、人参、白术、茯苓、甘草。脾胃亏虚可配合参苓白术散。

（三）特色治疗

1. 专方专药

（1）活血散瘀汤：为《外科正宗》名方，药物组成：川芎、归尾、赤芍、苏木、牡牡丹皮、枳壳、瓜蒌仁（去壳）、桃仁（去皮尖）、槟榔、大黄（酒炒）。适用于湿热火毒蕴结之臀痈早起，证见臀痈初起，红肿热痛，患肢步行困难。红肿以中心最为明显，而四周较淡，边缘不清，病变区逐渐扩大而有硬结。伴胃纳不佳、大便秘结、苔黄、脉数等症状，多因湿热火毒蕴结或注射感染毒邪而发为臀痈。根据病情可加入连翘、黄芩清热解毒、消散痈肿；便通者去大黄加乳香。

（2）黄芪内托散：为《外科正宗》名方，药物组成：黄芪、当归、川芎、金银花、皂角刺、穿山甲、甘草。适用于臀痈中期，疮形已成而脓毒不易外达者，或疮形平塌，根盘散漫，不易透脓等。方中皂角刺、穿山甲功能活血化瘀，消痈散结排脓，脓未成者使脓早成，脓已溃者使新肉早生。

（3）托里消毒散：为《外科正宗》名方，药物组成：人参、川芎、白芍、黄芪、当归、茯苓、白术、金银花、白芷、甘草、皂角刺、桔梗。适用于臀痈毒势方盛，正气已虚，不能托毒外出以及疮形平塌，根盘散漫，难溃难腐，或溃后脓水稀少，坚肿不消，并出现身热、精神不振、面色少华、脉数无力等症状者。方中人参、黄芪扶正托毒、补中益气，金银花、甘草、皂角刺托毒消肿，当归活血养血、祛瘀生肌，白术健脾益气渗湿。补托法在正实毒盛的情况下不可施用，否则不但无益，反能滋长毒邪，使病势加剧而犯"实实"之戒。

（4）如意金黄散：为《外科正宗》名方，药物组成：天花粉、黄柏、大黄、姜黄、白芷、紫厚朴、陈皮、甘草、苍术、胆南星。适用于臀痈初起，红、肿、热、痛，肿块限局者。方中大黄、黄柏、厚朴、苍术清热除湿，姜黄、陈皮、胆南星散瘀化痰，白芷、天花粉止痛消肿。可用菊花汁、金银花露等调敷，取其清凉解毒之效。凡臀痈初起，肿块限局者，一般宜用消散膏药。如为阳证则不能用热性药敷贴，以免助长火毒。

（5）透脓散：为《外科正宗》治疗臀痈名方，药物组成：黄芪、穿山甲（炒末）、川芎、当归、皂角刺。适用于臀痈肿疡已成，正旺毒盛，尚未溃破者。方中当归、黄芪、炒穿山甲、川芎、皂角刺可透脓托毒。透脓法不宜用之过早，肿疡初起或未成脓时勿用。

（6）消毒散：为《良方录选》所载外用方。药物组成：藤黄 9g、生大黄 30g、芙蓉花叶 30g、五倍子 30g、麝香 1g、冰片 1g、生明矾 9g。除麝香、冰片外，其余药物碾末过 100 目筛，然后加入麝香、冰片并搅匀，入瓶备用。调醋或蜜或冷茶叶水外敷患处，1 日换药 2 次。消毒散方中藤黄散肿攻毒，搜脓敛疮，外用取其酸寒之性，能消散肿毒于初起；生大黄取其逐瘀清热之力，使热清则毒解、瘀散则血活而肿消痛止；芙蓉花叶治疗一切痈疽发背、乳痈、恶疮，初起者可肿消痛止，已成者可聚脓排毒，已溃者则脓出易敛；五倍子散热毒、消痈肿、收湿敛疮，可用于痈疽肿毒、湿烂疮蚀诸疮；麝香具有消肿毒、透肌肉、通经络、开窍辟秽、防腐杀虫，其辛香走窜之性可通经走络、开窍透肉而用为引药。冰片能宣散郁热火毒、消散结肿，辛香走窜、通经透肉。还可引药气入肉，并有搜风开窍杀虫、止痛止痒、去溃疡腐臭之效；生明矾清热解毒，燥湿杀虫，止血止痛，蚀恶肉。诸药相伍，药专力宏，故效果明显。

2. 名老中医经验

唐汉钧教授治疗痈疽重症经验：唐汉钧教授认为本病属外痈之重症，属"痈之大者"，是发生在皮肉之间的急性化脓性疾病，相当于西医的急性蜂窝组织炎。①病因为"火毒为患、内因是本"。内因系脏腑蕴毒，多由心火烦扰，或七情内郁，五志过极，气郁化火；或消渴日久，素体阴虚火旺；或恣食膏粱厚味，脾运失常，湿火内生所致。外因是风火湿毒入侵，以致经络阻隔，气血失常，毒邪凝聚而成。外因致病多发于四肢，病症较轻；脏腑蕴毒，郁火攻心，由内而起，多发生于项后、背部、臀部，症情危重，处理不当，极易造成内陷变证。故重症痈疽均以内因为主。正如《外科秘录·疮疡内外》中云："伤于外者轻，伤于内者重。"在内因致病中，古人比较重视七情内伤，郁火攻心。今人生活水平的提高，饮食结构发生变化，消渴病人逐年上升，此类病人素体阴亏，卫外机能减弱，亦成为造成痈疽重证的主要因素。痈疽原是火毒生，多属阳证，故易发于项后、腰背、臀部、下肢外侧等督脉、膀胱经所循行之处，气血充盛，一旦正不敌邪，易助长热势，病情进展迅速，若能及时有效治疗，毒邪之势遏制，则正气恢复也快，脓腐易于脱落，疮面愈合较快。②"内治尤重托法、中药为主、西药为辅"。托法，是用补益气血和透脓的药物，扶助正气，托毒外出，以免毒邪内陷。用药时，忌选滋腻留邪之品。唐汉钧教授善用黄芪、当归、川芎、皂角刺配伍以达到扶正养血不留寇之功。他认为，痈疽重者，不外乎正盛邪实、气虚邪实、阴虚邪实三类。正盛邪实者，多见于青年，多由五志过极或恣食厚味所致，拟和营清热托毒为法，方以仙方活命饮加减；气虚邪实者，多见于年迈体弱者，或因七情内伤，或因劳伤精气所致，气血亏虚不能达邪，拟益气养荣，扶正托毒为法，方以八珍汤合仙方活命饮加减；阴虚邪实者，多见于消渴日久者，拟养阴清热托毒为法，方以六味地黄丸合仙方活命饮加减。治疗过程中若出现肿势散漫，疮形平塌或内陷，脓水少而稀薄，伴嗜睡懒言，精神倦怠，神识欠清等症状，属毒入营血，内陷之象。有壮热不退者，说明正气未竭；不发热者，说明正气已衰。及时短期选用抗革兰氏阳性菌的抗生素（临床脓液培养以金黄色葡萄球菌多见），可迅速扼制毒邪肆虐五脏，不致危及生命。此类病人还应佐以通腑泻热，加用生大黄、枳实、天花粉等。此时有效抗生素的应用，有类似箍毒围聚之功，可把毒邪局限于一个较小的范围，不致侵害全身。但用药不可过久，只要肿势不再扩散，肿形渐高，脓出增多，神识转清即止。过之将使邪毒内收，转攻为守，结而不化，脓液难成，毒难随脓外泄，造成局部僵肿持久不散的进退维谷之境地。对于糖尿病患者，则应选用胰岛素迅速把空腹血糖控制在 $6 \sim 8$ mmol/l 为要。③"把握切排时机，选择适当切口"。唐汉钧教授认为，脓熟才是切开的最佳时机。判断脓熟的要点：发病时间在 10 天左右，应用过大量抗生素者应适当延长；肿形中央高起，触诊有波动感，疮周按之已软；高热持续不退伴鸡啄样疼痛；切排以后血少脓多作为检验标准。

3. 外治

（1）治疗原则：①初期：箍毒消肿。肿块红热明显者，用温开水或麻油调玉露膏外敷；红热不显者，用如玉金黄膏或冲和膏外敷；若肿块硬结痛甚者，可用隔蒜灸法，每日 1 次。②成脓：提脓祛腐。适时切开排脓，若皮肤湿烂色褐，坏死组织与正常组织分界明显者，应及时清除腐肉；痈肿部位较深，则应切至深部脓腔，保持排脓通畅。③溃后：提脓祛腐、生肌收口。先用八二丹、红油膏外敷；脓腔深者，加用药线引流；腐脱新生，渗出黄稠脂水时，改用生肌散、生肌白玉膏盖贴。若疮口有空腔而不易愈合，可加用棉法加压固定。

（2）各家经验及验方：①珍珠散：牛忻群自拟珍珠散外敷治疗臀痈，效果良好。其药物组成如下：珍珠母、青黛、雄黄、黄柏、儿茶、冰片。其功可提毒消肿、生肌长肉。用其外敷患处，每日更换 1 次，10 日为 1 疗程。②二仙膏：黄玉金等自拟二仙膏外敷治疗臀痈，效果良好。采用天仙子 20g，研末密封备用。临用时采鲜仙人掌50g，捣成糊状，同天仙子末混合调匀，根据硬结的大小，敷药面积约宽于硬结面，厚约0.2～0.3cm，用棉纱布覆盖，胶布固定即可。每2日更换1次，一般换药1～3次即可消退。二仙膏有行气化瘀，清热祛湿，消肿止痛之功。敷药后能使气血通畅，湿热去除，硬结消散。③康煜冬自拟活血透热汤加减治疗臀痈。内服活血透热汤：赤芍15g、生地黄15g、丹参15g、连翘25g、浙贝母15g、生牡蛎15g、防风10g、白芷10g、白芥子6g、鹿角霜6g、丝瓜络10g、生甘草3g。每日1剂，水煎，分2次，早晚饭后半小时后服。外用紫色消肿膏、芙蓉膏1：1摊于方纱，面积较肿胀范围大3cm左右，若皮肤发痒，起红疹，停用。有糖尿病者，均使用降糖药物及胰岛素控制血糖。共治30例，治愈（肿块完全消退，皮色正常，臀部皮肤柔软如常）19例；好转（肿块基本消退，皮色基本正常，臀部皮肤略硬）8例；未愈（肿块未消退，皮色微红，臀部皮肤结块坚硬）3例。

4.常用中药现代药理研究

现代药理研究表明，清热解毒凉血的中药具有抑杀病原微生物、抗细菌毒素、解热、抗炎、提高机体免疫力等作用，对各种感染性疾病具有较好的治疗作用。

如金银花、连翘、蒲公英等为治疗外科疮疡诸证之要药，现代药理研究证明均有抗菌、抗病毒、解热抗炎、止血、免疫调节等作用；黄芩、黄连有广谱抗菌作用，对革兰氏阳性菌、革兰氏阴性菌及多种病毒均有抑制作用，还可抗细菌毒素、抑制炎症介质的生成及释放；大青叶、板蓝根具有广谱抗菌，破坏内毒素、抗炎及提高机体免疫功能等作用。

六、西医治疗

（1）早期：促进炎症消退，可选用热敷、红外线等物理措施、50%硫酸镁湿敷，莫匹罗星、夫西地酸等外擦患处；系统使用足量敏感抗菌素治疗。

（2）化脓：及时切开引流，切口要够深够大，以引流通畅为原则。

（3）后期：脓出后改用呋喃西林纱条贴于创面，伤口内使用生肌散以促进肉芽组织生长，每天更换敷料，促进创面愈合。

七、转归与预后

本病初起及时治疗，成脓及时正确切开引流可痊愈；若延误治疗、妄加挤压、不慎碰伤或过早切开等可导致毒邪扩散，病情危重。

八、预防与调护

（1）患病后应卧床休息，限制患肢活动，因臀部肌肉运动，可致病邪扩散，加重病情。

（2）肌内注射应严密消毒，防止细菌感染，避免不洁药液注入而发病。并注意使粉针剂充分溶解后再注射。

（3）密切注意疮形、肿势、色泽、疼痛的变化，成脓后，立即切开排脓，并记录脓液的色、质、量。

（4）饮食一般宜清淡，脓溃之前，忌食辛辣、鱼腥肥腻之品，溃后不宜进行过冷、坚硬难化之品，以防伤脾。

第二节　足发背

一、概述

足发背是发生于足背部的急性化脓性疾病。其临床特点是：全足背高肿、焮红疼痛而足心不肿。古籍又称"足背发"、"足发"，因足背曰跗，故又称"足跗发"。相当于西医的足背部蜂窝组织炎。

《疡科准绳·足跗发》说"足发背属足厥阴肝阳明胃经之会,多因湿热乘虚而下注。"《外科启玄·足背发》记载："此疮发于足背，冲阳、陷谷二穴，乃足阳明胃经，多气多血，初发时令人发热作呕，痛痒麻木。"《医宗金鉴·外科心法要诀》指出此证危重："足发背……足背多筋多骨，肉少皮薄，又在至阴之下，发疮生疽者，升发迟慢，所以谓为险候也。"《疡医大全》认为足发背较手发背重："脚发背生于脚背筋骨之间，乃足三阴三阳之所司也。比之手发背为尤重。皆缘湿热相搏，血滞于至阴之交，或赤足行走，沾染毒涎，抑或撞破，误触污秽而成，总之外染者轻，内邪留滞者重。"

二、病因病机

本病多因局部外伤染毒；或外感风湿热邪；或情志内伤，气机郁阻，痰湿互结化火，湿热下注，相互搏结于足跗；或饮食起居失调，房室不节，脏腑内伤，精血亏损，湿热与虚火内生，循足三阴经结聚于足跗，腐肉灼筋而致病。

三、辨病

1. 临床表现

（1）初期（初起）：足背红肿灼热疼痛，肿势弥漫，边界不清，活动受限，伴发热恶寒，周身酸痛。

（2）中期（成脓）：约5～7天后患处迅速增大化脓，伴有寒战高热，纳呆，甚至泛恶，苔黄腻，脉象滑数等全身症状。

（3）后期（溃后）：溃后脓出黄稠，随之身热疼痛减轻，疮口逐日收敛。亦有足背微赤微肿，疮色紫暗，成脓迟缓，日久皮肤腐烂，脓出清稀，或夹有血水，疮面溃疡日久不愈者。

总之，感染表浅，溃速者为轻；感染较深，溃迟者为重。

2. 病情轻重

伴寒战高热、纳呆、泛恶等全身症状者，其病情较重；不伴上述症状者，毒势尚局限，病情较轻；溃后脓出稠厚，全身症状随之减轻，日渐收口者，其病情较轻；若足背微赤微肿，疮色紫暗，成脓迟缓者，则易成慢性。

3. 辅助检查

血常规示白细胞总数及中性粒细胞比例明显增高。脓液及血细菌培养加药敏试验，可为抗生素的选择使用提供依据。

四、类病鉴别

（1）丹毒：局部鲜红色水肿性红斑，灼热疼痛，红斑界限清楚，向周围蔓延，有时红斑上出现水疱，伴发热恶寒、头痛，便秘尿赤。以不高肿、不溃脓为特点。

（2）足底疔：初起足底部疼痛，不能着地，按之坚硬。3～5日有啄痛，修去老皮后，可见到白色脓点。重者肿势蔓延到足背，痛连小腿，不能行走，伴有恶寒发热，头痛，纳呆，苔黄腻，脉滑数等。溃后流出黄稠脓液，肿消痛止，全身症状也随之消失。

五、中医论治

（一）论治原则

本病多为湿热毒邪壅阻足部肌肤为患，与局部外伤感染毒邪，气血瘀滞密切相关。其主要临床表现为全足背高肿焮红疼痛而足心不肿。根据"热者寒之"的原则，内治应以清热利湿解毒为主要治法。初起以消为贵，成脓则使用托法促使脓出毒泄，肿消痛减，溃后脓随毒泻、邪毒已尽则采用补法以使创口早日愈合。外治药物应根据初起、成脓、溃后而分别采用箍毒消肿、提脓祛腐、生肌收口药物。

（二）分证论治

1. 湿热聚结证

证候：足背红肿灼热胀痛，肿势弥漫，边界不清，日渐增大，5～7天化脓，伴发热恶寒、身热不扬，肢体酸痛；舌红苔黄腻，脉滑。溃后脓出黄稠，脓泻毒去，症状随之减轻，疮口逐渐愈合。

治法：清热利湿、解毒消肿。

方药：仙方活命饮加黄柏、苍术、怀牛膝、萆薢。药用穿山甲、当归、金银花、赤芍、乳香、没药、天花粉、陈皮、防风、贝母、白芷等。

2.阴虚灼筋证

证候：足背微赤肿痛，或疮色紫暗，成脓迟缓，日久溃脓清稀、疮腐色暗难收敛，伴头晕目眩、午后低热、五心烦热、盗汗；舌暗红少苔，脉细数。

治法：滋阴降火、活血祛瘀。

方药：知柏地黄丸加炙甲珠、鳖甲、青蒿、地骨皮、川芎、桃仁。

（三）特色治疗

1.专方专药

（1）解毒化瘀汤：吴雯等自拟解毒化瘀汤治疗下肢蜂窝织炎，效果良好。其药物组成：金银花 30～60g、连翘 20～40g、紫花地丁 20g、赤芍 30～60g、生甘草 10～30g、大黄 10～20g、黄芪 15～30g、丹参 10～20g、川芎 10～15g。每天 1 剂，加水煎 2 次，取汁 300～400ml，早晚分服，根据年龄、病性、病程及全身状况掌握剂量及配伍关系，治疗中注意饮食和大便次数，调整剂量。

（2）加味双柏散：陈吉胜等用加味双柏散治疗肢端急性蜂窝组织炎。①加味双柏散汤剂组成：黄柏 8g、侧柏叶 10g、归尾 12g、甘草 6g、桃仁 20g、生姜 6g、丹参 30g、赤芍 15g、黄芩 15g、金银花 15 g、野菊花 10g、蒲公英 10g、白芷 9g、炒皂角刺 9g、炒穿山甲 9g。随症加减：兼有表症者，可选加连翘、防风、羌活、荆芥、川芎、陈皮；发背未溃者，可选加紫花地丁、连翘、牡丹皮、川芎、柴胡；局部红肿疼痛加重，皮色焮红，壮热不退，时有寒战，口渴喜饮者，可选加生石膏、乳香、没药、鱼腥草、生地、黄连、栀子；腑气不通者，可选加大黄、枳实、厚朴；成脓溃后，脓出黄稠，脉静身凉者，可选加紫花地丁、川牛膝、土茯苓、车前草、薏苡仁、牡丹皮、连翘、白鲜皮；溃后而致筋骨暴露者为难愈之候，可选加黄连、栀子、生黄芪、川芎。②加味双柏散洗剂组成：黄柏 60g、侧柏叶 90g、大黄60g、泽兰 30g、丹参 90g、黄连 60g、野菊花 30g、牡丹皮 60g、鱼腥草 60g。治疗 56 例，痊愈 47 例（83.93%）；好转 9 例；无效 0 例。总有效率 100%。

2.外治

（1）治疗原则：①初期：箍毒消肿。肿块红热明显者，用温开水或麻油调玉露膏外敷；红热不显者，用如意金黄膏或冲和膏外敷。②成脓：提脓祛腐。并适时切开排脓，保持排脓通畅。③溃后：提脓祛腐、生肌收口。先用八二丹、红油膏外敷；脓腔深者，加用药线引流；腐脱新生，渗出黄稠脂水时，改用生肌散、生肌白玉膏盖贴。

（2）各家经验及验方：①白芷四黄散：刘船等自拟白芷四黄散外敷治疗急性蜂窝织炎，效果良好。药物组成：白芷 20g、紫草 20g、当归 15g、甘草 15g、血竭12g、白蜡 60g、轻粉 12g、麻油 500g。先将白芷、紫草、当归、甘草四味入油中慢火煎枯，去渣，入血竭融化，加入白蜡收膏，后将研细之轻粉搅入。将油膏涂于纱布上，敷贴患处，每日1次，连用7天，功用提脓去腐、化瘀生肌。以达到急性蜂窝织炎"以消热令不成脓也"之目的。②铁箍散（《北京市中药成方选集》）生川乌30g、生草乌30g、生半夏30g、白及30g、赤小豆30g、芙蓉叶30g、五倍子30g。上药共研为细末，过罗。功用：消肿毒，化坚硬。治无名肿毒，初起坚硬无头，久不消溃。用醋调敷患处周围。

3. 常用中药现代药理研究

蒲公英含有咖啡酸、绿原酸及各种非特异性成分。绿原酸为蒲公英抗菌的主要有效成分。绿原酸、总黄酮及其苷等具有清热、消肿、利尿等功效。

六、西医治疗

（1）早期：促进炎症消退，可用热敷、红外线等物理措施，50%硫酸镁湿敷，莫匹罗星、夫西地酸等外擦患处；系统用药可选青霉素等敏感抗菌素。

（2）化脓：切开排脓。

（3）后期：脓出后改用呋喃西林纱条贴于创面，每天更换敷料，促进创面愈合。

七、转归与预后

初起及时治疗，成脓切开引流等正确处理可痊愈；若延误治疗、妄加挤压、不慎碰伤或过早切开等可导致毒邪扩散，使病情加重。

八、预防与调护

（1）患足忌行走。宜抬高患肢，并使患足置于有利脓液引流的位置。

（2）有足部外伤、患有足癣等应及时治疗。

（杨毅坚）

第十一章

丹　毒

第一节　抱头火丹

一、概述

抱头火丹是指发于头面部的丹毒，又称颜面丹毒，是头面部皮肤突然发红成片、色如涂丹的急性感染性疾病。因发病轻重不同而名称各异，轻者名抱头火丹，重者称大头瘟。其临床特点为起病突然，恶寒发热，局部皮肤忽然变赤，色如丹涂脂染，焮热肿胀，边界清楚，迅速扩大，有的可出现水疱。或头大如斗，两目难睁。相当于现代医学的颜面丹毒。

二、病因病机

清·高锦庭《疡科心得集》将此病分为两种类型，一种是大头瘟，说："大头瘟者，系天行邪热疫毒之气而感之于人也。一名时毒，一名疫毒。其候发于鼻面、耳项、咽喉，赤肿无头，或结核有根。初起状如伤寒，令人憎寒发热，头疼，肢体甚痛，恍惚不宁，咽喉闭塞，五、七日乃能杀人；若至十日之外，则不治自愈矣。"不仅提到了其发病原因而且详述其发病前后症状及预后。一种是抱头火丹。云："抱头火丹毒者，亦中天行热毒而发，较大头瘟证为稍轻。初起身发寒热，口渴舌干，脉洪数，头面焮赤有晕。"

本病病位为头面部，病性为风热火毒，主要为风热毒邪为患，又与湿热火毒之邪侵入密切相关。

（1）外感风热毒邪：凡发于头面者为天行邪热疫毒之气或风热之邪化为火毒，素体血分有热，心火内炽，复感风热之邪，内外合邪，风火煽动，发为火毒搏结于皮肤而发。

（2）毒邪内攻：局部肌肤破损处，如鼻腔黏膜、耳道皮肤或头皮等皮肤破伤由湿热火毒之邪乘隙侵入，郁阻肌肤而发。

本病总由血热火毒为患。头为诸阳之会，外感风热之邪，化火化毒，风火相煽，风助火势，袭于肌肤而发；以及挖鼻、挖耳、头部创伤，毒邪乘隙而入所致。

西医病因病理：西医认为本病是由 A 族乙型溶血性链球菌从皮肤或黏膜的细微破损处侵入皮内网状淋巴管所引起的急性炎症。

三、辨病

1. 临床表现
（1）初起：憎寒发热，头痛肢楚，常在鼻面耳项任何一处，先为鲜红斑片，红肿灼手，蔓延扩大，肿胀。

（2）重者：游行甚速，头大如斗，两目合缝，颈项或耳下可起臀核，舌尖红，苔黄而厚，大便秘结，小便短赤。甚则壮热不退，恶心呕吐，咽喉闭塞，汤水难入，则为危候。

2. 分经论治
（1）阳明经：若先发于鼻额，延及眼目，盛肿不开，属阳明经；

（2）少阳经：若先发于耳之上下前后，并头角红肿者，日晡潮热往来，口苦咽干，目痛胁胀者，属少阳经；

（3）太阳经：若发于头上并脑后及目肿者，属太阳经。

3. 辅助检查
血常规检查可有白细胞及中性粒细胞增高。

四、类病鉴别

（1）面游风毒（包括中药毒、红花草疮、泥螺日光性皮炎、植物日光性皮炎）：病发亦突然，亦可见焮热红肿，两目合缝，易于误诊。但界线不明显，发病前一般无恶寒发热，问诊有服药或食物史（野菜或其他事物）。

（2）漆疮（漆性皮炎）：有接触油漆史，红肿界线不明显，灼热发痒，但不疼痛。或起小疱，无触痛，无发热等全身症状。

五、中医论治

（一）论治原则

本病多因风热火毒引起，治疗以疏风清热，解毒化斑为主。若火毒内攻，毒热入营，神昏谵语，治以凉血解毒，清心开窍。在内治同时可结合外敷、熏洗等外治法，能提高疗效、缩短疗程、减少复发。若出现毒邪内攻之证，需中西医综合救治。

（二）分证论治

1. 风热毒蕴证

症候：开始鼻额部红肿如云片，渐延及颜面，焮赤肿痛。如延及双目则肿如蟠桃，不能睁开；延及头部，则肿大如斗，口唇外翻；重者咽喉哽塞，口涎外流，牙关紧闭，不能进食，舌红苔黄燥，脉洪数，大便干秘。凡从鼻部开始波及头部，证见壮热气急，口干唇燥，咽喉不利。凡从耳项两侧延及头面，证见寒热往来，口苦咽干，舌质红苔黄腻。凡从头上开始，波及脑后者。全身证显，头面红肿，口苦舌干；舌红苔薄黄，脉滑数。

治法：疏风清热，解毒化斑。

方药：普济消毒饮加减。常用药物：薄荷（后下），熟牛蒡，僵蚕，生栀子，黄芩，黄连，板蓝根，金银花，连翘，赤芍，牡丹皮等。大便干结者加生大黄，元明粉；咽痛者加玄参，生地；高热，口渴，加黄芩、黄柏、生石膏、知母，适当减去疏风药。

2. 毒邪内攻证

症候：红肿迅速蔓延，势如燎原，甚至毒邪内走，证见壮热神昏，谵语烦躁，头痛，恶心呕吐，便秘溲赤；舌红绛苔黄，脉洪数等证。

治法：凉血解毒

方药：清瘟败毒散加减。常用药物如：水牛角（先煎），生地，牡丹皮，赤芍，黄连，黄芩，生栀子，连翘，知母，生石膏（打碎先煎），板蓝根等。若神志昏迷者，加清心开窍之安宫牛黄丸（1粒化服），或紫雪散3g（分2次吞）；阴虚舌绛苔光者，加玄参，麦冬，石斛等。

（三）特色治疗

1. 专方专药

（1）犀角地黄汤：高秉钧《疡科心得集》中提到，初起身发寒热，口渴舌干，脉洪数，头面焮赤有晕，治以犀角地黄汤，或羚羊、紫花地丁、金银花、黄芩、栀子、石斛、玄参、牡丹皮、知母、连翘之属；若有舌腻有白苔者，宜黄连解毒汤；外以如意金黄散，蜜水调涂即愈。

（2）五味消毒饮：马建国认为本病证属火热毒邪炽盛，蕴于鼻内颜面所发。治以泻火解毒消肿。方用五味消毒饮加味：蒲公英、紫花地丁、金银花、菊花、天葵子、大青叶、连翘、牡丹皮、生地、天花粉、黄芩、栀子、淡竹叶、生甘草。外敷复方马齿苋膏：鲜马齿苋（洗净），芒硝、栀子（研末），食醋适量。将马齿苋捣碎，与芒硝、栀子，食醋充分调匀，敷于患处，干后即换。

（3）升降散：尚礼俭用升降散加味治疗抱头火丹。药用：僵蚕12g、蝉衣12g、姜黄12g、生大黄（后下）9g、生地25g、荆芥12g、金银花25g、桑叶12g、川芎10g。

2. 名老中医经验

（1）陈实功临床经验：陈实功《外科正宗》指出，火丹者，心火妄动，三焦风热乘之，故发于肌肤之表，有干湿不同，红白之异。干者色红，形如云片，上起风粟，作痒发热，此属心、肝二经之火，治以凉心泻肝，化斑解毒汤是也，药用玄参，知母，石膏，人中黄，黄连，升麻，连翘，牛蒡子（各等分），甘草（五分），水二盅，淡竹叶二十片，煎八分，不拘时服。湿者色多黄白，大小不等，流水作烂，又且多疼，此属脾、肺二经湿热，宜清肺、泻脾，除湿胃苓汤是也，药用防风，苍术，白术，赤茯苓，陈皮，厚朴，猪苓，栀子，木通，泽泻，滑石（各一钱），甘草，薄桂（各三分），水二盅，灯心二十根，煎八分，食前服。

（2）张锡纯先生临床经验：张锡纯认为急性丹毒多为毒热入于营血，慢性丹毒多为气血瘀滞兼夹而有所偏。用凉血解毒、疏通气血之衡通诸法治疗"丹毒"病。

（3）赵炳南先生医案：赵炳南认为，如毒热炽盛，阴虚火热者当以清热解毒，佐以凉血护阴，药用：金银花、蒲公英、紫花地丁、大青叶、板蓝根、赤芍、鲜茅根、焦栀子、桔梗、大黄、黄芩、竹茹、滑石块。外用祛毒药粉：马齿苋、薄荷、红花、大黄、紫花地丁、雄黄、败酱草、赤芍、生石膏、绿豆粉、白及、血竭、冰片，研匀温水调敷。以毒热为重者，阴液已伤而湿邪不盛时，重投清热解毒之剂，恐热毒入血而致生变数，少佐凉血护阴之品，并以药粉外敷内外合治。

（4）王占玺先生临床经验：王占玺认为，丹毒是因患处皮肤红如涂丹，热如火灼而得名。抱头火丹发于上部，多为风热化火，则应清热败毒为主，方以五味消毒饮治疗，药用野菊花、天葵子、紫花地丁、金银花、连翘、夏枯草、黄芩、牡牡丹皮、荆芥穗、芦根、酒大黄。酌加夏枯草以清肝热，荆芥穗、芦根取其清热透表，为邪找其出路，牡牡丹皮以凉营血之热，黄芩以助清其上部之热，酒大黄以清阳明之热，通其便，亦为病邪找其外出之路。

（5）朱仁康教授分经论治：朱仁康教授分经论治本病。认为本病初期恶寒未除，可用通圣消毒散随证加减，后用普济消毒饮，板蓝根宜重用至30g，或与大青叶同用。大便干结，加大黄、元明粉；红肿甚者，加牡丹皮、赤芍；重者加金银花、连翘。又，发于阳明经者，加知母、生石膏；发于少阳经用原方，用柴胡、升麻（其他经可不用此两药）；发于太阳经者，可不加引经药，因藁本、羌活均为辛温之品，忌用。若火毒炽盛，用前方仍未控制，改用犀角地黄汤加金银花、紫花地丁、黄芩、栀子、石斛、玄参、牡丹皮、知母之品。若火毒内攻，毒热入营，神昏谵语，治以凉血解毒，清心开窍，方用清瘟败毒散或清营汤。神昏谵语，加安宫牛黄丸、至宝丹、紫雪丹、牛黄清心丸，选用一种。

（6）万春发临床经验：万春发根据清·高锦庭在论述疮疡病因与发病部位时指

出："疡科之证，在上部者，俱属风温风热，风性上行故也。"高锦庭的"上风下湿中气火"的审部求因观点，高度概括了外科疾病的一般致病规律。发于头面部者，皮色潮红，形如浮云，灼热疼痛，头痛骨楚，蔓延迅速，波及眼睑，目肿如桃，上延头顶，肿大如斗，恶寒发热，口渴咽干。小便短赤，大便干结，苔黄腻，舌质红，脉洪数。证属风热客于高巅，治宜散风清热解毒。方由普济消毒饮合牛蒡解肌汤加减：牛蒡子10g、薄荷3g、桔梗6g、板蓝根15g、黄连3g、黄芩6g、金银花15g、连翘10g、赤芍10g、牡丹皮10g。

3. 外治

（1）治疗原则：抱头火丹应根据不同时期选用不同的外治方法及相应药物，但禁用砭镰法。①初期用仙人掌、芭蕉根、马齿苋、大青叶、白菜帮、绿豆芽，任选一种，捣烂外敷，干则换之。②中期红肿稍退，可用玉露膏，或玉露散蜂蜜水调敷。③后期焮红虽退，肿胀不消，改用金黄膏，或如意金黄散蜜水调敷。

（2）针灸治疗：黄志华等应用电针加神灯治疗抱头火丹。认为发生于头面部的大多为风热所致。本病治疗多以清热解毒，疏风止痛为主。取以下诸穴调畅本经气血，清泻湿热毒邪。因本病均采取了中西医结合综合治疗，故能在较短的时间内得满意疗效。取穴：风池、太阳、下关、地仓、承浆、曲池、外关、合谷。加用电针，耳部照射神灯。每日1次，每次30min，10次1疗程。

4. 常用中药现代药理研究

现代药理研究表明，知母、牡丹皮、赤芍具有清热作用，现代药理学证明具有抑制血小板聚集、抗炎、抗菌等作用。牡丹皮具有抗过敏、提高机体免疫力作用。

六、西医治疗

（1）青霉素80万单位，肌注，1日2次。

（2）红霉素或四环素也可酌情使用。

七、转归和预后

本病初起应及时治疗，反复发作者易成为慢性丹毒，迁延难愈。

八、预防和调护

（1）患者宜卧床休息，多饮开水，床边隔离，以防接触性传染。

（2）对皮肤黏膜有破损者，应及时治疗。

（3）忌食鱼腥等发物。戒除挖耳、挖鼻恶习，否则易于引起复发，成为慢性丹毒。

（4）忌吹风，忌灸法，忌面部挤压。

（5）抱头火丹，两目合缝，眼屎较多者，每日用生理盐水冲洗数次，点滴眼药水，防治结膜、角膜炎。

（6）高热期间，咽喉肿痛，要注意口腔护理，用生理盐水或 1 ∶ 5000 的呋喃西林水漱口。

第二节　流火

一、概述

流火是指发于下肢的丹毒，又名腿游风，是丹毒中最常见的一种。其临床特点是小腿或足背突然发红，焮肿疼痛，边界清楚，伴恶寒发热。本病西医称丹毒，又称急性网状淋巴管炎。

《内经》中已有"丹胗"、"丹熛"等病名。《诸病源候论》指出："丹毒，人身体忽然焮赤，如丹涂之状，故谓之丹。或发手足，或发腹上，如手掌大。"腿游风见于明《证治准绳·疡医》："腿股忽然赤肿热痛，按之如泥，不多起者，此名腿游风。"清《外科真诠》云："腿游风，生于两腿里外，忽然赤肿，状如堆云，焮热疼痛，由营卫风热相搏结滞而成。宜先砭去恶血。"《外科证治全生集·流火治法》说："患生小腿，红赤肿热，不溃不烂。"清《外科证治全书》则云："流火生于小腿，红肿放亮，不溃不烂，多生小腿肚下。"《疡医大全》说："流火，两脚红肿光亮，其热如火是也。"

二、病因病机

素体血分有热，或存在肌肤破损、外伤，如脚湿气糜烂、毒虫咬伤、臁疮等，湿热火毒之邪乘隙侵入，郁阻肌肤而发，湿热之邪蕴阻，化火化毒而成。后期为湿热久恋，阻于经络，气滞血运不畅所致。

西医病因病理：丹毒的致病菌为乙型溶血性链球菌。起病大多先有病变远端皮肤的损害。细菌从皮肤的细小破损处侵入皮内网状淋巴管，引起局部急性非化脓性炎症。发病后淋巴管分布区域的皮肤炎症反应明显，全身反应重。病变蔓延较快，常累及引流区淋巴结，但局部很少有组织坏死或化脓。易治愈但常有复发。

三、辨病

1. 临床表现

流火好发于足背、小腿。起病急，初起即可有畏寒、发热、头痛、全身不适等症状。

局部典型表现为水肿性红斑，界限清楚，表面紧张发亮，有烧灼样疼痛。病变范围向外周扩展时，中央红肿消退而转变为棕黄。有的可起水疱，附近淋巴结常肿大、有触痛，但皮肤和淋巴结少见化脓破溃。病情加重时可出现全身脓毒症。

下肢丹毒反复发作可导致淋巴水肿，在含高蛋白淋巴液刺激下局部皮肤粗厚，肢体肿胀，日久会发展成"象皮肿"。

2. 辅助检查

白细胞总数以及中性粒细胞比例升高，可出现核左移和中毒颗粒。

四、类病鉴别

（1）烂疔：相当于西医的气性坏疽。发病时亦有恶寒发热，患处皮肤呈暗红色，一、二日后迅即形成大水疱及大片溃烂坏死，疮面略带凹形，气味臭秽难闻，流出污脓，带有气泡，易并发走黄，危及生命。

（2）发：相当于西医的蜂窝组织炎。局部红肿，但中间明显隆起而色深，四周肿势较轻而色较淡，边界不清，胀痛呈持续性，化脓时跳痛，大多发生坏死、化脓溃烂，一般不会反复发作。

五、中医论治

（一）论治原则

总以清热利湿，解毒凉血为原则，分证论治。发于下肢多挟湿热，故要注重利湿清热。在内治的同时可结合外敷、熏洗、砭镰等外治法，必要时配合使用抗生素治疗。

（二）分证论治

1. 湿热化火证

症候：发于下肢胫足，患肢潮红焮热，痛如火燎，表面光亮，伴恶寒发热、身倦乏力、纳呆；舌质红，苔黄腻，脉弦数。

治法：利湿清热解毒。

方药：五神汤合萆薢渗湿汤加减。常用药物：茯苓、车前子、金银花、牛膝、紫花地丁、薏苡仁、川萆薢、炒黄柏、牡丹皮、滑石、泽泻、川木通等；大便秘结者加栀子、大青叶；胀痛，肿久不消者加桃仁、红花、泽兰。

2. 丹毒内陷证

症候：皮损漫肿暗红或紫瘀，全身高热，口渴，烦躁，甚或斑疹隐隐，吐血衄血；舌质红绛，苔黄，脉数。

治法：清热凉血解毒。

方药: 清营汤合黄连解毒汤加减。常用药物如: 水牛角、生地黄、玄参、竹叶、麦冬、丹参、金银花、连翘、黄连、黄芩、黄柏、栀子等; 若神志昏迷, 吞服安宫牛黄丸 (1 粒化服), 或紫雪散3g (分2次吞) 。

(三) 特色治疗

1. 专方专药

(1) 解毒清热汤: 赵炳南先生经验方。药用紫花地丁、野菊花、蒲公英、大青叶、重楼、牡丹皮、赤芍、板蓝根。发于下肢者加黄柏、猪苓、萆薢、牛膝, 以清利湿热, 引药下行; 缠绵不愈, 反复发作者加路路通、鸡血藤、防己、黄柏以利湿解毒、活血通络。强调治疗复发性丹毒急性期以清热解毒为主, 急性期后加入活血透托药物, 如穿山甲、皂角刺、乳香、没药、紫草根、贝母、白芷、天花粉等。

(2) 五味消毒饮合正红花油: 吴培植以内服五味消毒饮为主方, 外用正红花油外搽并轻度按摩患处, 每日3~5次, 每次10~20min, 7天为1疗程。

(3) 治丹汤: 钱耀明以治丹汤治疗下肢丹毒, 药用: 金银花、忍冬藤、黄柏、栀子、大黄、生地、牡丹皮、川牛膝、虎杖、薏苡仁、茯苓、泽泻、萆薢、车前子, 每日1剂, 内服。

(4) 清热利湿方: 林晶等采用自拟清热利湿方治疗。内服方: 金银花、紫花地丁15g, 牡牡丹皮、泽泻、忍冬藤、二妙丸各9g, 赤芍、黄芩、茯苓、薏苡仁、六一散、川牛膝、丹参各10g。外敷双柏散: 大黄、侧柏叶各2份, 黄柏、泽兰、薄荷各1份, 研粉以适量蜂蜜水调成糊状, 外敷并超出炎症范围。治疗20例, 治愈18例, 好转2例, 治愈率90%, 有效率100%。

(5) 邢捷, 阙华发用凉血清热、解毒化瘀法内外治结合治疗丹毒。内治以凉血清热、解毒化瘀法为治法, 自拟方: 生地黄30g、赤芍药30g、丹参30g、白花蛇舌草30g、蒲公英30g、忍冬藤30g、生甘草6g为基础方, 并根据发病部位、病程阶段、皮损特点等辨证加减: ①颜面部丹毒: 发于头面部、皮肤焮红灼热、肿胀疼痛, 甚则发生水疱, 眼胞肿胀难睁, 伴恶寒发热、头痛, 舌质红、苔薄黄, 脉浮数。辨为风热毒蕴证, 治宜疏风清热解毒, 予基础方加菊花、黄芩、金银花、牛蒡子等; ②胸腰胯腹部丹毒: 发于胸腰胯腹部, 表现为皮肤红肿蔓延、按之灼手、肿胀疼痛, 伴口干口苦, 舌质红、苔黄腻, 脉弦滑数。治宜清肝泻火、利湿化瘀, 予基础方加柴胡、夏枯草等; ③下肢丹毒: 发于下肢, 初期局部红赤肿胀、灼热疼痛, 或见水疱、紫斑, 甚至结毒化脓或皮肤坏死, 伴轻度发热、胃纳不香, 舌质红、苔黄腻, 脉滑数。治宜凉血清热、利湿通络, 予基础方加牡丹皮、水牛角、苍术、黄柏、萆薢、薏苡仁、虎杖、牛膝等。中期表现为局部肿胀、肤色暗红, 舌质暗红、苔薄腻, 脉滑数。治宜利湿消肿、清热活血, 予基础方加黄柏、萆薢、苍术、薏苡仁、车前草、当归、泽兰、泽泻、桃仁等, 并减少生地黄等凉血清热药物用量。后期局部红热已消, 但肿胀难退者, 予基础方去生地黄、白花蛇舌草、蒲公英、忍冬藤, 加黄芪、皂角刺、薏苡仁、车前草、当归、玉米须、桃仁、益母草、泽泻、马鞭草、刘寄奴、水蛭等。④红斑上出现紫癜者，予基础方加水牛角、黄连、丝瓜络、紫草等；红斑上有水疱者，加萆薢、薏苡仁、土茯苓等；局部坏死者，加薏苡仁、土茯苓、紫草等；皮肤瘙痒者，加白鲜皮、苦参片、乌梅、防风等；高热者，加牡牡丹皮、水牛角、羌活、板蓝根等；消渴者，加玄参、麦冬、石斛、芦根等；大便秘结者，加生大黄、芦荟、枳实、厚朴等。久病体虚者，加黄芪、白术、茯苓等。每日1剂，煎取300ml，分早晚2次餐后温服。另外，可给予中成药清热败毒合剂（上海中医药大学附属龙华医院制剂室，药物组成：当归、赤芍药、丹参、紫花地丁、金银花、连翘、黄芪等），每日3次，每次30ml口服。外治法：①贴敷疗法：初期皮损红肿热痛明显，局部外敷金黄膏（由金黄散、凡士林以2∶8比例调匀成膏；金黄散由大黄、黄柏、姜黄、白芷各2500g，南星、陈皮、苍术、厚朴、甘草各1000g，天花粉5000g，共研细末制成）；对金黄膏过敏者，外敷青黛膏（以青黛散75g、凡士林300g调匀成膏）；对于水肿难消者，可加用三七粉、玄明粉外敷。②箍围疗法：主要用于颜面部丹毒等，用金黄散与清凉涂剂（上海中医药大学附属龙华医院制剂室，主要由麻油、氢氧化钙溶液组成）混合调匀成膏糊状，均匀涂敷于伤口周围及肿胀处，涂敷范围应超出肿胀部位5～10cm，并有一定的厚度及湿度。③熏洗疗法：主要适用于下肢丹毒，用智能型中药熏蒸自控治疗仪（长兴三洲电子科学仪器厂，型号：XJZA-Ⅱ）行中药熏蒸。中药处方：早期清热解毒、利湿消肿，以黄连15g、黄柏15g、白头翁30g、金银花30g、马齿苋30g、芒硝45g、土槿皮30g、红花15g、薄荷15g为基础方；中后期活血通络，以芒硝60g、赤小豆30g、土茯苓30g、透骨草30g、伸筋草30g、红花15g、当归15g、桂枝15g为基础方。④塌渍疗法：主要适用于肿胀、渗出较多或伴有皮疹瘙痒者，以三黄洗剂（上海中医药大学附属龙华医院制剂室，药物组成：大黄、黄柏、黄芩、苦参片）局部湿敷，以6～8层纱布浸透药液，轻拧至不滴水，湿敷患处。⑤祛腐生肌法：适用于溃疡创面有坏死组织及脓性分泌物者，可用九一丹掺于创面，待脓腐脱尽时改用生肌散，并外敷红油膏换药，直至伤口愈合。对症治疗：体温高于38.5℃者，给予物理降温或口服安乃近，或肌肉注射复方氨基比林等；感染严重者，短期应用抗生素治疗；合并糖尿病者，口服降糖药或皮下注射胰岛素控制血糖；合并其他内科疾病者，积极治疗原发病；合并足癣者，外涂达克宁霜等。共治疗156例，痊愈141例，有效15例，痊愈率为90.38%，总有效率达100%。156例中有9例短期使用抗生素。

2. 名老中医经验

（1）戴裕光教授分期论治：戴裕光教授根据病情的发展阶段而分期论治：①急性期以火毒论治，兼顾湿热。须以泻火解毒为首要之法，以防火毒蔓延，变生他证。临床上如果表证不明显，主要用犀角地黄汤、黄连解毒汤清解气血之热毒。如果表证较为明显，则用普济消毒饮、牛蒡解肌汤等在清热解毒的基础上配合疏散卫分之温热。以上处方均可选择配伍紫花地丁、败酱草、板蓝根、忍冬藤、虎杖、白花蛇舌草、蜂房、土茯苓等具有清热泻火解毒的药物。兼湿热多配伍清热利湿解毒之法，此时的关键在于鉴别湿重于热、热重于湿、湿热并重和湿热化燥与否。主方可选用甘露消毒丹利湿化浊、清热解毒，龙胆泻肝丸清肝胆实火、清下焦湿热，三妙丸清热燥湿，三仁汤清利湿热、宣畅气机。②缓减期以治痰为主，寒热并用。治疗上均可以二陈汤为基础，根据不同的病症表现适当加减。如兼见胸膈痞塞、咳嗽恶心、食欲下降明显者可加枳实、胆南星以燥湿祛痰，行气开郁；兼见虚烦难眠、夜梦频繁、惊悸不宁者可加竹茹、枳实理气化痰，清胆和胃；兼见咳嗽痰黄、胸膈痞满、苔黄腻、脉滑数等痰热内结较为明显者可加胆南星、黄芩、瓜蒌仁、枳实等清热化痰，散结。以寒邪凝滞为主，常以阳和汤为主温通经脉；如果湿热、痰热兼见寒凝者，则在相应的处方中配伍炮附子、干姜、桂枝等温通经脉之药，此时炮附子用量为15g以下，干姜、桂枝用量为9g以下。③后期以补虚为主，重在补肝肾之阴。常用的滋补方药有六味地黄丸、二至丸、南北沙参、桑葚、桑寄生、何首乌、白芍、当归等。

（2）顾筱岩临床经验：顾筱岩指出下肢丹毒病因特点为湿热下注和火毒阻络，二者互为因果，治疗时和营活血与清热利湿需权衡兼顾，不能偏执一方。如仅以清热之剂强清其热，则湿遏热伏，极易引起复发。下肢丹毒反复发作，血行瘀滞，毒邪易于停滞，治疗强调活血化瘀、和营通络应贯穿治疗本病的始终。为了防止复发性丹毒的发生，初起红肿之际即以生地、牡丹皮、赤芍之类凉血活血；热退瘀肿胀痛时，以归尾、泽兰、丹参、桃仁之类活血化瘀；患肢浮肿，以防己、茯苓皮、车前子、薏苡仁、冬瓜皮等利水除湿退肿。

（3）谭新华临床经验：谭新华谨守外科疮疡三焦辨证理论治下肢丹毒。认为丹毒乃热毒湿邪交炽而成，处理不甚则反复迁延难愈。热毒入于血分，为丹毒发病的基本病机，遵清·高锦庭《疡科心得集》外科疮疡三焦辨治理论："在下部者，俱属湿火湿热，水性下趋故也。"故治下肢丹毒，除投以清热凉血之剂，另以二妙、六一散清化湿毒。药用生地、牡丹皮、赤芍、黄芩、忍冬藤、薏苡仁、泽泻、二妙丸、六一散（包）、大青叶、金银花、甘草。以清热凉血，利湿解毒。

（4）王洪润临床经验：王洪润等用苍术、黄柏、牛膝、车前子、牡丹皮各10g，生地、茯苓各20g，金银花、连翘各30g，薏苡仁15g，生甘草6g。往来寒热加柴胡、黄芩、半夏；恶寒重者加防风、荆芥；皮色暗红加地龙、水蛭；恶心加竹茹、半夏；大便秘结加大黄；肿甚车前子加至30g，加白茅根；高热不退加服西黄丸。每日1剂水煎服。外敷金黄膏，每日1换。治疗下肢丹毒33例，均痊愈，1年后随访无复发。

（5）黄根华临床经验：黄根华应用解毒凉血汤治疗流火，认为本病系由火邪炽盛，血分有热，郁于肌肤不得外泄所致。如《圣济总录》中说："热毒之气，暴发于皮肤间，不得外泄，则蓄热为丹毒。"药用生地、金银花、蒲公英、板蓝根、苡仁各20g，玄参、赤芍、黄柏、紫花地丁、萆薢各15g，紫草、牡丹皮、连翘、牛膝各10g。每日1剂，水煎服。如热毒甚者加水牛角，并加重清热解毒剂量。方中用水牛角、金银花、蒲公英、板蓝根、连翘、紫花地丁清热解毒，生地、赤芍、牡丹皮、紫草凉血散瘀，苡仁、黄柏、萆薢利湿消肿，牛膝引药下行，诸药合用获得良效。

（6）万春发临床经验：万春发根据清·高锦庭《疡科心得集》："在下部者，俱属湿火湿热，水性下趋故也；在中部者，多属气郁火郁，以气火之俱发于中也"。认为高锦庭"上风下湿中气火"的审部求因观点，高度概括了外科疾病的一般致病规律。下肢丹毒当从湿论治，发于下肢者，多见腿肿红赤成片，表面光亮，游走蔓延，表皮时发水泡，溃烂疼痛，胯下臖核，步履不便，恶寒发热，苔黄腻，脉濡数。证属湿热下注，蕴阻血分，郁化火毒。治宜活血化瘀，清热利湿。方用五神汤加味：当归、赤芍、牛膝各10g，泽兰15g，桃仁、黄柏、茯苓各10g，赤小豆、金银花各15g，甘草6g。水煎服，每日2次。下肢丹毒常因脚湿气或小腿溃疡感染引发，故治疗丹毒同时应积极治疗脚湿气等原发病，这对预防丹毒的复发有重要意义。治疗中还可用柴胡、牛蒡子，透邪达表，以预防丹毒的扩散；配合栀子、黄芩、金银花、龙胆草等具有消炎抑菌作用的药物，使炎症及早控制而愈。

（7）许履和认为湿热未净，留于经络是下肢丹毒反复发作的主要原因，治疗应化湿热、通经络，自拟萆薢消肿汤：萆薢、刘寄奴、马鞭草、穿山甲、牛膝，并以二妙丸长期服用。

3. 外治

可根据不同时期病情缓急采取不同的治疗方法。

（1）治疗原则：①初期或急性期：用仙人掌、芭蕉根、马齿苋、大青叶、白菜帮、绿豆芽、任选一种，捣烂外敷，干则换之。②后期屡次发作者，可选用下述诸方：熏洗方大蒜夹一大把，煎水半木桶，将患肢先熏后洗，熏时腿上覆盖厚被；乌桕叶、鲜樟树叶、松针各60g，生姜30g，切碎煎汤，每晚熏洗1次。适用于大脚风；紫苏100g，葱白100g，鲜凤仙花带根茎叶100g，捣烂放木盆内，以滚水冲入，先熏，后用软帛蘸洗，每日2次。

（2）各家经验及验方：①李乃卿用微波烘疗法治疗丹毒，有效率达90%以上，适用于慢性丹毒或象皮肿者。具体方法：微波烘疗器100～900W，开机5min后，体表温度可到39～40℃，而相应的深层组织温度可达到39～43℃，使组织代谢活动增加，促进淋巴回流增强和淋巴管再生，也可提高巨噬细胞活性，分解大分子蛋白质而便于吸收。治疗方法是每日烘疗1次，每次1小时，连续29次为1个疗程，一般病例烘疗1个疗程即可。②阎伟、朱晓男用水调散外敷治疗丹毒。水调散药物组成：黄柏、煅石膏。制备方法：将黄柏、煅石膏干燥，研磨成粉，过120目筛。各取等量混匀，置于干燥器皿内备用。使用方法：将水调散用凉开水调成糊状，敷于患处，约厚0.2cm，范围大于红肿范围2～3cm，干后则用凉开水淋洒，以保持药物湿润。每日换药1次。③王凯诚等用中药足浴治疗下肢丹毒23例。方法：在对照组青霉素静脉滴注的基础上治疗组加用中药地肤子、白鲜皮、重楼、白花蛇舌草、煎水浸浴。治疗7天，好转11例，未愈2例，总有效率91.3%。认为中药足浴方有清热利湿、凉血解毒作用，可以改善局部的微循环，促进药物吸收，有利于机体的修复。④吴峰等以中药外洗为主治疗下肢丹毒53例。治疗组采用清热解毒，活血祛瘀之中药（金银花、蒲公英、牡牡丹皮各20g，连翘、牛膝、车前子、艾叶各30g，紫花地丁、赤芍各15g，黄柏10g，大黄12g，甘草5g），煎煮成药液，将患肢置于药液中，以纱布淋洗患处。对照组48例采用硫酸镁粉热敷患处。结果：治疗组痊愈37例，显效13例，无效3例，有效率94.34%。对照组痊愈26例，显效9例，无效13例，有效率72.9%。采用清热解毒为主的温水中药药液浸泡患肢能抑制杀灭致病菌，改善下肢循环，减轻水肿。⑤王莉等采用金黄散外敷联合海桐皮汤外洗治疗下肢丹毒30例，用海桐皮汤（海桐皮、明矾、苦参、重楼、土槿皮、浮萍各30g）浸泡患肢并擦洗，再用水调金黄散（姜黄、大黄、黄柏、苍术、厚朴、陈皮、甘草、生天南星、白芷、天花粉等研细末）调成糊状，涂以纱布，外敷于患肢及创面上。治疗30例，治愈21例，好转9例，总显效率100%。海桐皮汤加热外洗患部可清热祛湿、疏通经脉、缓解疼痛，加以金黄散清热解毒散瘀、消肿止痛，可抑制细菌增生。

（3）针灸治疗：①刘长青在青霉素治疗的基础上配合针灸治疗38例丹毒患者。针灸合谷、曲池、血海、三阴交、丰隆、委中、太冲、阴陵泉、足三里，三棱针或皮肤针重叩出血阿是穴，内服五味消毒饮，外敷药渣，连用30天，38例患者经治疗后，痊愈18例，好转14例，无效6例，总有效率为84.21%。针刺结合皮肤针重叩能够疏通经络、调和阴阳、扶正祛邪、排出恶血，使热毒外泻。五味消毒饮内服和外敷起到凉血散结、清热利湿的作用，并能加强抗菌的作用。②朱晨用梅花针并外敷益黄膏治疗下肢丹毒30例，治愈27例，好转3例（伴象皮肿）。方法：以梅花针轻快雀啄样叩刺局部，使之有少量渗血，隔2日1次，外敷益黄膏（益母草1份，金黄散2份，冰片少许），每日1次。③高扣宝等针刺结合皮肤针治疗下肢丹毒32例。局部消毒后用梅花针适度叩至出血，再用合适火罐拔罐，留罐5～10min。每天叩刺1次，配合针刺双侧合谷、曲池等。结果痊愈18例，好转12例，无效2例，总有效率为93.75%。针刺结合皮肤针具有疏通经络、调和阴阳、扶正祛邪、排出恶血、使热毒外泄之功。④李岩等用火针刺络放血治疗下肢复发性丹毒28例。方法：三棱火针刺络放血，刺血前，先于病灶部皮肤周围寻找阳性血络，即紫暗色充盈的小静脉。用碘伏、酒精消毒局部皮肤，随之以三棱火针烧针以消毒针具，采用缓刺法刺阳性血络。每次选取二三处，当刺中该瘀滞日久且充盈的静脉（阳性血络）时，出血常呈抛物线形向外喷射，至出血颜色变浅后血可自止；三棱火针刺络放血后，需再用碘伏常规消毒局部皮肤，复取粗火针于酒精灯外焰上烧针，针身烧针长度与刺入的深度相等。待针身烧至通红后，对准病灶部位快速刺入，大多采用密刺法，即根据病灶皮肤面积，每隔2cm^{2}刺1针，深度0.5～1cm。针后常见黄色组织液和深色血液流出，出血时勿压迫止血，待血自止。多数患者在治疗后1～3天内仍有少量组织液渗出，为正常现象，不必停止治疗，嘱其自行用碘伏消毒患处即可，该现象随病情好转会逐渐消失。每周治疗2次，后可根据病情好转改为每周1次。针后2天内勿洗患处，同时忌烟酒及辛辣、鱼腥食品。结果28例患者全部治愈，针刺最少5次，最多16次。随访1年，无复发。认为火针刺络放血可以活血化瘀、疏经通络、消肿止痛，如《素问·调经论》云："血有余则泻其盛经，出其血"。火针刺络放血治疗下肢复发性丹毒是"强通法"与"温通法"的成功结合。⑤康红千等应用刺络拔罐治疗丹毒，认为刺络拔罐治疗丹毒疗效较好，治愈时间短。方法：将患者随机分为两组，治疗组局部常规消毒后，用三棱针于红斑中心点刺4～5点后拔罐，5～8min后起罐，令其出血4~5ml。根据红斑的大小可拔1～4罐不等，每日治疗1次，对照组予青霉素钠盐入液静滴。结果治疗组疗效优于对照组，且治愈时间短于对照组。⑥张盼等探讨火针疗法的机制及其治疗丹毒研究进展。认为火针的治病机理在于温热，人身之气血喜温而恶寒，温则流而通之。《素问·调经论》云："血气者，喜温而恶寒，寒则泣而不流，温则消而去之。"张仲景借其温热之性将火针称之为"烧针"、"温针"，当代国医大师贺普仁教授将其归结为贺氏三通法之温通法。火针的温热之力可以热助阳，鼓舞气血运行，温煦脏腑肢节，调和经络，治疗各种寒邪引起的疾病。张景岳云："燔针，烧针也，劫刺因火气而劫散寒邪也。"火针针刺皮肤留下的针孔可给风寒湿等邪气以出路，如《针灸聚英》中云："盖火针大开其孔，不塞其门，风邪从此而出。""若风寒湿之气在于经络不出者，宜用火针以外发其邪。"明代龚居中认为"火有拔山之力"，他在《红炉点雪·痰火灸法》中提到："凡虚实寒热，轻重远近，无往不宜，盖寒病得火而散者，犹烈日消冰，有寒随温解之义也，热病得火而解者，犹暑极反凉，犹火郁发之之义也。"故火针亦可以治疗热证，具有引气和发散之功，使火热毒邪外散，引热外达，清热解毒。火针刺络放血可以活血化瘀、疏经通络、消肿止痛，如《素问·血气形志》云："凡治病必先去其血，乃去其所苦。"

4. 常用中药现代药理研究

现代药理学研究表明，利湿清热解毒的药物具有利尿、抗病原体、解热、抗炎、提高机体免疫力等作用。茯苓具有利水消肿的作用，为利水渗湿要药，现代药理学研究证明其具有利尿、抗溃疡、增强免疫、抑菌等作用。与车前子共用，具有利尿、抗病原体作用。

六、西医治疗

卧床休息，抬高患肢。局部可以50%硫酸镁液湿热敷。全身应用抗生素，如青霉素、头孢类等静脉滴注。局部及全身症状消失后，继续用药3～5天，以防复发。

（1）青霉素G是治疗本病的首选药物，疗效较好，在用药时应注意以下两点：一是剂量要大，肌肉注射每次160万单位以上，每天2次；静脉输液每天800万单位以上，分两次，溶于5%葡萄糖溶液中，上、下午输入。二是全身症状和局部症状消失后，仍应继续用药5~7天，以防复发。青霉素过敏者换用红霉素或磺胺药。

（2）苯砒喃酮类药物：是治疗高蛋白水肿药物，象皮腿是属于高蛋白滞留性水肿。此药具有加强巨噬细胞活力和增加蛋白质的水解作用，从而将大分子蛋白质分解成碎粒，而得以直接被吸收进入血液循环，纳入正常运转。蛋白质分解过程加速，可降低组织中蛋白质的浓度，使组织中胶体渗透压下降，从而使滞留的水肿逐渐消退。此外，药物去除了组织中高浓度蛋白质后，可减轻组织的纤维过度增生，使组织变软而恢复正常弹性。服法是每次 200mg，每日 2 次，连服 6 个月。

七、转归和预后

下肢丹毒经及时诊断及用药容易治愈，但反复发作则会引起象皮腿。由于足癣是导致下肢丹毒的诱因，也是引起复发的主要因素，所以应积极治疗足癣，以减少复发。

八、预防和调护

（1）本病在多走、多站及劳累后容易复发，应尽量避免。

（2）素有足癣者，应彻底治愈，防止丹毒复发。

（3）患者注意卧床休息，多饮开水，床边隔离。抬高患肢 30°~40°。

（4）如有皮肤破损，及时处理，避免感染。

（5）已成大脚风（象皮腿），可用绷带缠缚，宽紧适度。亦可用医用弹力护套绑缚。需在患者起床时穿好。

（6）忌食辛辣、鱼腥、荤油、肥腻、发物。

（7）患者用过的器械、敷料，必须严格消毒，防止交叉感染。

（商建伟　张耀圣）

第十二章

流　痰

　　流痰是一种骨与关节间的慢性化脓性疾病。因脓液可流窜于病变附近或较远的组织间隙，形成新的脓肿，破溃后脓液稀薄似痰，故名"流痰"。又称"骨痨"。《外证医案汇编·流痰》云："痰凝于肌肉、筋骨、骨空三处，无形可征，有血肉可以成脓，即为流痰"。

　　根据发病部位和形态不同，中医文献名称各异。如发于胸背者，称龟背痰；发于腰背，痰流于肾俞穴附近者，称肾俞虚痰；发于胸壁和肋骨者称胁疽、肋疽、渊疽；发于髋关节部位称环跳痰、缩脚隐痰；发于膝部，膝肿胀状如鹤膝者，称鹤膝痰；发生于踝部，疮孔内外相通者，称穿拐痰；发于指关节，形似蝉肚者，称蜣螂蛀等。

　　本病相当于西医的骨与关节结核，是常见的继发性肺外结核，其中脊柱结核占50%，其次为膝关节、髋关节与肘关节结核。据 WHO 估算我国 2014 年的新发肺结核人数为 93 万，位居全球第三位。因此以肺结核为主的各类结核病防治仍面临严峻形势。

第一节　龟背痰

一、概述

　　龟背痰是发于脊椎关节间的慢性化脓性疾病，是流痰中最常见的一种，因脊椎关节病损，致背部高起，状似龟背，故名"龟背痰"。

　　龟背痰相当于西医胸、腰椎骨结核。其特点是好发于儿童与青少年，起病慢，初起不红不热，漫肿酸痛，化脓迟缓，溃后脓水清稀夹有败絮状物，不易收口，易成窦道。可伴有潮热盗汗，神疲乏力等虚痨症状。常损伤筋骨，轻则形成残疾，重则可危及生命。

二、病因病机

《医门补要·腰痛日久成龟背》曰："脾肾两亏，加之劳力过度，损伤筋骨，使腰胯隐痛，恶寒发热，食少形瘦，背脊骨凸肿如梅。初不在意，渐至背伛颈缩，盖肾衰则骨萎，脾损则内削，但龟背痰已成。"

儿童多由先天不足，肾气不充，骨骼柔嫩脆弱，或强令早坐，或跌扑损伤，再复感风寒邪气，留滞筋骨关节，气血凝聚，经络阻隔，日久而为病。

成人多由后天失调，或房事不节，遗精滑泄，或带下多产，以致肾亏髓空；或饮食失调，脾失健运，痰浊凝聚；复因风寒湿邪乘隙而入，而致邪袭经络骨髓，气血凝滞乃成本病。病久化热，肉腐成脓，腐蚀筋骨肌肉，而成窦道。

总之，本病是本虚标实之证。先天不足、肾亏髓空是病之本，风寒侵袭、气血不和、痰浊凝聚是病之标。病位在骨，病源在肾。

在整个发病过程中，初始为肾虚、寒痰交凝，是阳虚阴盛之证。日久寒化为热，腐肉化脓，是阴转为阳。后期是阴愈亏，火愈旺，常出现肝肾阴亏，阴虚火旺证候；由于脓水淋漓，久泄耗伤气血，又可出现气血两虚的证候。

西医病因病理：脊柱结核绝大多数发生于椎体，附件结核仅占 1%～2%。椎体以松质骨为主，它的滋养动脉为终末动脉，结核分枝杆菌容易停留在椎体部位。椎体结核又可分中心型和边缘型两种。

三、辨病

（一）临床表现

1. 好发人群

儿童和青少年多见，80%～90% 患者的年龄小于 14 岁，其中 50% 在 5 岁以内。伴有其他部位的虚痨病史，以肺痨多见。

2. 病变部位

一般多单发。发于胸椎者，早期脊骨疼痛和活动受限，劳累后加重，休息后减轻。后期胸前凸出，脊骨后突，而呈鸡胸、龟背之状，重者可致下肢瘫痪，大小便潴留或失禁，站立或行路时两手支撑腰部或胁部，脓肿常出现于肾俞穴附近。发于腰椎者，腰部挺直如板状，骨痛似折，行动不便。儿童患病时，腰部僵直，失去正常生理前凸曲线。嘱患者从地上拾物时腰不能下弯而是小心地往下蹲，同时以手扶膝，起立时用手扶大腿慢慢站起；嘱患者俯卧，将其两腿向后高举时，腰部保持僵直状态与腿一齐抬起。其脓肿大多出现于少腹、胯间或大腿内侧。

3. 病程缓慢，化脓亦迟，溃后不易收口。

（1）初期：骨内虽有病变，而患处外形不红不热，亦无肿胀，仅觉患处隐隐酸痛，活动时疼痛加剧，休息后疼痛减轻。继则关节活动障碍，疼痛加剧。儿童患者常在睡眠时痛醒哭叫，俗称"夜哭"。全身反应尚不明显，或时有轻度发热。

（2）成脓期：起病后半年至一年以上，在病变部位或较远处渐渐脓肿形成，不红不热。如脓已成，则患处皮肤透红，按之应指，局部或有疼痛。伴有发热，日轻夜重。

（3）溃后：脓肿溃后，流出脓液清稀，夹有败絮样物，久则疮口凹陷，周围皮色紫暗，形成窦道，不易收口。病变在颈椎、胸椎、腰椎者，则四肢强直不遂，或瘫痪不用，甚至二便失禁。

（二）实验室及其他辅助检查

（1）血常规：可有轻度贫血，白细胞计数一般正常，仅约 10% 病人有白细胞升高，有混合感染时白细胞计数升高。血沉在病变活动期明显增快。

（2）脓液或关节液涂片查找抗酸杆菌和结核分枝杆菌培养阳性是结核病诊断重要指标。

（3）X 线平片表现以骨质破坏和椎间隙狭窄为主：①中心型：骨质破坏集中在椎体中央，在侧位片比较清楚。很快出现椎体压缩成楔状，前窄后宽。②边缘型：骨质破坏集中在椎体的上缘或下缘，表现为进行性椎间隙狭窄，并累及邻近两个椎体。可见脊柱侧弯或后凸畸形。

（4）CT 检查可以清晰地显示病灶部位、骨质破坏的程度、有无空洞和死骨形成。CT 检查对腰大肌脓肿有独特的诊断价值。

（5）MRI 检查在结核炎性浸润阶段即可显示异常信号，能清楚显示脊柱结核椎体骨炎、椎间盘破坏、椎旁脓肿及脊髓神经有无受压和变性。对脊柱结核有早期诊断价值，是脊柱结核必不可少的检查方法。

四、类病辨别

（1）骨瘤：多见于 10～25 岁青少年，病变多在肩关节下方或膝关节上方，初起隐隐酸痛，继则掣痛难忍。约 2～3 个月后局部可触及肿块，坚硬如石，高低不平，推之不移，紧贴于骨，但皮色渐变紫黑，终不化脓。

（2）腰部积劳：多发于青壮年，以体力劳动者多见，多有腰部慢性积劳病史。腰部隐痛或酸痛，时作时止，弯腰或久坐、久行时尤为明显，休息后减轻，始终不化脓，不致残；无全身症状。

五、中医论治

（一）论治原则

以扶正祛邪为总则，根据疾病不同阶段的特点，应审虚实，察寒热，分证辨治。

常规配合西医抗结核药物治疗及对症处理。注重对病人及其患处的护理。

（二）分证论治

1.阳虚痰凝证

证候：初起病变关节外形既不红热，也不肿胀，仅感隐隐酸痛。继则关节活动障碍，动则痛甚，无明显全身症状；舌淡，苔薄，脉濡细。

治法：补肾温经，散寒化痰。

方药：阳和汤加减，药用麻黄、熟地黄、炒白芥子、炮姜炭、甘草、肉桂、鹿角胶。

2.阴虚火旺证

证候：发病数月或数年后，在原发和继发部位渐渐漫肿，皮色微红，中有软陷，重按应指。伴午后潮热，夜间盗汗，颧红，口燥咽干，或咳嗽痰血；舌红少苔，脉细数。

治法：养阴清热托毒。

方药：六味地黄丸合清骨散加减，药用熟地黄、山茱萸、山药、牡丹皮、茯苓、泽泻、银柴胡、胡黄连、鳖甲、炙甘草、秦艽、青蒿、地骨皮、知母。

3.肝肾亏虚证

证候：疮口流脓稀薄，或夹有败絮样物，形成窦道。病在四肢关节者，可见患肢肌肉萎缩、关节畸形；病在脊椎，可见强直不遂，甚至下肢瘫痪不用，二便潴留或失禁。腰脊酸痛，盗汗；舌红，苔薄，脉细数或虚数。

治法：补益肝肾。

方药：左归丸合香贝养营汤加减，药用熟地黄、山药、山茱萸、菟丝子、枸杞子、怀牛膝、鹿角胶、香附、贝母、人参、茯苓、陈皮、川芎、当归、白芍、白术、桔梗、甘草。盗汗不止，加黄芪、浮小麦、牡蛎（先煎）、龙骨（先煎）；若咳嗽痰血，加南沙参、麦冬、百合、川贝、牡丹皮等。腰脊酸痛，下肢瘫痪，加川续断、杜仲、狗脊、巴戟。

4.气血两虚证

证候：疮口流脓稀薄，日久不愈。伴面色无华，形寒肢冷，心悸失眠，自汗；舌淡红，苔薄白，脉濡细或虚大。

治法：补气养血。

方药：人参养荣汤或十全大补汤加减，药用党参、白术、黄芪、甘草、陈皮、肉桂、当归、白术、茯苓、熟地等。

（三）特色治疗

1.专方专药

单验方治疗本病有良好疗效，基本原则以补肾壮骨，活血通络，抗结核，杀虫，补益气血为主。

（1）骨痨丸：王新卫应用骨痨丸（鹿角胶、蜈蚣、骨碎补、生黄芪、党参、熟地黄、牡蛎、乳香、没药、三七、黄连、鳖甲、龟甲、女贞子、泽漆、全蝎、赤芍、诸药制备成水丸）治骨关节结核 76 例，总有效率 90.8%。

（2）痨克定：肖登鹏用痨克定随症加减治疗骨痨。痨克定组成：蜈蚣 3 条，夏枯草 30g，白僵蚕、山慈菇、百部、百合、浙贝母、地骨皮、麦冬、天冬、补骨脂、玄参、知母、玉竹、黄精各 10g。早期内服汤剂，中后期用丸剂。并加强营养。外治包括：①外固定：防止病理性骨折，控制局部病情发展；②药敷：早期（即未形成寒性脓肿时），将痨克定制成散剂，用蜂蜜调成糊状，敷于患处。早期隔日 1 换，中期 3 日 1 换，恢复期停用；③局部注药：寒性脓肿形成后，用大针头抽出脓液，注射 0.75g 链霉素，隔日 1 次。如形成窦道则应手术切排。治疗 68 例，痊愈 55 例，好转 8 例，无效 5 例。

（3）抗痨丹：徐福宁用抗痨丹、流痰膏治疗。抗痨丹药物组成：黄芪、党参、紫河车、田三七、当归、穿山甲、血竭、金丝毛、蜈蚣、全蝎、桃仁、红花。具有扶正祛邪，活血消肿，解毒止痛之功。上药共研细末，过 100 目筛，装入 1 号胶囊内，每粒 0.5g。每日早晚各服 1 次，每次 4 粒，小儿用量酌减，饭后温开水送下。流痰膏药物组成：制南星、当归、制乳香、制没药、螃蟹骨、儿茶、梅片、麝香、车丹、麻油。具有舒筋活血，消肿止痛之功。上药除车丹、麻油外，其余分别研极细末。将麻油放入铁锅内，置火上加温，然后入车丹，待滴水成珠时离火，稍冷却后，依次入南星、当归、螃蟹骨、血竭、乳没、儿茶、梅片、麝香，充分搅匀。用时将药膏摊于裱制的红布中央呈椭圆形，贴于患部，每张膏药贴 4～5 天，取下休息 1 天后再贴，15 帖为 1 疗程。共治 332 例，临床痊愈 295 例，占 88.9%；显效 27 例，占 8.1%；无效 10 例，占 3%；总有效率 97%。

（4）蝎子桃仁丸：李文科应用蝎子桃仁丸治疗脊椎结核并发截瘫，方用全蝎、蜈蚣、核桃仁，先将全蝎、蜈蚣晒干，碾为细末，再加核桃仁碾匀，制成丸，饭后开水送服。

（5）银砂丸：郭良年应用银砂丸治疗骨结核、淋巴结核，方用银朱、硼砂、冰片、蜈蚣、古铜钱、胡桃肉，混匀，加白糖、蜂蜜制成绿豆大小的药丸，晚饭后服，药后服绿豆汤。

（6）王玉萍等辨证分型治疗骨与关节结核。①瘀血凝滞型，该型患者病程相对较短，多为急性期患者或慢性病人急性发作期。临床表现为患处疼痛、肿胀、发热，压痛明显。伴发热，盗汗，舌质红，苔薄黄或腻，脉沉弦而数。用自制骨痨丸（药用全蝎、蜈蚣、壁虎、水蛭、土鳖虫、乳香、没药等，共为细末水泛为丸，每次 3g，每日 3 次口服）合仙方活命饮。偏寒者加肉桂；偏风者加羌活、独活；偏热者加黄柏；偏湿者加苍术、防己、萆薢、茵陈；病在上肢加桂枝；在脊椎加杜仲；在下肢加牛膝。②痰浊凝结型：该型病程相对较长，多为病情稳定期。临床表现为患处酸胀沉重而疼痛较轻，肿胀、压痛均不明显，但关节强直、变形、屈伸不利，功能障碍多较重，常伴有肌肉萎缩，畏寒怕冷等。舌质淡红，苔薄白，脉沉细。治以自制骨痨丸合阳和汤。气虚者加黄芪；血虚者加当归；疼痛明显者加乳香、没药；有热者加金银花；有湿者加苍术、防己、薏苡仁；病在下肢者加牛膝；在脊椎者加杜仲、补骨脂。③蕴热酿脓型：多见于病程较长，失治误治，骨与关节破坏较重，伴有寒性脓肿。临床表现为患处疼痛、肿胀明显，肿块平塌散漫，皮色不变或暗红，触之局部软硬兼杂或波动应指，日晡发热，盗汗自汗，倦怠乏力。舌质红，苔薄黄，脉沉滑而数。治以自制骨痨丸合透脓散，或托里消毒散加山甲、肉桂。④气血双虚型：该型多为重病之后期。临床表现为脓肿已经切开或自行溃破，时流稀薄脓水或夹杂败絮状物，或溃后腐肉不脱，肿硬不减，新肉不生，口久不敛，形成窦道。或伴有下肢截瘫，或伴有褥疮，或伴有肺痨，或伴有瘰疬。多见形体消瘦，面色少华，畏寒怕冷，自汗盗汗，纳食不香，腹胀便溏。舌质淡、苔薄白或少苔，脉沉细或虚大。治以自制骨痨丸合十全大补汤或人参养荣汤加杜仲、金银花。溃口掺三仙丹，外贴太乙膏药。有褥疮掺五宝丹，贴太乙膏。每日换药 1 次。若伴有午后潮热，颧红，盗汗，心烦不寐，口燥咽干，遗精滑泄，女子经水不来，或咳嗽咯血，舌光质红，脉沉细数者，治以自制骨痨丸合知柏地黄汤或大补阴丸、清骨散加减。共治 146 例，疗程最短 56 天，最长 180 天，平均 109 天。治愈 77 例，显效 56 例，有效 11 例，无效 2 例。以痰血凝滞型疗效最好。

2. 名老中医经验

（1）清·吴谦认为流痰由湿痰、七情郁滞，凝结于肌肉之分，日积深久而成。初起宜服疮科流气饮，组成：人参、厚朴、桔梗、防风、苏叶、黄芪、枳壳、当归、白芍药、肉桂、乌药、川芎、甘草各 15g，木香、白芷、槟榔各 10g。水煎服。外贴金凤化痰膏（凤仙花、大葱、米醋，广胶、人中白微火煎熬薄纸摊贴）。

（2）赵永昌老中医认为本病在骨，而肾主骨，肾虚则骨骼失去濡养，寒痰流注凝结而成。实属流痰为标，肾虚为本。治疗当以补肾固本为主，化痰消肿为辅。自拟新骨痨丸：当归 15g、熟地 15g、补骨脂 15g、骨碎补 15g、萱草根 15g、怀牛膝 9g、杜仲 9g、川续断 12g、黑木耳 250g、威灵仙 9g、羌活 15g、川芎 9g、木瓜 9g、茯苓 9g、乳香 9g、没药 9g。研为细末，炼蜜为丸，6g/ 丸，每日服 2 次。当溃疡或瘘管形成时，应行病灶清除术，红粉纱条换药，促进创口愈合。

（3）许履和认为本病多因阴虚内热，灼津耗液，血瘀络阻所致，自拟骨痨汤以养阴清热，强筋壮骨，活血化瘀，清热解毒。骨痨汤组成：青蒿 6g、鳖甲 15g、银柴胡 6g、牡丹皮 6g、地骨皮 10g、杜仲 10g、怀牛膝 10g、续断 10g、桃仁 10g、红花 6g、苏木 6g、金银花 15g、紫花地丁 15g。煎汤内服，每日 1 剂，分 3 次服。

（4）罗禹田教授认为本病多由情志失调，引起气机郁滞并夹痰湿后产生凝结，留于脊背肌肉间发肿而成。初起偏于阴证，宜服疮科流气饮加白芥子、半夏以行气、消痰、通郁散结；方用：党参 15g、厚朴 10g、桔梗 10g、防风 12g、紫苏子 12g、黄芪 20g、枳壳 12g、当归 12g、白芍 12g、肉桂 9g、乌药 6g、川芎 10g、甘草 6g、木香 10g、白芷 10g、槟榔 10g、白芥子 12g、半夏 10g。若日久失治，脓肿将溃未溃，视患者情况，气虚者宜服托里透脓汤，气实者宜服透脓散。局部贴金凤化痰膏或外敷冲和膏。溃后治法同一般痈疽。

（5）顾伯康认为流痰是阴证、虚证、寒证、里证，治以温补为法。根据初起、成脓、溃脓三期病机变化不同，初起肾虚，寒痰凝聚证，治以补养肝肾为主，温通经络，散寒化痰为辅；方用阳和汤合芩部丹加减；成脓期寒邪化热证，宜用补托，方用透脓散合芩部丹加减；溃脓后气血两虚，阴虚火旺证，治以补益气血或滋阴降火为要。气血两虚者，方用人参养荣汤或十全大补汤加减。腰酸足软加续断、杜仲、狗脊、菟丝子、巴戟天、牛膝、鹿角胶；阴虚火旺则用大补阴丸合清骨散、芩部丹加减；若盗汗不止，加黄芪、浮小麦、煅龙骨、煅牡蛎；若咳吐痰血，加沙参、麦冬、百合、川贝、牡丹皮。

（6）张瑞丰老中医强调，流痰纯属阴证，发于骨髓，进展缓慢，属里、虚、寒。并认为《医门补要》的论述最为中肯："腰痛日久成龟背痰，脾肾二亏加之劳力过度，损伤筋骨，使腰胯隐痛，恶寒发热，食少形瘦，背脊骨中凸肿如梅，初不在意，渐至背伛项缩，盖肾衰则骨痿，脾损则肉削，龟背之成，愈者甚寡，从保得命，遂成废人。"故"肾衰脾损"是根本所在。肾衰，在少年儿童为肾弱，成年肾衰，乃调摄不慎，肝肾亏损，男子滑遗，女子经产血枯，肾亏骼空，肾衰乃成。脾损则由饮食不周，劳伤过度，脾虚不运，化源枯竭所致。肾衰合脾损，元阴元阳不足，后天之本受戕，鼓动无力，运化停滞，肾衰虚寒，脾虚生痰。痰为阴湿之邪，流至关节，阻而不行，瘤疾即成。人体关节甚多，故本病发生部位不定，或腰或背，或胯或膝，或肩或肘。不管发生在什么部位，临床症状有何差异，肾衰脾损这一基本病理是一致的，故温通肾气、健脾化痰是治疗流痰的根本原则。在具体运用时，视初期、成脓期、溃后期的具体证候，分别辅以托毒、活血、养阴清热等法，但温肾益气、健脾化痰的主则不变。常用药物有黄芪、鹿角霜、白芥子、桂枝、桑寄生、续断、菟丝子、熟地、补骨脂、党参、白术、陈皮、茯苓。温补托毒加附子、穿山甲、全蝎；补气养血加人参、阿胶；滋阴清热去桂枝、寄生、白术、陈皮，加龟板、知母、秦艽。治疗本病贵在坚持，内服外治并举，不可半途而废。

3. 外治

（1）治疗原则：根据其不同时期选方用药。①初期：回阳玉龙膏外敷，或阳和解凝膏掺桂麝散或黑退消盖贴。②成脓：脓成则应及时穿刺抽脓，或切开或用火针烙法，切口要足够大，以排脓通畅为度。③溃后：用五五丹药线引流提脓去腐。如脓水清稀，久不收敛，或已成漏，疮口过小，脓出不畅，则可用白降丹或千金散黏附在药线上，插入疮孔，以化腐蚀管。袋脓者，宜进行扩创。若脓水由稀转稠，此将要收口之兆，宜改掺生肌散。

（2）各家经验及验方：①史巧英用中药内服、外用配合治疗。内服：以黄精百部合剂为基本方。药用黄精30g、夏枯草30g、白头翁30g、生牡蛎25g、生地榆25g、丹参20g、百部15g、杞果15g、川连10g、甘草10g。每日1剂，水煎分早晚 2 次服。病变初期证属阳虚痰凝，治宜补肾温经，散寒化痰，上方去川连加肉桂 10g、白芥子 15g；数月后阴虚内热之象加重，治宜养阴清热解毒，上方加青蒿 20g、金银花 30g、黄芪 30g。病之后期则气血大伤，肝肾亏虚，治宜补气养血，滋肝益肾，上方加熟地 20g、白术 10g、党参 20g。外治法：不论有无疮面均可使用金蟾膏。药物组成：活蟾蜍 20 个，蓖麻籽 320g，巴豆仁、乳香各 180g，头发 125g，鲜鲫鱼 20 条，官粉 1250g，香油 2500g 等。制法：先将香油倒入锅内煮开，再入前六味药，用槐树枝搅拌至头发成泥状，其他药半焦，用纱布滤渣，将滤液与官粉重入锅内文火加热，连续向一个方向搅动，至滴水成珠，然后倒入凉水盆中浸泡 24 小时取出备用。3～5 日换药 1 次，直至 X 线片示骨组织恢复正常为止。外用时金蟾膏敷贴范围比骨病变范围稍大，若有溃破、窦道形成可先将红升丹插入窦道，引流化腐，以利于死骨随之排出。治疗 82 例，治疗时间最长 360 天，最短 20 天。治愈 68 例，显效 12 例，无效 2 例，总有效率 91.95%。②周大成应用经验方骨痨消散方与骨痨消散膏内外兼治，取得良好效果。骨痨消散方药物组成：鹿角胶 9g，熟地、生黄芪、薏苡仁、葎草、泽漆各 30g，白芥子、桑枝、党参、红枣各 15g，炮姜、桂枝、佛手、陈皮各 6g，生甘草 10g。骨痨消散膏药物组成与制备：藤黄、生乳香、生没药、甘松和国产樟脑各 240g，山奈 200g，细辛 90g，松香 2000g，各研细粉备用。将藤黄、山奈、甘松和细辛入 2000g 清药肉中炖煎匀和后，再入生乳香、生没药与松香，待冷却后再入国产樟脑，调匀备用。三品一条枪药物组成与制备：白砒 45g、明矾 60g、雄黄 7.5g、生乳香 4.5g。将砒、矾两药共研细末入小罐内，煅至青烟尽，白烟起，约上下通红后住火。放置 12 小时后，取出研末，再入雄黄、生乳香两药并共研细末，厚糊调和，搓条烘干备用。青蛤膏药物组成与制备：青黛 30g、煅蛤粉 120g、生石膏粉 120g、煅石膏粉 120g、黄柏粉 90g。共研细粉，用 40% 凡士林拌匀后制成油膏。治疗方法：均采用单纯中药治疗，内治以骨痨消散加减为主，取益肾温经、化痰败毒之效；外治则应用骨痨消散膏消瘀散毒或白降丹、三品一条枪等拔毒。治疗 317 例，显效 227 例，占 61.1%；有效 118 例，占 31.81%；治疗前后无明显变化者 26 例。总有效率 92.99%。

（3）针灸：初起可配合隔姜灸、隔蒜灸、雷火神针灸、附子饼灸等法；或配合熨风散局部熨之。

4. 中成药

（1）小金片或小金丹，成人每次服 4 片，1 日 2 次；儿童减半，婴儿服 1/3 量。

（2）芩部丹，成人每次服 4 片，每日 3 次。

（3）虎挣散或片，成人每日服 0.3～0.6g；7 岁～12 岁减半；4 岁～6 岁服 1/3。

（4）鹿角粉，每次服 3g，每日 2 次。

（5）金蟾膏外涂，每日 2 次。

5. 常用中药现代药理研究

巴蜡丸为陕西民间验方，由巴豆与蜂蜡加工配制而成，现代药理研究证实巴豆的主要成分巴豆油在体外具有较强的抑制结核杆菌作用。赵延红研究巴豆与蜂蜡均有增强巨噬细胞吞噬和杀灭结核杆菌功能，从而治疗骨结核。

六、西医治疗

治疗目的：彻底清除病灶，解除神经压迫，重建脊柱稳定性，矫正脊柱畸形。

1. 全身治疗

（1）支持治疗注意休息、避免劳累，合理加强营养。

（2）抗结核药遵循早期、联合、适量、规律、全程的抗结核药物治疗原则。目前常用的一线抗结核药物有：异烟肼、利福平、吡嗪酰胺、链霉素、乙胺丁醇等。异烟肼与利福平为首选药物。

2. 局部治疗

包括矫形治疗、脓肿穿刺或引流、窦道换药、手术等。

七、转归和预后

早期发现、早期诊断，中西医结合规则用药是治疗关键。不及时治疗会导致畸形、强直等不同程度的残疾，严重者可造成脊髓压迫、截瘫，甚至危及生命。

八、预防和调护

（1）发生于胸、腰椎、髋关节等部位者，均需睡木板床；若全身症状未控制时均应绝对卧床休息。

（2）注意饮食调理，平时宜多食富有营养的食物，如牛奶、鸡蛋、骨髓等；在病变进展时，忌食鱼虾腥味食物、酒类及葱、椒、大蒜等发物。

（3）宜清心静养，节制房事，以利康复。

（4）若并发瘫痪者，应经常帮助其变换体位和擦浴，预防褥疮发生。

第二节 鹤膝痰

一、概述

鹤膝痰是指发生于膝关节，日久膝肿粗大，上下股胫枯细，形如鹤膝者，属于流痰类疾病。《外科正宗》云："三阴之气不足，风邪乘之，两膝疼痛，久则膝愈大而腿愈细，因名曰鹤膝风。"《证治准绳》云："两膝肿痛，股渐小，曰鹤膝风，一名鼓槌风。"《外科证治全书》云："起初膝盖骨中作痛，如风气一样，因循日久，膝肿粗大，上下股胫枯细，形似鹤膝。"《外科心法要诀》曰："此证一名游膝风，又名鼓锤风。"本病相当于西医的膝关节结核，在骨与关节结核中其发病率仅次于脊柱结核，儿童及青壮年多发，发病缓慢，多单发。后期关节遭到破坏，可致活动受限，甚或出现跛行。

二、病因病机

《外科心法要诀》曰："此证……单生者轻。双生者最重，因循日久，膝肿粗大上下股径枯细，由足三阴经虚，风、寒、湿邪乘虚而入，为是病也。膝内隐痛寒胜也，筋急而挛风胜也，筋缓无力湿胜也。"《疡医大全》云："鼓槌鹤膝，起于中湿，盖足膝属肝，肝有风寒湿气，则血脉阻滞不能流行，注膝成病。"又云："一切湿痰湿热，或死血凝滞等症，患在关节，痰注不行。"

总之，本病由于先天肾气不足，骨骼柔嫩脆弱；后天失养，肾亏骨空；或饮食不节，脾失健运，痰浊凝聚；或有所损伤，复感风寒邪气留滞筋骨关节，足三阴经虚，气血凝聚，经络阻滞，脏腑功能障碍，日久而成。寒邪日久化热，热盛肉腐成脓，溃脓稀薄，经久不愈。

西医病因病理：膝关节是全身关节中滑膜最丰富的关节，因此滑膜结核发病率高，单纯骨结核少。骨结核多发于股骨下端和胫骨上端。病变缓慢发展，以炎性浸润和渗出为主，表现为膝关节肿胀和积液。随着病变的发展，结核性病变可经滑膜附着处侵袭至骨骼，产生边缘性骨侵蚀。骨质破坏沿着软骨下潜行发展，使大块关节软骨板剥落而形成全关节结核。至后期则有脓液积聚，成为寒性脓肿，穿破后会成为慢性窦道。关节韧带结构的毁坏会产生病理性半脱位或脱位。病变静止后产生膝关节纤维性强直，有时还伴有屈曲挛缩。

三、辨病

1. 临床表现

本病好发于 10 岁以下儿童，常有肺痨病史

（1）初期：膝关节隐隐作痛，活动时疼痛加剧，休息时减轻。疼痛逐渐加重，关节活动障碍，跛行，膝关节稍有肿胀，不红。患儿常因夜间疼痛哭醒。全身症状不明显，或午后潮热。

（2）成脓期：起病数月后，膝关节肿大明显，两膝内外均肿，按之应指，痛如虎咬；股胫枯细，形似鹤膝；寒热间作，朝轻暮重。

（3）溃后：肿胀之处可溃破流脓，脓液稀薄或有腐骨，久不愈合，形成窦道；疮口凹陷，周围皮色紫暗。也有硬肿色白不作脓者。若食欲减退，身体日渐消瘦，精神萎靡，面色无华，形寒肢冷，自汗，心悸失眠，此属气血两亏；若见午后潮热，夜间盗汗，口燥咽干，咳吐痰血，舌红少苔，脉细数者属阴虚火旺之证。若肿大的

膝关节突然焮赤臃肿而作脓者，为复感风寒湿邪所致。

2. 实验室及其他辅助检查

（1）结核相关实验室检查见"龟背痰"。

（2）X线摄片：早期滑膜结核，平片上仅见髌上囊肿胀与局限性骨质疏松。病程长者可见进行性关节间隙变窄和边缘性骨侵蚀。后期骨质破坏加重，关节间隙消失，严重时出现胫骨向后半脱位。无混合感染时骨质疏松十分严重，有窦道形成出现混合感染时表现为骨硬化。CT与MRI可看到普通X线平片不能显示的病灶，MRI有早期诊断价值。

（3）关节镜检查对早期滑膜结核有独特诊断价值。

四、类症辨别

（1）历节风（尪痹）：多发于青年妇女，常累及多个小关节。有晨僵，活动后缓解，关节呈游走性、对称性红肿疼痛，无化脓现象，类风湿因子阳性。相当于西医类风湿性关节炎。

（2）骨肉瘤：多见于10～25岁青少年，病变多在膝关节上方，关节痛呈持续性、进行性加重，约2～3月后可于疼痛处触及肿块，坚硬如石，推之不移，紧贴于骨，表面不光滑，皮色渐变为紫色，但不溃脓。X线摄片、CT检查对诊断有重要意义。确诊需做组织病理检查。

（3）膝眼风（热痹）：生于膝眼，在膝盖下左右两骨凹陷中。由下焦素虚，外邪侵袭所致。先从膝眼处隐隐作痛，风胜则其痛走注不定；起病急，多有高热，脉洪数。关节穿刺液培养有革兰氏阳性球菌。相当于西医化脓性膝关节炎。

五、中医论治

（一）论治原则

本病的病机为足三阴不足在先，风寒湿邪乘虚而入所致，故扶正祛邪为其总则，根据疾病不同阶段的特点，分证辨治。常规配合西医抗结核药物治疗及对症处理。注重对病人及其关节的护理。

（二）分证论治

1. 寒湿凝滞证

证候：单侧或双侧关节肿大、疼痛较剧，难以屈伸，跛行，发热恶风，形寒肢冷，面色㿠白略青；苔白滑，舌质紫暗，或淡，脉沉紧或沉迟。

治法：益气养血，祛寒利湿。

方药：大防风汤加减或阳和汤加减。寒者重用桂枝，表证不明显可去麻黄等疏解之类药物，表虚有汗者，则去麻黄、苍术、白术、黄芪之类，里寒甚者加吴茱萸、细辛等温散里寒。湿邪盛者，则需配苍、白术，胃纳不馨者加山楂，达到祛寒利湿、行气活血的目的。

2. 湿热壅阻证

证候：关节局部红、肿、热、痛，扪之灼手，按之濡软，面色黄而带浊，小溲黄，大便先干后溏；舌质淡红或红，苔薄黄或黄腻，脉滑数或濡数。

治法：清热化湿。

方药：三妙丸合萆薢化毒汤加减。热盛则加金银花、紫花地丁草，祛湿宜注意利小便，加车前子、木通之类。

3. 脾湿下注证

证候：膝关节红肿疼痛，屈伸不利。伴胃中灼热，饥饿不思饮食，胀满不适，久泻不止；舌偏红，少津液，舌苔薄黄，脉细滑数。

治法：补中益气，清热化湿，祛风止痛。

方药：补中益气汤合萆薢化毒汤加减。口干思饮加知母、玉竹以滋养脾阴，生津止渴；膝关节红肿疼痛剧烈者，加威灵仙、秦艽、黄柏以清热除湿、祛风止痛。

4. 肝肾阴虚证

证候：关节肿大，不红不热或微热，按之应指，关节活动痛甚，多为跛行，骨蒸潮热，五心烦热，午后两颧潮红，口干喜饮，盗汗，形体消瘦，溲赤便秘；舌淡白或黯红，苔薄或少苔，脉细数或细无力。

治法：甘寒养阴，滋补肝肾。育阴以涵阳法，所谓"壮水之主，以制阳光"。

方药：右归汤为主加减。阴虚而内热盛者，则以合秦艽鳖甲散或地骨皮汤加减治之，滋阴补血，清热除烦。

5. 气血俱虚证

证候：关节局部漫肿沉痛，或不疼或酸，溃后久不愈合，脓水清稀，活动时疼痛加剧，难以转侧，畏寒怕冷，面色无华，疲乏无力，食欲不振，头晕眼花，大便不实，小溲清长；舌质淡白或胖嫩，苔白腻而润，脉沉缓，或沉细无力。

治法：益气养血，补肾温经。

方药：十全大补汤合阳和汤加减。

（三）特色治疗

1. 专方专药

（1）流痰复原汤：张冬贵等自拟流痰复原汤治疗膝关节滑膜结核。药用：熟地15g、白芥子6g、鹿角胶9g、猫爪草30g、麻黄3g、夏枯草15g、牡丹皮12g、黄芪30g、金银花30g、木瓜30g、元胡10g、威灵仙15g、薏苡仁30g、甘草6g。疼痛剧烈加全蝎6g；潮热盗汗加地骨皮30g；厌食加焦三仙各13g；消瘦加山药19g；五心烦热加五味子10g。每日1剂，水煎服，午晚饭后各服1次。药渣加水再煎,加醋 100ml,外敷洗。共治疗 50 例,痊愈 26 例,好转 14 例,无效 10 例。

(2)朱永红将流痰分为四个阶段进行论治。初期阶段:补气血、益肝肾、活血定痛、散寒解凝。基本方:人参、茯苓、黄芪、熟地黄、丹参、金银花、白术、杜仲、当归、连翘、炮姜、马钱子。成脓阶段:补益气血、行气疏风、活血散瘀、消肿定痛,用上述基本方加乳香、没药、陈皮、柴胡。溃后阶段:和胃化浊,补益胃气。基本方加糯米草、鸡矢藤、淮山药、炒谷芽。生肌阶段:补养气血、解毒生肌,基本方加龙骨、牡蛎、土茯苓、夏枯草。

(3)李易波治疗中后期骨结核 77 例,中期属阴虚火旺,肿痛化脓者用活血散结汤:当归、赤芍、乳香、没药、穿山甲、鳖甲、龟甲、金银花、连翘、山药、甘草;后期气血双亏,脓肿难破难敛予补气敛疮汤:党参、黄芪、鳖甲、龟甲、白术、续断、杜仲、鸡血藤、山药、乳香、没药、穿山甲、甘草。

(4)杨金录辨证分 3 型:①痨毒内攻型:宜调和阴阳,通经活络兼顾脾胃,用自拟阳和解痨汤;②寒凝瘀热型:应滋阴清热,软件散瘀,托脓解毒,用自拟滋阴解毒排痨汤;③阴阳俱虚型:宜益气养血,扶阳滋阴,佐健脾补肾,配合中成药消核丸及其外治法。

2. 名老中医经验

(1)凌云鹏治疗鹤膝痰分阶段、辨部位论治。凌老认为骨结核早期,多为阴寒凝滞,投以阳和汤开腠解凝,或大防风汤散寒邪伏结,外以温煦驱寒膏药敷贴,使凝滞之邪化解,可得内消。寒郁化火成脓时,以阳和汤主之,酌加黄柏、功劳叶等滋阴清火之品,或投六味地黄汤加小金丹内服,外敷青军膏清热散结。溃后初期,每多寒凝稽留不尽,需温煦驱寒,补益托毒兼施;迁延日久,多属气血不足之象,以补益气血为治。并认为骨结核患者脊椎部的以阳虚火衰为多,因督脉主一身之阳,肾阳不足,元气虚惫,寒凝之邪乘虚侵入,则阳气衰微而损证必现,治疗以鹿角胶温补肾阳为主,适当配以大补气血,壮筋养骨善后。患于四肢关节时,初溃为阴寒凝滞现象,宜阳和温煦解寒凝为先,然后方可补益气血。

(2)卜宝云治疗鹤膝痰则以扶正抗结核为本,活血壮骨为标。卜老认为本病属骨痨,揆其发病之由,皆因于肾,源于菌,导于虚。常是肾亏骨松,菌栓沉聚椎体,正气受损而引起,三者为其病形成之本。本病证候表现以肾阴耗伤,正气受损者居多。故滋肾扶正复其源,抗结核杀虫绝其根为治疗根本大法。用自拟滋骨扶正汤:生地黄、田鸡粉、麦冬、沙参、玉竹、黄芪,水煎服。

(3)顾伯华老中医治疗鹤膝痰以温补肝肾,散寒化痰为治则。顾伯华根据八纲辨证,将本病归属于"阴证"、"虚证"范畴,并遵循"虚则补之,损则益之,寒则热之"的原则,将本病初期辨证属阴寒伏结,阳气失系,多采用温补脾肾、和阳散寒化痰之法,主张用阳和汤辨证加减。

(4)陶慕章老中医则以扶正祛邪,动静结合,内外合治,常从"扶正祛邪"着手。用"扶正"来提高患者的抵抗力,使能更好地达到"祛邪"的要求。主张如阳虚患者,常用加减阳和汤温经通络,散寒化痰;阴虚患者,用加减龟板鳖甲地黄汤,滋补肝肾,强壮筋骨。并将温经散寒，通络化痰放在治疗的首位。陶慕章强调治疗骨与关节结核要内外兼治，动静结合。局部用药要分阶段进行。采用局部固定，全身活动的方法，既考虑到局部的静止，又注意到全身的活动。

3. 外治

（1）鹤膝痰外治原则是应根据不同时期选用不同的治疗方法。①初期：回阳玉龙膏外敷，或阳和解凝膏掺桂麝散或黑退消盖贴。②成脓：脓成则应及时穿刺抽脓，或切开或用火针烙法，切口要足够大，以排脓通畅为度。③溃后：用五五丹药线引流提脓去腐。如脓水清稀，久不收敛，或已成漏，疮口过小，脓出不畅，则可用白降丹或千金散黏附在药线上，插入疮孔，以化腐蚀管。袋脓者，宜进行扩创。若脓水由稀转稠，此将要收口之兆，宜改掺生肌散。

（2）各家经验及验方：陶慕章老中医用克痨膏外治。药用：大黄120g，白芥子90g，青黛30g，乳香、没药、姜黄各90g，麝香6g。研细和匀。再加樟脑油60ml，凡士林108g，调制成膏。

六、西医治疗

1. 全身治疗

单纯滑膜结核通过全身抗结核药治疗，80%左右病例可治愈，并保留正常或近乎正常的关节功能。在结核病灶活动期和手术前后应规范使用抗结核药物治疗。

2. 局部治疗

（1）关节腔穿刺注药：先进行关节腔积液抽吸，再将抗结核药物直接注入关节腔内。成人可注入异烟肼每次200mg，儿童减半。每周注射1～2次，3个月为1疗程；

（2）关节制动：限制病人活动量，注意休息，作下肢牵引或石膏固定；

（3）窦道换药：通畅引流，治疗混合感染。

3. 手术

经局部药物治疗无好转，滑膜肿胀肥厚者，可考虑滑膜切除术。采用关节镜下滑膜切除术具有微创、并发症少、恢复快、疗效好、费用低等优点。

七、预防及调护

（1）用夹板固定膝关节，限制其活动；若全身症状未控制时均应绝对卧床休息。

（2）注意饮食调理，平时宜多食富有营养的食物，如牛奶、鸡蛋、骨髓等；在病变进展时，忌食鱼虾腥味食物、酒类及葱、椒、大蒜等发物。

（3）宜清心静养，节制房事，以利康复。

（王丽芬）

第十三章

瘰疬

一、概述

瘰疬是一种发生颈部的慢性感染性疾病。因其结核累累如贯珠之状，故名瘰疬，又名"疬子颈"、"老鼠疮"。最早见于《灵枢·寒热》："寒热瘰疬在于颈腋者，皆何气使然？""此皆鼠瘘寒热之毒气也，留于脉而不去者也。"《诸病源候论·瘘病诸候》云："此由风邪毒气，客于肌肉，随虚处而停结为瘰疬，或如梅、李、枣核等大小，两三相连在皮间，而时发寒热是也。久则变脓，溃成瘘也。"《河间六书·瘰疬》云："夫瘰疬者，经所谓结核是也？或在耳前后，连及颈颔，下连缺盆，皆为瘰疬。"《外科大成》认为"瘰疬结核于颈前项侧之间，小者为瘰，大者为疬，连续如贯珠者为瘰疬。"

本病相当于西医的颈部淋巴结结核。其特点是多见于体弱儿童或青年，好发于颈部及耳后，初起时为单个结节，不红不痛，逐渐增大，窜生多个，融合成串；成脓时皮色转为暗红，溃后脓液清稀，夹有败絮状物，此愈彼溃，易成窦道，经久难敛，愈后形成凹陷性疤痕。病程进展缓慢。

二、病因病机

《外科精义·论瘰疬治法》认为："夫瘰疬之病，其名甚多，……有风毒、热毒、气毒之异。瘰疬结核，寒热之殊，其本皆由恚怒气逆，忧思过甚，风热邪气，内传于肝。"明·陈实功《外科正宗·瘰疬论》也云："夫瘰疬者，有风毒、热毒、气毒之异，又有瘰疬、筋疬、痰疬之殊。风毒者，外受风寒伏于经络，其患先寒后热，结核浮肿；热毒者，天时亢热，暑中三阳，或内食膏粱厚味，酿结成患，色红微热，结核坚肿；气毒者，四时杀厉之气感冒而成，其患耳、项、胸、腋骤成肿块，令人寒热头眩，项强作痛。瘰疬者，累累如串珠，连接三五枚……其患先小后大，初不觉痛，久方知痛。筋病者，忧愁思虑，暴怒伤肝，盖肝主筋，故令筋缩结蓄成核，生于项侧筋间，形如棋子坚硬大小不一，或陷或突，久则虚赢，多生寒热，劳怒则甚；痰病者，饮食冷热不调，饥饱喜怒不常，多致脾气不能传运，遂成痰结，初起如梅如李，生及遍身，久则微红，后必溃破。"

明·张介宾《景岳全书·瘰疬》认为："瘰疬之病，属三焦肝胆等风热血燥，或肝肾二经精血亏损，虚火内动，或恚怒忧思，气逆于肝胆二经。二经常多气少血，故怒伤肝，则木火动而血燥，肾阴虚则水不生木而血燥。血燥则筋病，肝主筋也，故累累然结若贯珠。"明·薛己《外科枢要》也说："夫瘰疬之病，属三焦肝胆怒火、风热血燥，或肝肾二经精血亏损，虚火内动，或恚怒气逆，忧思过甚，风热邪气内搏于肝，盖怒伤肝，肝主筋，肝受病则筋累累然如贯珠也。"清·梁希曾《病科全书》说："疬之成症，原与痨瘵相表里也，同一阴火也，痰也。其痰其火，行之肺脏，初期咳嗽吐血，随成痨瘵，行之经络，则为瘰疬。"

总之，中医文献对该病的病因病机论述颇多，一般认为风热毒气与忧思恚怒为瘰疬发生的总病因。情志不畅，肝气郁结，气郁伤脾，脾失健运，痰热内生，或气郁化火，痰火蕴结于颈项而成；或先由肺肾阴虚，阴虚火旺，肺津不能输布，灼津为痰，痰火凝结而成。

西医病因病理：本病是由结核杆菌引起的慢性感染性疾病，感染途径多由口腔、龋齿或扁桃体侵入，经淋巴管累及颈淋巴结。结核杆菌侵及淋巴结皮层窦内形成若干结核结节，继而结节相互融合增大并逐渐向淋巴中心蔓延，可波及整个淋巴结，此时受累淋巴结明显增大。炎症累及淋巴包膜则出现淋巴结周围炎，可与相邻的淋巴结及其他软组织黏连。后期，淋巴结发生干酪样变、坏死液化而成寒性脓肿，破溃后形成难愈之窦道或溃疡。

三、辨病

1.临床表现

本病多见于儿童或青年，好发于颈部的一侧或两侧，亦可延及颔下、缺盆、腋部，病程进展缓慢。发病前常有虚痨病史。

（1）初期：颈部一侧或双侧结核如豆粒，数目不等；皮色不变，按之坚实；推之可动，不热不痛。多无全身症状。

（2）中期：结核增大，与皮黏连。有时相邻的结核可互相融合成块，推之不动，渐感疼痛。如皮色转为暗红，痛如鸡啄，按之应指者为脓已成。可伴低热、食欲不振、全身乏力等。

（3）后期：溃后或切开，脓水清稀，夹有败絮状物，疮面色灰白，呈潜行性溃疡，四周皮肤紫暗，可形成窦道。如脓液变稠，肉芽转成鲜红色，则即将愈合。常伴潮热、咳嗽、盗汗等肺肾阴亏之证；或出现面色少华，精神倦怠，头晕，失眠，经闭等气血两亏之证；或出现腹胀便溏，形瘦纳呆等脾虚不运之证。

本病愈后可因体质虚弱或劳累而复发，尤以产后更为多见。若结核数年不溃，也无明显增大，推之可动，其病较轻；若初起结核即累累数枚，坚肿不移，融合成团，其病较重。临床也有的患者数枚结核，有的推之可动，有的液化成脓，有的溃破成漏，几种表现可同时出现。

2. 实验室及其他辅助检查

血红细胞沉降率可增快，结核菌素试验呈阳性。脓液培养可有结核杆菌生长。必要时可取病灶组织作病理检查有助于明确诊断。

四、类症辨别

（1）颈痈：虽亦生于颈之两侧，但发病较快，初起即寒热交作，结块形如鸡卵，漫肿坚硬，焮热疼痛，易消，易溃，易敛。

（2）臀核：多由头面、口腔等处的疮疖或皮肤破损感染而引起；一般为单个结节；好发于颌下、颈部、颏下；发病迅速，压之疼痛，很少化脓。常随局部炎症好转而消退。

（3）失荣：多见于中老年人。多由口腔、鼻咽部的恶性肿瘤，转移至耳前、颈部淋巴结引起，肿块坚硬如石，高低不平，推之固定不移；溃破之后如石榴样，血水淋漓；常伴头痛、鼻衄。

五、中医论治

（一）论治原则

以扶正祛邪为总则，按初、中、后期辨证论治，尽量争取早期消散。形成窦道者需用腐蚀药，必要时作扩创手术。病情严重者配合西医抗结核药物治疗。

（二）分证论治

1. 气滞痰凝证（初起）

证候：多见于瘰疬初期，一个或数个不等的豆粒大结节，皮色不变，按之质中等，推之能动，不热不痛；无明显全身症状；苔腻，脉弦滑。

治法：疏肝理气，化痰散结。

方药：逍遥散合二陈汤加减。药用柴胡、白芍、当归、白术、茯苓、炙甘草、生姜、薄荷、陈皮、法半夏等。肝火偏胜者，加山慈菇、夏枯草、黄芩、栀子。痰凝结块发硬者加浙贝、百部、猫爪草。

2. 阴虚火旺证

证候：结节逐渐增大，与皮肤黏连，皮色暗红；伴午后潮热、夜间盗汗、咳嗽或痰中带血丝，心烦失眠；舌红，少苔，脉细数。

治法：滋阴降火。

方药：六味地黄汤合清骨散加减。药用生地、山萸肉、山药、泽泻、牡丹皮、茯苓、银柴胡、胡黄连、鳖甲、青蒿、地骨皮、知母等。咳嗽，加象贝母、海蛤壳。口干、咳嗽痰红加百合、麦冬、贝母、玄参、桔梗、黄柏。

3.气血两虚证

证候：结块溃后或经切开后疮面灰白，脓出清稀，淋漓不尽，或夹败絮样物。形成窦道，不易收口；伴胃纳不香，面色无华，精神倦怠，头晕、形瘦；舌质淡红，苔薄，脉细弱。

治法：益气养血。

方药：香贝养营汤加减。药用：人参、白术、茯苓、炙甘草、陈皮、半夏、木香、砂仁等。若大便溏薄，加淮山药、薏苡仁。胸胁胀满加香附。

（三）特色治疗

1.专方专药

（1）白玉丹治瘰疬。白玉丹制作：取鲜石灰粉1份、桐油3份调成糊即成。使用方法：先以花椒、葱白煎汤洗净患部，再将药糊厚涂疮上，盖以纱布，然后用绷带包扎起来，每日1换。用于瘰疬溃疡久治不愈者。

（2）陆孝夫用单味猫爪草治疗瘰疬的经验：①单味猫爪草60g煎服，2周为1个疗程。未溃者用本品浓煎熬膏外敷，已溃者视病情用10%～30%膏剂外敷，有窦道者用本品凡士林纱条配合外用掺药，插入窦道引流。②病久缠绵不愈者用猫爪草50g，人参、泽漆各20g，生牡蛎30g，天葵子、玄参、象贝母、夏枯草各15g，僵蚕、当归各9g。出现局部红、肿、痛、热或继发口腔炎症等阳证症状时，可加蒲公英、连翘等，有急性炎症再加重楼；慢性炎症再加露蜂房；寒痰加白芥子、制半夏；热痰加贝母、黄药子、海藻；血瘀加五灵脂、王不留行、莪术；气郁加炙香附、橘叶、橘核、八月札；闭经加逍遥丸。

（3）陈会武等用化痰散结汤治疗瘰疬。方药组成：玄参12g、生牡蛎20g、浙贝8g、夏枯草30g（另煎）、重楼20g、全当归12g、柴胡8g、蒲公英15g、海藻12g、昆布12g、制香附10g、橘核6g、僵蚕8g、海浮石20g。以上为成人剂量，儿童剂量酌减。气滞胸满者加青皮、枳壳、川楝子；局部坚硬者加重海藻、昆布用量；午后潮热者加地骨皮、青蒿；局部红晕伴发热加金银花、白茅根；气血虚亏加太子参、黄精、丹参；血瘀者加丹参、红花；结块变软将溃未溃，表现为气血虚弱，正气不足者加皂角刺、炮甲、当归、黄芪以托毒排脓。每日1剂，分2次服，15剂为1疗程。结果：临床治愈（症状体征全部消失）12例；有效（症状体征均有好转）2例。

（4）杨建勋用海藻玉壶汤（海藻、昆布、半夏、陈皮、连翘、青皮、贝母、当归、川芎、甘草、土茯苓、生牡蛎、夏枯草）治疗小儿瘰疬50例。潮热者加青蒿，咳嗽加桔梗，盗汗加浮小麦。结果：痊愈18例（颈部肿块及其他症状基本消失），痊愈率为36%；好转32例（临床症状消失，颈部肿块缩小1/2以上），好转率为64%。

（5）陈永学用瘰疬汤治疗淋巴结核。内服自拟瘰疬汤，药物组成：猫爪草20g、夏枯草15g、玄参15g、浙贝母15g、连翘30g、柴胡15g、煅牡蛎20g、白芥子10g、百部10g、青皮10g、桃仁15g、昆布15g、地龙10g、甘草15g。水煎服，每日1剂。加减：痰火偏盛者，重用浙贝母，酌加瓜蒌以清热化痰；阴虚火旺者，重用玄参，酌加知母以滋阴降火；肝气郁结者，重用青皮，酌加香附以疏肝解郁；肿块坚硬者，重用牡蛎，酌加三棱以软结散结；淋巴结已破溃，加用黄芪、制何首乌，以补益气血，托毒排脓，敛疮生肌。外敷中药：露蜂房（瓦焙存性）1个、血竭9g、山慈菇9g、明矾40g，研成细末，香油调匀，外涂患处，每日1～2次。淋巴结已破溃则常规清创，术后用纱布条蘸药塞入窦道，每日1次。治疗期间每月复查肝功能1次，每15天或30天复诊1次。共治疗112例患者，治愈87例占77.7%，有效25例占22.3%，总有效率100%。一般15天见效，治愈时间最短2.5月，最长9月，平均3.5月。

（6）尤辉等用内消瘰疬片联合化疗治疗颈淋巴结核。治疗方法：治疗组采用抗结核化疗药方案2HRZE/4HR+内消瘰疬片，口服，1次6片，1日3次，连用4个月；对照组单纯采用抗结核化疗药，疗程4个月。结果：1、2、4月末治疗组总有效率分别为76.67%，88.33%和95.0%，对照组总有效率分别为68.66%，80.0%和88.33%，经统计学处理（P<0.05），说明1、2、4月末两组比较均呈显著性差异，治疗组临床症状改善优于对照组。

2. 名老中医经验

（1）朱仁康教授治疗经验：朱老认为瘰疬的成因，不离乎痰。痰之来源与脾虚、肝肾阴虚有关。脾为生痰之源，思虑伤脾，脾失健运，痰湿内生。肝肾阴虚，阴虚火旺，炼液为痰。痰阻经络，则筋缩成核。临床上证型有多种，但常见的有两型，其一为肝郁化火，脾湿生痰，痰火相凝。治法为平肝解郁，健脾和胃，化痰软坚。方药用二陈汤和胃化痰，石决明、钩藤平肝，贝母、牡蛎、昆布、海藻消肿软坚。其二为肝肾阴虚，阴虚内热，虚火上炎，痰火凝结。治法为滋阴益气，清热解毒，消痰软坚，药用玄参、贝母、生牡蛎为主，佐以昆布、海藻、重楼、甲珠、赤芍软坚散结，金银花、连翘清热解毒，内消为主。已破溃者配合外治。

（2）唐汉钧教授分期论治：唐汉钧教授认为瘰疬病因病机有四种，其一是因忧思郁怒，情志不畅，肝气郁结化火，灼津为痰，痰火郁结而成；其二是肺肾阴亏，阴虚火旺，灼津为痰；其三为素体虚弱，气血不足，外受痨虫，结于颈部而发；其四为邪毒结于颈部，久则热盛肉腐，耗伤气血而致。临证时以病变的初期、成脓期、溃脓期分期辨证论治，要注重局部与全身症状相结合。唐老认为本病的初期多为气滞痰凝引起，内治治则以疏肝理气，化痰散结为要，方选开郁散或逍遥散合二陈汤加减；外治用冲和膏或阳和解凝膏掺黑退消局部敷贴。成脓期多因阴虚火旺，灼津炼液为痰所致，内治以滋阴降火为要，方选六味地黄丸合清骨散加减。外治：脓未成熟者用千捶膏；脓已成熟则宜切开排脓。溃脓期，脓液清稀者多为气血两虚所致，内治以益气养血为主，方选香贝养营汤加减。外治溃脓初期用五五丹或七三丹，次用八二丹药线引流，外敷红油膏或冲和膏；脓已净时，改用生肌散、白玉膏。

（3）徐学春治疗瘰疬经验：徐老认为瘰疬的病因有五种，①为肝郁化火，痰火搏击于颈腋，而生瘰疬。后期则肝肾亏虚，气血双亏。②肺失治节，水湿津液失于宣化，聚而成痰，串入皮里膜外而成瘰疬。③凤有痨疾，肺阴久耗，内生虚火，灼津炼液为痰。④脾虚失运，湿聚成痰。⑤忧则气结，怒则气逆，气机不舒，血行不畅，久则气滞血瘀，凝滞经络，导致瘰疬。局部诊断有八大要点（皮色、形态、活动度、质地、数目、部位、触痛、脓血），治疗重外治，外治有五法，即贴敷消散法、拨核拨管法、提脓祛腐法、止血平胬法、生肌收口法。内治重化痰祛瘀法，在健脾益胃、疏肝解郁、化痰软坚的基础上，酌情选用补阳还五汤加三棱、莪术、乳香、没药、土鳖虫、蜈蚣等。

（4）王寿康治疗瘰疬经验：王老认为①瘰疬早期邪盛正实，多肝胆气滞火郁。证见烦躁或忧戚，午后低热，口苦咽干，颈肩胁部攀紧不舒，小溲黄热，大便干结。舌边光绛、苔黄薄，脉细数弦；颈部淋巴结肿大如串珠状、质硬，大多活动，肤色不变，触痛不显。治以疏肝理气，清热化痰为主。方用：柴胡10g、郁金10g、淡黄芩10g、栀子10g、夏枯草10g、金银花10g、陈皮6g、制半夏10g、浙贝母10g、猫爪草30g、紫背天葵15g。胃纳不馨加香谷芽；大便秘结加制川军、凉膈散；夜寐不安加茯神、炙远志。②瘰疬病程较长，多邪盛伤阴。证见形体消瘦，精神怠倦，饭后睡后口渴，低热持续，小溲清黄，舌边尖红、少苔，或抽心苔，脉细带数。重者则有潮热盗汗，皮肤失润，月经不调或闭经，小溲黄赤，舌红光剥，脉细数软。颈部淋巴结融合，活动较差，可有化脓倾向。证属肺肾阴虚，治以滋阴降火，软坚化痰。方用：生地20g、麦冬15g、玄参15g、煅牡蛎30g、地骨皮20g、夏枯草10g、浙贝母10g、山慈菇3g、金银花10g、猫爪草30g。潮热盗汗加银柴胡、青蒿、炙鳖甲；月经不调加丹参；胃纳不馨加石斛、香谷芽。③疾病后期，属邪却正虚或余邪留恋而气血两亏。证见局部淋巴结核已消或将消，或溃后疮口清洁、行将愈合而体质较弱。治当调补气血、健脾养胃。方用：党参20g、炙黄芪20g、炒白术12g、茯苓12g、当归12g、金银花16g、生地20g、石斛20g、香谷芽12g、生炙草（各）5g。淋巴结未全消者加猫爪草。

3.外治

（1）治疗原则：①初期：颈部或耳后淋巴结肿大，单发或多发，呈结节状，无黏连，大小不等，能移动。治法：温经和阳，活血行气，祛风散寒，化痰通络。用法：消核散、阳和解凝膏或回阳玉龙膏掺黑退消外敷，5～7日1换。②中期：结核日久，结节部分化脓，难消、难溃，溃后呈干酪样坏死，形成寒性脓疡。结节完全成脓，若继发感染而引起局部发红或紫色光亮，触及波动感，有穿溃之势。治法：

结节部分化脓，外敷冲和膏或用熟葱泥加陈酒调敷；已成脓宜切开排脓，创口宜大，或做十字形切口，以充分引流。③后期：脓肿破溃，组织坏死，形成溃疡，或形成窦道，疮口久不愈合。治法：提脓祛腐。用法：创面肉芽高突，先用五五丹或七三丹，次用八二丹等具有祛腐作用的药线插入溃疡口引流，或药棉嵌入疮口，外敷红油膏或冲和膏以祛腐生肌。待肉芽鲜红，脓腐已尽，胬肉平整后改用生肌散、白玉膏。若有空腔或窦道时，可用千金散药线，也可用扩创或挂线手术。

（2）各家经验及验方：①徐强将瘰疬的外治法分为三种：外敷药：适宜于瘰疬早、中期合并感染或肿核坚硬不消，皮肤未破者。操作时应注意外敷药量宜多并保持湿度；手术治疗：适用于寒性脓肿成熟且无手术禁忌证者；丹剂换药：适用于寒性脓肿破溃，反复发作且属于手术禁忌证者。②潘金文采用家传炉火药捻治疗本病取得较好的效果。祛腐类药捻：白降丹75g，普鲁卡因粉、炉甘石粉各10g，干姜末5g。研细末与糯米糊调，搓成长3cm、5cm、10cm比火柴杆略细的药捻，阴干，贮瓶备用。用于疔疮、瘰疬、漏管、流痰、背痈、臂痈、锁骨疽、背疽、骨髓炎、化脓性乳腺炎等。提脓类药捻：红升丹70g，炉甘石10g，巴豆霜5g，冰片15g。研细末，掺入桑皮纸，捻成长5cm、10cm、15cm的药捻，在药捻外涂一层糯米糊，均匀撒上一层药粉。用于痈疽排脓不畅、腐肉难脱、瘰疬、痰核、漏管、骨髓炎、破溃性淋巴结结核等疾病。生肌类药捻：三仙丹57g，鹿角霜、海螵蛸各20g，麝香3g。制法同提脓类药捻。用于脓血将尽的一切疮疡、痈疽及久难收敛的深部窦道等。③林修森用中药药线治疗瘰疬溃疡。家传袭用纸线裹药法：将云皮纸（湖南出产佳）裁剪成1cm左右宽之纸条，搓成索状，将所需药物按组方研至极细末，摊于净纸（现多为薄不锈钢钢板）上，再将糊精均匀涂于搓好的纸线表面，以浸透为度，置药物粉末中分段要匀搓，至索痕消失为度，阴干即成药线。依祛腐作用强弱及提脓、生肌作用顺序编号。治疗方法：用药线从疮外插入疮底后应轻轻向上提0.2～0.3cm，切勿直抵疮底，以免渐渐加深窦道，形成假道之嫌（据临床所做观察，药线主要功效为蚀管、祛腐、提脓、生肌几个方面，在临床应用上很难截然分开，一般常以脓腐多少、有无，及疮面的感染程度为辨证之据），辅以外用平安膏。药线拔出时，往往在其表面附着一层脓胎，常所谓"抱脓柱"。使用药线后，一般过程是，脓液由稀改稠，后又由稠变稀，患者常可诉之窦道中有隐痛之感，抱脓柱也由粗变细，仅现稀薄色淡红之物附着，为腐渐脱出，新生组织修复之象。治疗87例，根据病程使用不同序号的药线，破溃疮口均完全愈合。疗程最短1个月，最长4个月。④陈国防等用加味金黄散治疗瘰疬。将天花粉、浙贝母各10份，黄柏、大黄、姜黄、白芷、五倍子各5份，厚朴、陈皮、甘草、苍术、胆南星、冰片各2份，研细粉贮罐备用。使用方法：取药粉适量，未溃者用食醋调制，已溃用鸡蛋清或蜂蜜调成糊状，常规清理疮口后敷于患处，每天或隔天更换1次。治疗116例，治愈112例（其中近期治愈81例，远期治愈31例），无效4例。

（3）针灸治疗：①林正国运用火针治疗瘰疬经验。林老认为，瘰疬推之移动者为无根，外治宜用针灸、敷贴膏药法；推之不移者为有根且深，不宜针砭。因此瘰疬病已处于成脓期和破溃期者，不宜采用火针疗法。对于单个或多个可活动的结核处于硬结期者，适于火针烙法。治疗时将火针先在酒精灯上烧红后，迅速精准地刺入患处，视肿核的大小定针数。肿块小者扎一针，肿块大者用品字形或梅花形针，1周打火针1次。施术时避开血管及神经，以免伤及正常组织。瘰疬属寒性疮疡，施以火针疗法，乃取"寒者热之"之意。火针借助火力灼烧及针刺穿透之力，达到温通经络、行气散结的目的。现代医学研究证明：火针点刺法是基于热效应，达到改善局部微循环、促进病理产物吸收、抑制介质合成与释放，以及增强免疫功能的作用。齐德明《外科精义》可用蒜饼子灸之，然后疮口上用紫金散（枯矾、砒霜、石胆、黄丹）、翠霞散（滑石粉、铜碌、轻粉、冰片、麝香）调膏贴之可消。②王金祥等用火针治疗瘰疬。以温经化痰，软坚散结，祛腐生新为治则。循经取穴为主，首取肝胆经俞穴。常用肩井、天井、手三里、足三里、四花穴、结核点等。每次取2至4穴。病灶局部刺法：如循经取穴效果不理想，可配合病灶局部直接针刺。肿块结节型，选其最早出现或结节肿块最大的，在上中下各刺一针，快刺疾出，刺入核心；如肿大淋巴结已化脓尚未溃破者，用粗柄火针直刺病灶中心，使脓液尽快排净；已溃破的瘰疬，在溃破口周边0.5cm用火针浅围刺；有窦道渗出形成瘘管时，以适当长的火针直接刺入管腔，以达祛腐生新，促其收敛。对少数形成瘘管的慢性病人，长期不愈或此愈彼溃者，可配合外用红鲜浸膏（干红烟、鲜大蓟、鲜败酱草炼制而成）治疗。一般病人每周火针1次，连续4至12次为1疗程。治疗273例，总有效率达86.8%。最短针4次即愈。③蔡英杰等用消瘰丸加味配合火针疗法治疗瘰疬。消瘰丸加味方药组成：浙贝母10g、牡蛎30g（先煎）、玄参15g、柴胡12g、夏枯草15g、白芍10g、白茯苓15g、紫花地丁10g、马齿苋12g、金银花15g、连翘12g、生首乌20g、天南星10g、猫眼草10g、蜈蚣2条。每天1剂，水煎分早、晚服。10天为1疗程。火针灸法：用特制22～24号不锈钢针，先在患部进行消毒，亦可选用2%～10%普鲁卡因（可以加入0.2%盐酸肾上腺素，以防出血）作浸润麻醉；用左手拇、示二指将瘰疬结节固定，右手持针，将针身针尖先后在酒精灯上烧红，迅速自核正中刺入核心，立即拔出，用干棉球按住针孔，再用消毒纱布敷贴，胶布固定1～2天，以防感染，每核1针，隔4天刺1次。治疗112例，治愈106例，好转6例，总有效率100%。④王根君等用火针配合毫针围刺法、透穴法治疗瘰疬。火针：常规消毒后，用右手拇、食、中三指持针柄，针头低下，将针尖及针身烧红，迅速刺入病灶部位（新病宜深刺，刺至核之中心，以2/3深度为宜，久病宜浅刺，点刺至皮下为宜）。出针后用干棉球轻轻揉按针眼，以减少不适之感，3～7天针1次，6次为1疗程；毫针围刺法：常规消毒后用28号针在瘰疬四周各斜刺1针，顶部再刺1针，5分钟行针1次，平补平泻，留针30min，每天1次，12次为1疗程；毫针透穴法：用6寸毫针，卧刺由曲池穴向上透臂臑穴，右患刺右，左患刺左，或左右均刺。针法程序：首先施行毫针透穴法，然后行毫针围刺法，最后施行火针术，可用火针代替毫针围刺法顶部之针，患病日久，结核消退甚慢或结核已现红肿将溃之势用火针。每位患者均需用毫针围刺法及毫针透穴法。

4. 常用中药现代药理研究

实验研究证明，结核菌对中草药高度敏感的有红矾、侧柏叶醇浸液、白芷、黄精、夏枯草、柳芽、藜芦、乌梅、诃子、狼毒；中度敏感的有柳皮、板蓝根、枣树皮、松塔、升麻、石榴皮、茵陈、百部；低度敏感的有猫爪草、黄柏、百合、苦参、黄芩、黄连等。具有免疫增强与调控作用的补气药有人参、黄芪、白术、甘草；补血药有当归、熟地、何首乌；补阴药有麦冬、枸杞子、山萸肉、冬虫夏草；补阳药有淫羊藿、附子、刺五加、补骨脂等。这些补益药性味多甘温，是扶正固本的要药，具有双向调节功能。

六、西医治疗

1. 一般治疗

注意适当休息，根据患者全身营养状况给高热量、高维生素和高蛋白饮食，适当补充鱼肝油、钙片等辅助性药物。

2. 抗结核病药的应用原则

（1）早期用药：结核病早期，细菌生长繁殖旺盛，代谢活跃，对药物敏感，病灶供血丰富，药物也容易渗入发挥作用；此时患者抵抗力相对较强，及早用药，病变易控制，有利于治愈。

（2）联合使用2～3种抗结核药，可以延缓结核菌的耐药性，提高疗效。疗效最好的联合为异烟肼和利福平，其次为异烟肼、利福平、吡嗪酰胺，再次是异烟肼、利福平、吡嗪酰胺、链霉素或乙胺丁醇。但对淋巴结结核或病灶极轻微、痰菌阴性又无症状的肺结核，可考虑单独用异烟肼，或在有经验的专科医生指导下使用。

（3）坚持规律用药和足够的用药时间，也就是适量、规律、全程用药。用药量大非但造成浪费，且易产生毒副反应。①首先选用强有力的药物无间断治疗，结节尽快消失，此期需3～6个月，也叫强化阶段；②根据病情联合或单用一种药彻底治疗，以巩固疗效，防止复发，此期约需6～18个月，也叫巩固治疗阶段。

七、预防与调护

（1）保持心情舒畅，情绪稳定。

（2）节制房事，以免耗损肾阴。避免过度体力活动，注意劳逸结合。

（3）增加营养食物，忌食鱼腥发物、辛辣刺激之品。

（4）积极治疗肺痨。

（王丽芬）

第十四章

褥　疮

一、概述

褥疮，又称压疮、席疮，是由于身体局部组织长期受压与摩擦，神经营养紊乱及血液循环障碍，导致局部组织持续缺血、营养不良而发生的全层皮肤组织的坏死，多见于慢性病长期卧床患者、老年患者、营养不良者、截瘫等，尤其是伴有糖尿病者更易发生。好发于长期受压和缺乏脂肪组织保护，无肌肉包裹或肌肉较薄的骨隆突处，如骶尾部、坐骨结节、枕骨粗隆、肩胛部、脊椎体隆突处、髋部、髂嵴、内外踝、足跟部等。轻者经治疗护理可获痊愈，重者局部溃烂，渗流脓水，经久不愈，合并感染而危及生命。

本病是临床上常见的并发症之一，据不完全统计，住院病人的发生率为5.1%～32.1%。我国人口众多，随着社会老龄化及脑血管病、糖尿病、阿尔茨海默病等发病率逐年上升，失能失智人群以及卧床病人的增加等，若护理不当极易形成褥疮。

二、病因病机

久卧伤气，气虚则血行不畅，加之局部长期受到压迫和摩擦，气血运行迟缓，瘀血阻滞经络、气虚血瘀，局部肌肤失养或郁热内生、肉腐成脓，皮肉坏死而成，后期气血亏虚，创面难以生肌收口。

西医认为褥疮的发生与多种因素有关。

（1）力学因素：包括压力、摩擦力、剪切力。

（2）理化因素：包括潮湿、温度的原因。潮湿的发生主要是由于患者大小便失禁、出汗、渗出性伤口所致。潮湿可引起局部皮肤角质层软化及抵抗力降低，削弱了其屏障作用，造成组织水肿及细菌易繁殖等，使皮肤受损从而引起褥疮。此外，体温每升高1℃，组织代谢的氧需要量增加10%，当持续压力引起组织缺血时，温度升高更增加褥疮的易发性。如果局部组织处于受压缺血状态，温度升高时也易发生坏死。

（3）心理因素：据报道情绪激动时，胶原蛋白的合成被抑制，因意外损伤导致终身残疾且久治不愈的褥疮，患者身心倍受痛苦，情绪低落、产生悲观无望的心理，这些负性心理可以抑制免疫系统功能，使细胞活性白介素-1β 明显下降而延迟创口愈合。

（4）其他因素：包括皮肤、营养、吸烟等。随着年龄的增大，皮肤组织发生相应变化，脂肪减少、萎缩，使皮肤松弛、干燥、弹性减弱、分泌减少，感觉反应迟钝等；营养也是影响褥疮愈合的重要因素。在临床上，血清白蛋白水平低于 35g/L 或体重减轻超过 15% 者即可认为存在明显的营养不良；据报道，吸烟量与褥疮的发生率及严重程度呈正相关。

三、辨病

1. 临床表现

初起受压部位皮肤发红，渐趋紫暗，迅速变黑坏死，痛或不痛，坏死皮肤与周围形成明显分界，周围肿势平塌散漫。继则坏死皮肤与正常皮肤分界处逐渐液化溃烂，脓液臭秽，腐烂自创面四周向坏死皮肤下方扩大，坏死脱落后，形成较大溃疡面，可深及筋膜、肌层、骨膜。褥疮根据严重程度不同可进行分期。

（1）褥疮Ⅰ度（红斑期）：受压部位表现为局部瘀血，皮肤呈现暗红斑。若在此期除去压力，皮肤改变可在 48 小时内消失。

（2）褥疮Ⅱ度（水疱期）：受压部位出现大小不等的水疱，皮肤发红充血，用手指按压时不消退。

（3）褥疮Ⅲ度（浅溃疡）：溃疡不超过皮肤全层，因溃疡基底部缺乏血液供应，呈苍白色，肉芽水肿，流水不止。

（4）褥疮Ⅳ度（深溃疡）：涉及了深筋膜和肌肉，受累组织因缺血坏死呈黑色；感染进一步发展，病变常侵犯骨质，形成骨膜炎或骨髓炎。

2. 病情轻重

若创面腐烂组织逐渐脱落，出现鲜红色肉芽，周围皮肤生长较快者，可望愈合。若糜烂蔓延不止，溃疡日渐扩大，周围肿势继续发展，溃疡面有稀薄腥臭灰绿色脓水，或如粉浆污水，并伴体弱形瘦者，则迁延难愈，甚至出现脓毒走窜、内传脏腑之重证，预后较差。

3. 辅助检查

创面脓液培养及药敏试验有助于药物选择。

四、类病鉴别

（1）接触性皮炎：有过敏物接触史；皮损以红斑、水疱、丘疹为主；伴焮热、瘙痒，多无疼痛；一般无明显的全身症状。

（2）固定性药疹：有用药史，常由磺胺、解热镇痛剂或巴比妥类药物引起；皮损呈圆形或类圆形水肿性红斑，直径约 1 ～ 4cm，严重者可出现水疱或大疱，多为单发，也可以发生数个，多好发于唇、口周、外阴及肛门等皮肤黏膜交界处。

五、中医论治

加强护理，重在预防。外治为主，配合内治。积极治疗全身疾病，给予支持治疗，加强营养。

（一）内治

1. 辨证论治

（1）气滞血瘀证

证候：局部皮肤出现褐色红斑，继而紫暗红肿，或有破损；舌边瘀紫，脉弦细。

治法：理气活血。

方药：血府逐瘀汤加减，药用当归、生地、桃仁、红花、枳壳、赤芍、柴胡、甘草、桔梗、川芎、牛膝。

（2）蕴毒腐溃证

证候：腐肉及脓水较多，或有恶臭，重者溃烂可深及筋骨，四周漫肿；伴发热，口苦口干，精神萎靡，不思饮食；舌红，苔少，脉细数。

治法：益气养阴，利湿托毒。

方药：生脉散、透脓散合萆薢渗湿汤加减，药用人参、麦冬、五味子、当归、生黄芪、川芎、皂角刺等。

（3）气血两虚证

证候：疮面腐肉难脱，或腐肉虽脱，但新肌色淡，愈合缓慢；伴面色无华，神疲乏力，纳差食少；舌淡，苔少，脉沉细无力。

治法：气血双补，托毒生肌。

方药：托里消毒散加减，药用人参、川芎、当归、白芍、白术、金银花、茯苓、白芷、皂角刺、甘草、桔梗、黄芪。

2. 分期论治

根据褥疮的临床表现分为急性感染期、缓解期及恢复期。

（1）急性感染期：治宜清热解毒，活血消肿止痛。药用生地黄、当归、白芍、牡丹皮、黄连、黄柏、苍术、败酱草、蒲公英、虎杖等。

（2）缓解期：治宜活血通络、祛腐生肌。药用当归、丹参、桃仁、红花、川芎、地龙、牛膝、穿山甲、生黄芪等。

（3）恢复期：治宜益气养血、生肌敛疮、健脾扶正。药用生黄芪、党参、白术、苍术、茯苓、山药、当归、丹参、黄柏、薏苡仁、牛膝、鹿含草等。

（二）外治

褥疮的外治尤为重要，需按临床分期不同，应用不同的外治药物并配合常规清洁、消毒、使用恰当的换药方法。初起外用红灵酒或红花酊，或黄金万红膏（云南省中医医院制剂）；溃烂后尽可能去除坏死组织，腐烂处可用九一丹或红油膏纱布外敷；疮口脓腐脱净，改用生肌散、生肌玉红膏，必要时加用垫棉法。

1. 名家经验

（1）复方愈创膏（上海龙华医院）：紫草160g，血竭、龙骨各75g，大黄、珍珠层粉各150g，鸡蛋黄500g，风化石灰水500ml，麻油1000ml。先将紫草、大黄、龙骨入麻油中浸3日，慢火熬至微枯，细绢滤清，放入煮熟蛋黄，文火煎熬，去渣，入血竭化尽，加入珍珠层粉，风化石灰水，搅调百遍备用。每毫升油膏含生药2.6g，制油膏纱布，每平方厘米含生药260mg。用法：局部常规消毒后用油膏纱布敷于创面，每日换药1次。功能清热解毒、生肌收口。

（2）花油地冰糊（福建老中医伍秉台验方）：花生油、地瓜粉各适量，冰片少许，搅拌成糊状，装瓶备用。患处常规消毒后取本品适量涂布于创面，覆盖消毒纱布固定，每日或隔日换药1次。功能解毒祛腐、生肌敛疮，用于治疗多种原因导致的表面溃疡。

（3）凌云鹏经验：凌老认为，褥疮的外治不同于一般外科溃疡"毒尽肌自生"的原则，而是去腐要快，生肌要速，在腐溃期必须用重剂去腐药如三味散（升丹30g、生石膏30g、青黛3g。共研细末）撒布，腐去以后，则以生肌药物如红珍生肌散（海螵蛸100g、血竭10g。共研细末；再加制乳香、没药各30g，研匀。）或牡蛎粉被敷溃疡面，然后适当加敷去腐药，保护新肉生长，减少局部药物刺激，在新肉生长以后，则宜六和散（先将海螵9g、血竭6g研细后，加入煅龙骨9g、乳香6g、轻粉6g，共研成极细末）等收敛生皮作用较强的药物，以加速愈合之机。溃疡面敷布外用药之后，盖贴油膏制剂保护创面，初期用黄连膏（黄连15g、黄柏60g浸入植物油500g，7天为度，然后以文火熬枯去渣，加入松香60g、黄蜡75g，溶化），腐肉脱落以后，用辛养软膏。内治方面，初期腐肉未尽，应根据患者具体情况，在不影响原发病的前提下，一般投以托毒排脓之品，如四妙汤加味，部分感染较重者，宜清热解毒，兼顾扶正养营，勿使寒凉郁遏而影响局部脓毒外排而内陷。

（4）赵炳南经验：赵老认为治疗褥疮应内外兼治，内服以扶正托里生肌，活血解毒；外用以化腐生肌，促使坏死组织脱落，新生肉芽愈合。赵老应用化腐生肌法有以下特点：①疮面有坏死组织，炎症仍有扩散，表面看来坏死组织与正常组织分界不清时，宜用紫色疽疮膏（香油四两，火上数开后离火，加入轻粉、红粉、琥珀粉、乳香粉、血竭各三钱溶匀，再加蜂蜡一两使其完全熔化，将冷却时兑入冰片、煅珍珠粉各三分搅匀成膏）、化毒散软膏各等分，混匀外敷。②坏死组织已深达肌肉，或更深而形成窦道时，宜用红血药捻沾紫色疽疮膏插入疮口内，外盖化毒散软膏。

③坏死组织与正常皮肤分界清楚，且开始脱落者，用紫色疸疮膏、化毒散软膏与甘乳膏（乳香，水飞甘石粉，龙骨、石脂、海螵蛸各二钱，凡士林四两）或甘草归蜡膏（甘草二两，当归、蜂蜡各一两，香油四两）各等量混匀外敷。④坏死组织已脱落，疮面新生肉芽开始生长时，用甘乳膏或甘草归蜡膏80g、紫色疸疮膏20g混匀外敷。⑤新生肉芽组织良好，疮面边缘已有白色上皮生长时，用珠香散（锻研珍珠一钱五分、当门子五分、琥珀粉五钱、滴乳香一两）薄撒疮面，再加盖甘乳纱条或甘草归蜡纱条。⑥汞类药物过敏者，禁用紫色疸疮膏，改用乌梅膏（硇砂二钱、乌梅肉一两，共研捣碎成膏备用）。⑦新生肉芽出现后要注意保护，避免再用强烈腐蚀性药物。⑧外用药膏一定要敷在疮面上，避免腐蚀正常组织，药膏应敷得稍厚一些，一般每日换药1次，换药前用甘草油（甘草一两浸入香油十两一昼夜，文火将药炸至焦黄，去渣备用）清洁疮面。

2. 单味药

（1）丝瓜叶粉：将丝瓜叶洗净晒干，放入铁锅文火焙干或烤箱烤干后，研末备用。以生理盐水清创，常规消毒，将药粉撒于创面，外用无菌纱布覆盖，每日换药1次或2次。换药时将创面上的药粉洗净，再撒上新药粉，直至治愈。用于Ⅲ期褥疮。

（2）地龙：取鲜地龙100g，用清水洗净，捣烂，加入白糖300g，放入容器内拌匀，置于8℃～10℃低温处备用。治疗时先将褥疮部位常规消毒清创，然后用消毒棉签将制好的鲜地龙白糖合剂敷在褥疮处，外覆一层塑料薄膜，用消毒纱布包扎，每日更换1次。

（3）紫草油：紫草250g，豆油500ml浸泡24h，用武火煮开10min，转为文火温20min（煮的过程中要不停地用筷子翻动），过滤后紫草油备用。治疗Ⅱ、Ⅲ度褥疮，创面消毒清创后，敷上紫草油，纱布包扎。溃烂期每日换药2次，肉芽生长期每日换药1次，恢复期隔日换药1次。

（4）龙血竭：龙血竭是传统的名贵中药，具有活血化瘀、生肌敛疮、消炎止痛的功效，用于治疗褥疮。常规清洗创面，取适量龙血竭粉剂洒于伤口，厚度为0.2～0.5cm，当伤口潮湿时，随时敷上药粉，保持干燥，避免伤口受压，特殊部位用无菌纱布包扎。

（5）莪术油：周继红等采用莪术油涂抹创面，配合红外线照射治疗Ⅲ期褥疮，效果较满意。中医认为莪术有行气破瘀，消积止痛之功效。莪术油具有刀伤止血、舒筋活络、祛风去瘀、化腐生新、生肌敛疮之功效。可改善褥疮局部微循环，提高局部血流量，增强局部组织免疫功能，并可使褥疮周围肉芽组织逐步生长，修复组织，促进创面愈合。

3. 复方制剂

（1）云南白药：为传统老药，具有活血化瘀、消炎止痛、排脓去毒、增加肌肤营养功能等作用。王双等用云南白药治疗，方法：将云南白药溶于75%酒精中调成糊状，或用云南白药胶囊1粒，加无菌蒸馏水10ml，也可根据创面大小有比例地增减剂量，调和均匀后直接涂褥疮创面，每日1次，采用暴露疗法，用于Ⅱ、Ⅲ度褥疮。

（2）京万红烫伤膏：肖志云用京万红配合烤灯治疗褥疮取得较好效果。京万红由地榆、栀子、大黄、山甲、冰片等组成，具有活血止痛、去腐解毒、排脓生肌功能。能改善微循环，促进肉芽组织生长和上皮新生。方法：用生理盐水轻轻擦拭褥疮创面，清除上面的残余组织或药物。周围皮肤用75%酒精消毒，用烤灯对褥疮部位照射5～10min，再将"京万红"均匀涂于创面，厚约1mm，无菌敷料覆盖、固定，每日换药2次，待创面愈合后继续用药3日，以保障新生皮肤不被损害。同时加强护理，配合局部用烤灯照射及其他治疗，结果涂"京万红"2日后，创面缩小，渗液减少，可见新鲜肉芽组织，周围皮肤红润，Ⅱ期褥疮3～5日治愈；Ⅲ期褥疮2周左右治愈；皮肤轻度溃破者1～2日治愈。

（3）湿润烧伤膏：褚福海等用湿润烧伤膏治疗褥疮疗效满意。湿润烧伤膏有生肌、消炎止痛等功效，能改善血液循环，增加血流量，促进创面愈合，可用于Ⅱ～Ⅳ度褥疮的治疗。方法：创面常规消毒清创后，用无菌压舌板将湿润烧伤膏涂于创面约1mm厚，凡士林油纱布覆盖后无菌纱布包扎，每天换药3次。对于Ⅲ度褥疮创面，纱布覆盖的厚度要与皮肤持平，对于皮下潜行区域，可将湿润烧伤膏制成油纱后填于腔隙内，用纱布覆盖，每天换药3次。结果61处褥疮创面全部治愈，治愈率100%。治疗天数：Ⅳ度褥疮创面最短60日，最长90日，平均72日；Ⅲ度褥疮创面最短28日，最长56日，平均45日；Ⅱ度褥疮创面最短7日，最长18日，平均12日。

（4）康复新液：罗华等用康复新液治疗褥疮：在常规清洁创面后，用浸有康复新液的棉球（以棉球不滴出药液为宜）紧贴在创面上，外用无菌干纱布覆盖，胶布固定。每日换药3次，以保持药效的连续性和保证创面处于湿润状态。

（5）生肌散合红宝膏：生肌散配制：制芙蓉花叶50g，制乳香、没药各15g，血竭5g，生甘草30g，制珠粉30g，共将诸药研极细末备用。红宝膏配制：石膏100g、皮硝50g、冰片15g、朱砂15g。将上药共研极细末装瓶备用。换药时用菜油或香油适量调成膏状。每次换药前按常规消毒方法清洗创面，并用消毒棉签擦干患处。然后将配制的生肌散均匀撒在疮面上（用药时可视疮面大、小、深、浅临床灵活掌握），再将红宝膏薄薄摊于消毒纱布上盖在疮面即可。视脓液多少及疮面大小，每日换药1次或2次。

（6）茶油调黄连膏：张兆琴等用茶油调黄连膏治疗褥疮。方中黄连、黄柏、大黄均具有抗菌消炎作用，冰片具有消肿止痛、抗炎作用。黄连膏具有清热祛湿、减轻瘙痒、抑制炎症的作用，能减轻局部水肿，改善创面微循环。茶油持续作用于褥疮创面，则可使创面产生一种纤维膜，对创面有良好的保护作用。

（7）化腐生肌膏：杨巧萍等用"化腐生肌膏"治疗Ⅲ期褥疮。"化腐生肌膏"组成：黄芪60g、白芷12g、紫草129g、当归12g、甘草12g、麻油500g、白蜡适量、血竭12g、轻粉12g、珍珠粉30g、红粉30g。方法：用2%络合碘消毒创面周围皮肤，生理盐水清洗创面，剪除创面残存的坏死组织及异物后用过氧化氢冲洗，用无菌纱布蘸干创面，视创面大小，外敷两层化腐生肌膏纱布，并以无菌干敷料12层覆盖包扎固定。敷料渗透即给予换药。结果创面愈合时间、创面腐肉脱落时间、新生上皮出现时间均优于凡士林纱布。

（8）疮疡平软膏：许斌等用疮疡平软膏外敷治疗褥疮。药物组成：当归、甘草、川芎、乳香、没药、青黛、鳖甲、炉甘石、血竭、鸡内金等，以补益气血、活血化瘀、清热解毒、生肌敛口为组方原则。对Ⅱ～Ⅳ期褥疮疗效显著，一般用药2～3天后创面分泌物及坏死组织即明显减少、红肿减轻，坏死组织脱落加快。若创面中央腐肉与正常皮肉分离，流出少量脓液，四周肿势渐趋局限，预后较好；若腐黑蔓延不止、肿势继续发展，或溃出脓臭稀薄，四周形成空壳，则预后较差。

（9）凤凰膏：韦守源采用凤凰膏治疗褥疮取得满意效果。药物组成：鸡子黄、龙骨、没药等。方法：将褥疮创面常规清毒，用手术剪剪去腐肉，后用消毒棉签蘸凤凰膏，涂布疮面上，再用消毒凡士林纱布覆盖。根据疮面情况，每天或2～3天换药1次，直至痊愈。

（10）黄芪散：范慧珍等用黄芪散治疗褥疮。方法：通过外科无菌换药处理，彻底清除分泌物及坏死组织后用碘伏消毒，用鲜鸡蛋清涂抹创面，面积大于创面1.0cm^2，再将黄芪散（黄芪20g、浙贝母20g、水牛角粉20g、儿茶20g。研成细末混匀，经灭活处理备用）。均匀地点撒在创面上，然后将鸡蛋内衣（凤凰衣）贴于创面，最后用无菌敷料外固定。每日换药1次。褥疮合并感染、脓性分泌物多时，每日早晚各换1次；当分泌物减少、炎症控制后每2日换药1次；有新鲜的肉芽组织生长时，每3～4日换药1次。

（11）活血化瘀涂膜：王和天等将红花、丹参、红藤、鸡血藤、赤芍、牡丹皮、川芎、白芷、白芥子、大黄各30g，浸泡在75%酒精1500ml内，经15日后加热蒸馏除去多余的酒精与水分，加入πR－胶装入瓶中高温高压消毒后，制成活血化瘀涂膜。治疗时先用生理盐水冲洗疮面，再用盐水棉球轻轻蘸去疮面分泌物，然后用75%的酒精消毒周围皮肤，最后用0.1%洗必泰消毒疮面，将活血化瘀涂膜用无菌棉签轻轻敷涂薄薄一层，待8min左右药液干燥后自然形成保护膜，每日换药1次。外用治疗褥疮效果显著。

（12）甲黄膜液：黄冬梅等在四黄膏或四黄散（由大黄、黄连、黄柏、黄芩组成）的基础上加入虾、蟹、蛤等海产动物外壳的提取物"甲壳质"，研制成甲黄膜液，治疗褥疮获得满意效果。

（13）九华膏：张帅等采用常规换药联合九华膏（滑石60g，硼砂90g，龙骨120g，川贝18g，冰片18g，朱砂18g。共研细末混匀，凡士林1300g加热成油状，将药粉放入凡士林油中搅匀放冷，使之成20%的软膏）治疗Ⅲ期褥疮。根据创面大小及深浅，将九华膏均匀充分地涂抹创面，厚度不低于0.2mm，再取大于创面2～3cm的无菌纱布覆盖后包扎，每天换药1次，疗效满意。

（14）褥疮生肌膏：王羿等用褥疮生肌膏（主要成分为乳香、没药各100g，牛黄10g，冰片、硼砂各20g，炉甘石50g，白及40g，麻油50ml。药物混合研细末放入煮沸的麻油中，最后与医用凡士林调匀备用）外涂。①气滞血瘀型：疮面用生理盐水清洗，将褥疮生肌膏均匀涂于疮面，敷盖清洁纱布包扎固定，要求涂抹均匀，量不宜多；②蕴毒腐溃型、气血两虚型：常规消毒后，用探针探查囊腔范围及其长轴，并标记皮肤表面面积。根据囊腔的部位和分布，设计以外口为中心，以囊腔长轴为轴线的梭形切口，切开皮肤、皮下组织，分别沿囊腔浅面及基底深面正常组织锐性分离，切除病灶；用盐水多次冲洗，然后用褥疮生肌膏填塞，外用清洁纱布稍加压包扎固定。上述3型均每3天换药1次（如有污物污染疮面则随时换药）。结果创面全部治愈。其中气滞血瘀型创面治愈时间最短7天，最长16天；蕴毒腐溃型创面治愈最短24天，最长56天；气血两虚型创面治愈最短32天，最长80天。

（15）生肌愈疡膏：王万春等采用生肌愈疡膏配合中药内服治疗褥疮取得满意的疗效。先将当归60g、黄连15g、白芷15g、紫草6g、甘草6g入油内浸2日后，用慢火熬微枯，细绢滤清，文火煎熬，去渣。此时入血竭12g、白及30g，火宜旺，待血竭、白及化尽后，再入白蜡60g，此时宜微火化开，约10min后将锅取下放冷，不断搅拌，至温度不烫手时加入氧化锌15g及珍珠粉15g，搅拌至冷凝成膏体备用。用法：外科常规扩创法，清除坏死组织，然后用过氧化氢液冲洗疮面，等疮面稍干时将生肌愈疡膏涂在无菌纱布的两面，充分填塞在创面内，高度与周围皮肤齐平，外用敷料加压固定，每日1次，20天为1疗程。同时内服补阳还五汤。治疗大型褥疮1例，经4个疗程临床痊愈。

4.针灸治疗

艾灸借助药物和热力的协同作用，通经活络、调整脏腑，使得局部血行旺盛，血供充足，促进肉芽组织增生。张翠蓉等使用腧穴热敏化艾灸疗法治疗压疮，疗效明显。方法为：选择充分暴露压疮部位的体位，清洁疮面，用其所在医院研制的疡症艾条（Ⅲ号）点燃后，在患者压疮部位附近穴区进行寻找，距离皮肤3cm左右施行回旋灸，当患者感到某穴区艾热向皮肤深处灌注或出现灸性感传时，即俞穴热敏化现象时（如透热、扩热、传热、局部不热远部热、表面不热深部热及产生非热觉时）此穴即为热敏化穴。在热敏化穴进行艾条悬灸，灸疗剂量为热敏化灸性感传现象消失，则为完成1次灸疗时间，每日1次。疮面用无菌纱布覆盖，每日1次。施灸过程中应注意防止艾火脱落灼伤患者，治疗结束后须将燃着的艾条熄灭，以防复燃。艾灸局部出现水疱，水疱较小时，宜保护水疱，勿使破裂，一般数日即可吸收自愈。如水疱过大，用注射器从水疱下方穿入，将渗出液吸出后，从原穿刺孔注入适量庆大霉素注射液，并保留5min左右，再吸出药液，外用消毒敷料保护，一般数日可痊愈。7天为1疗程。治疗31例，痊愈27例，显效4例。

六、西医治疗

（一）分期治疗

1. 褥疮 I 度（淤血红润期）

表现为红、肿、热、痛或麻木，持续30min不褪。在骨隆突处的皮肤完整伴有压之不褪色的局限性红斑；深色皮肤可能无明显的苍白改变，但其颜色可能与周围组织不同。治疗首先应增加患者的翻身次数，以改善局部血液循环，纠正缺血缺氧，还要尽可能去除导致褥疮的病变因素；其次用过氧化氢液擦拭创面，再用生理盐水清洗创面，用75%酒精消毒周围皮肤，再用无菌纱布覆盖。

2. 褥疮 II 度（炎性浸润期）

表现为紫红、硬结、疼痛、水疱。真皮部分缺失，形成一个浅的开放性溃疡，伴有粉红色的创面，无腐肉；也可能表现为一个完整的或破裂的血清性水疱。此期治疗应注意保持皮肤洁净，严防引起感染。未溃破的水疱要尽量减少摩擦，以防破裂，保护皮肤不受损伤。如有感染，可静脉滴注有效抗生素。在无菌条件下持续湿敷，有利于创面上皮细胞生成，加速坏死组织脱落，显著促进肉芽组织生长和创面的愈合。先用生理盐水清洗创面，有水疱未破者，则用无菌注射针头将水疱刺破，大水疱可用注射器抽取疱内液体，再将消毒纱布浸入康复新液中，取两层纱布敷于创面，每3～4h用注射器抽取药液滴于敷料之上，以保持覆盖伤口的纱布湿润；采用软枕或垫圈将患处悬空，避免纱布覆盖处拖拉、受压；再次换敷料时可用生理盐水将纱布再次湿润后揭下，防止敷料与创面发生黏连。

3. 褥疮 III 度（浅度溃疡期）

表现为表皮破损、溃疡形成。典型特征：全层皮肤组织缺失，可见皮下脂肪暴露，但骨头、肌腱、肌肉未外露，有腐肉存在，但组织缺失的深度不明确，可能包含有潜行和隧道。治疗首先应用防褥疮气垫床并2h翻身1次，避免受压，保持皮肤干燥、清洁，床单清洁、平整无皱褶。再有效地抗感染，以防病情继续发展。使用足量有效的抗生素的同时，局部每天换药2次，换药时遵循无菌技术操作规程，若有坏死组织先剪去后再清洗。

4. 褥疮 IV 度（坏死溃疡期）

表现为创面侵入真皮下层、肌肉层、骨面、感染扩展。典型特征：全层组织缺失，伴有骨、肌腱或肌肉外露，伤口床的某些部位有腐肉或焦痂，常常有潜行或隧道。处理原则是清洁创面，去除坏死组织和促进肉芽组织的生长，先用生理盐水清洗创口，再用络合碘对创口消毒。适当清创清除坏死组织，可用外科法、机械法及化学酶法、自溶法等。外科扩创是最有效的方法，可用手术刀或剪子除去腐肉及痂直至暴露健康组织后使用康复新液。

（二）综合治疗

1. 物理治疗

（1）氧气吹气疗法：患者取舒适卧位，创面曝露，常规消毒褥疮处，去除腐肌和痂块，用吸氧面罩距皮肤约1cm罩住患处，持续吹氧4～8L/min，20～30min/次，每日2次，10～14日为1疗程。此法取材容易，简单易行，效果较佳。

（2）高频电疗和直流电药物离子导入：采用10%硫酸镁、5%奴夫卡因、1%氯化钾和氯化钠等。

（3）红外线照射：是一种新型物理治疗方法，磁疗机制和热疗作用是红外线照射的理论依据。局部用红外线照射，有利于血液循环，增加药物吸收，有利于促进创面的愈合。

（4）激光治疗：低强度He-Ne激光联合紫外线照射治疗，具有杀菌抗感染，促进创面愈合的功效。

（5）高压氧治疗：其机制为改善微循环、促进创面上皮细胞及成纤维细胞的再生，增强白细胞吞噬能力，稳定细胞膜的通透性，促进肉芽组织生长，加速创面愈合。

2. 药物治疗

（1）抗感染药物：根据病情轻重局部或系统给药。如庆大霉素、络合碘、磺胺嘧啶银、百多邦、甲硝唑等。

（2）促进表皮生长：碱性成纤维细胞生长因子、重组人表皮生长因子等，也有人提出透明质酸对褥疮也有一定的治疗作用。

3. 局部治疗

（1）网状小切口切开引流法：对于创口小、内腔大、皮下分离的褥疮采用网状小切口切开引流，每日用过氧化氢液、1∶1 000新洁尔灭液冲洗皮下腔隙并湿敷10～15 min后，内置油纱生肌膏换药加压包扎。

（2）湿性疗法湿性愈合理论促进了新型敷料的产生。湿性环境不仅能够阻止细菌侵入、减低疼痛、减少炎症，而且能够促使伤口产生多种促进愈合的生长因子，如白细胞介素-1、表皮生长因子、血小板衍生生长因子β等。湿性敷料包括多种，如聚合物膜敷料、聚合物泡沫敷料、藻酸盐敷料、水凝胶敷料、生物膜敷料等。近年来，银离子敷料治疗褥疮已被广泛应用，具有抗菌和促进肉芽组织再生的作用。据报道，在皮肤慢性炎性伤口的愈合过程中，银离子敷料显现出极强的抗炎作用。该敷料是一种浸渍有硫酸银的聚酯纺织物，其中的硫酸银逐渐释放，游离出银离子，发挥其强大的抗菌作用，对铜绿假单胞菌、大肠埃希菌、金黄色葡萄球菌、普通变形杆菌、乙型溶血型链球菌等细菌均具有抑菌作用。

（3）局部负压吸引：清洁创面，去除坏死组织和异物，将引流管带侧孔一端用创面贴膜固定于创口内，并封闭创面，另一端与负压引流器相连接，此法能促使肉芽组织生长，加速创面愈合。

（4）外科手术：对于Ⅲ、Ⅳ期严重褥疮，外科手术仍然是较好的治疗方法。通过将肌皮瓣、筋膜皮瓣移植到压疮部位，可以为坏死组织提供有效的血液供应，促进创而愈合。

七、转归与预后

尽量做到早预防、早发现、早治疗。褥疮Ⅰ度者皮肤的完整性尚未破坏，及时治疗，可完全恢复正常而不溃烂。Ⅱ～Ⅳ度褥疮若患者一般情况较好，护理治疗及时得当，疮面可愈合；若患者一般情况较差，褥疮继发感染，可危及生命。

八、预防与调护

本病重在预防、加强护理。

1. 减轻局部压力

做到 2h 翻身一次，尽量减少骨突处长时受压。常规使用医院床垫。对卧床不起的患者，仰卧并取 90°侧位的，其骶骨及大转子下的皮肤部位的氧分压（PO_2）下降至零。所以侧卧位时最好倾斜 30°，这有利于分散骨隆突处压力、促进局部血液循环，该体位对压疮预防具有重要意义。近年来减压床垫被广泛用来预防褥疮，使用后可以减轻局部皮肤受到的压力，效果确切。其他减压装置还包括椅垫、软枕、R型泡沫垫等，均可以减轻局部压力，有助于预防。

2. 减少摩擦力和剪切力

患者在搬动或翻身移动时，应抬起后再移动，动作要轻柔，避免粗暴的移动或运送，也可借助床单来协助移动，同时要保持床单清洁卫生及干燥。另外，因尽可能避免使床头抬高超过 30°，这样会增加剪切力的发生而造成骶部的受压。

3. 改善营养

营养状况与褥疮的发生、发展和预后密切相关。纠正低蛋白血症、改善营养状况，是预防和治疗褥疮的根本措施。对于长期卧床、恶病质等危重患者，应当根据情况给予高蛋白、高纤维素膳食。不能进食者，给予鼻饲饮食。必要时，静脉补液、输注高营养液体，以增强机体抵抗力及组织修复能力。

4. 其他防治用具

（1）局部应用的器具：如气圈、羊皮垫、架桥法等。要提出的是避免使用橡皮圈，因其易引起中央组织的血流量减少，不透气并妨碍汗液蒸发，对褥疮的防治有害无益。

（2）床垫：国外现多用明胶床垫、交替压力床垫及充气床垫等，国内以海绵垫、气垫、充气床垫和聚硅酮床垫等为主，交替压力床垫优于其他床垫。接触面积、局部血液循环是评价其有效性的手段。

（3）座垫：常应用既有液体（分散压力）也有固体（稳固）双重性能的触变物

质凝胶效果较好。

（4）翻身床：如全自动翻身床、侧翻身床等机械装置，安全可靠，节省劳动力，但价格昂贵。

（5）程控按摩床：这是一种较为理想的床垫，其床垫各部分周期起伏波动，并同时具有按摩作用，但价格昂贵。

5. 保持皮肤干燥，清洁病人汗液

引流液的流出、静脉输液的外漏、尿液及便渍均可导致皮肤潮湿或不清洁，可使用温湿的毛巾和干毛巾依次擦拭皮肤，动作轻柔，并适当扑爽身粉，保持皮肤清洁干燥，有效防止褥疮的发生。对于引流液或切口的外渗液要及时更换敷料。

6. 心理支持及健康教育

及时与病人沟通，了解患者心理状态，对于拒绝翻身的病人，讲明褥疮预防的重要性。对病人及家属进行卫生宣传，讲解皮肤护理的目的和意义，教会他们如何有效的预防褥疮。使患者及家属积极参与自我护理。

九、压疮发生危险因素的量化评估

通过科学评估，可对高危患者实施预见性的护理措施。

（1）诺顿评分表：采用诺顿评分表对患者进行评估，分值越小，发生压疮的危险性越高。评分小于 14 分的患者，褥疮发生率为 32%，小于 12 分褥疮发生率为 48%。小于 14 分可列为褥疮发生高危人群，根据患者具体情况制定切实可行的预防措施。

评分项目包括：①身体状况：好为 4 分，一般为 3 分，不好为 2 分，极差为 1 分。②精神状况：思维敏捷为 4 分，无动于衷为 3 分，不合逻辑为 2 分，反应迟钝为 1 分。③活动能力：可走动为 4 分，在别人的帮助下可走动为 3 分，坐轮椅为 2 分，卧床为 1 分。④灵活性：行动自如为 4 分，轻微受限为 3 分，非常受限为 2 分，不能活动为 1 分。⑤大小便失禁情况：无失禁为 4 分，偶尔失禁为 3 分，一般情况下尿失禁为 2 分，大小便失禁为 1 分。

（2）Braden 评分表：从感觉知觉、潮湿、运动能力、营养、摩擦力和剪切力几个方面来评估，其评分值越小，说明发生褥疮的危险越高。评估内容包括：①对压迫有关的不适感受能力：完全丧失为 1 分，严重丧失为 2 分，轻度丧失为 3 分，受损未伤为 4 分。②皮肤接触潮湿的程度：持久潮湿为 1 分，十分潮湿为 2 分，偶尔潮湿为 3 分，很少潮湿为 4 分。③改变控制体位的能力：完全不能为 1 分，严重受限为 2 分，轻度限制为 3 分，不受限为 4 分。④通常摄食情况：恶劣为 1 分，不足为 2 分，适当为 3 分，良好为 4 分。⑤摩擦和剪力：有为 1 分，有潜在危险为 2 分，无为 3 分。

（林　燕）

参考文献

陈红风 .2016. 中医外科学 [M]. 北京：中国中医药出版社 .

陈实功 .1973. 外科正宗 [M]. 北京：人民卫生出版社 .

段馥亭 .2008. 中医外科证治经验 [M]. 北京：人民卫生出版社 .

干祖望 .2006. 干祖望中医外科 [M]. 北京：人民卫生出版社 .

高秉钧 .2008. 疡科心得集 [M]. 北京：人民卫生出版社 .

广安门医院 .2005. 朱仁康临床经验集 · 皮肤外科 [M]. 北京：人民卫生出版社 .

何清湖 .2016. 中西医结合外科学 [M]. 北京：中国中医药出版社 .

江苏新医学院 .1986. 中药大辞典 [M]. 上海：上海科学科技出版社 .

李竞 .1992. 中国疡医大全 [M]. 天津：天津科学技术出版社 .

凌云鹏 .1982. 临诊一得录 [M]. 北京：人民卫生出版社 .

陆德铭，陆金根 .2010. 实用中医外科学 [M]. 上海：上海科学技术出版社 .

陆德铭 .1993. 实用中医乳房病学 [M]. 上海：上海中医药大学出版社 .

马培之 .2008. 马培之外科医案 [M]. 北京：人民卫生出版社 .

山东中医学院 . 1998. 黄帝内经素问校释 [M]. 北京：人民卫生出版社 .

唐汉钧 .1996. 现代中医药应用与研究大系 · 外科 [M]. 上海：上海中医药大学出版社 .

唐汉钧 .2009. 中医外科临床研究 [M]. 北京：人民卫生出版社 .

王洪绪 .1999. 外科症治全生集 [M]. 北京：中国中医药出版社 .

王沛，张耀圣，王军 . 2011. 今日中医外科 [M]. 北京：人民卫生出版社 .

吴在德，吴肇汉 .2006. 外科学 [M]. 北京：人民卫生出版社 .

吴在德，吴肇汉 .2008. 外科学 [M]. 北京：人民卫生出版社 .

张雨竹 .1975. 疔疮点刺证治 [M]. 北京：人民卫生出版社 .

赵炳南，张志礼 .1983. 简明中医皮肤病学 [M]. 北京：中国展望出版社 .

赵尚华 .2010. 中医外科心得集 [M]. 北京：学苑出版社 .